パーキンソン病の医学的リハビリテーション

編著 林 明人
順天堂大学医学部附属浦安病院リハビリテーション科 教授

カラー口絵

1章 Q04 早期リハビリテーションとは？

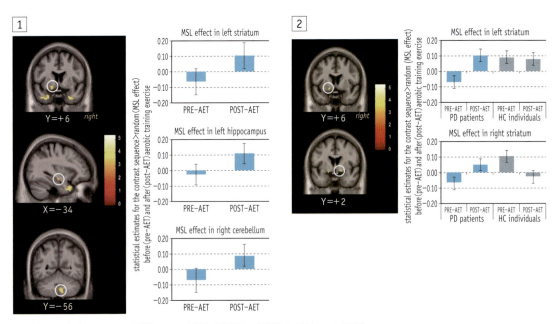

図5 ▶ PD患者における運動による連続的運動の学習（MSL）への影響（本文24頁参照）

2章 Q09 トレッドミルを用いたリハビリテーションとは？

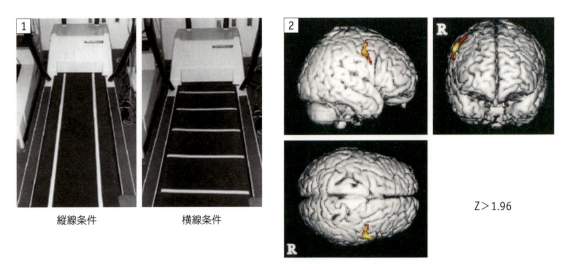

図2 ▶ PD患者のトレッドミル歩行時の脳活動（本文57頁参照）

2章 Q17 摂食嚥下訓練とは?

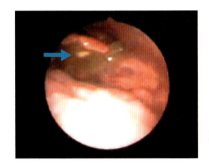

図4 ▶ 治療薬の咽頭残留（➡）
（本文109頁参照）

3章 Q20 リハビリテーションとしての音楽療法とは?

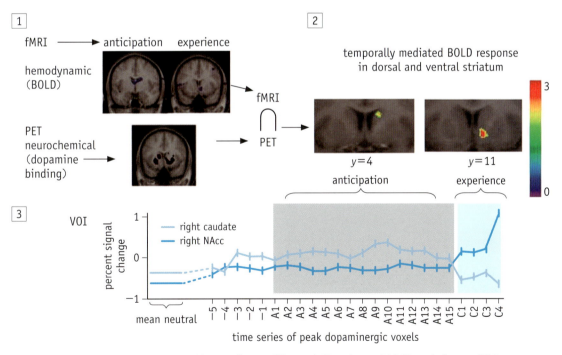

図2 ▶ 好きな音楽を期待すると尾状核のドパミンが増え，実際に聴くと側坐核のドパミンが増える
（本文128頁参照）

謹 告

本書に記載されている事項に関しては，発行時点における最新の情報に基づき，正確を期するよう，著者・出版社は最善の努力を払っております。しかし，医学・医療は日進月歩であり，記載された内容が正確かつ完全であると保証するものではありません。したがって，実際，診断・治療等を行うにあたっては，読者ご自身で細心の注意を払われるようお願いいたします。本書に記載されている事項が，その後の医学・医療の進歩により本書発行後に変更された場合，その診断法・治療法・医薬品・検査法・疾患への適応等による不測の事故に対して，著者ならびに出版社は，その責を負いかねますのでご了承下さい。

序文

　パーキンソン病（PD）はアルツハイマー病についで多い神経変性疾患です。わが国では人口10万人に対して約150人の有病率があり，多くの患者さんがおられます。PDの原因解明や治療には目覚ましい進歩があり，iPSによる治療の試みも開始されてきています。しかしながら，最新の内科的・外科的治療を行っても，その進行を完全に抑えることはいまだできません。

　リハビリテーションは内科的・外科的な治療に加えて行うことで，症状のさらなる改善が期待できる治療です。つまり，PDにはリハビリを行うことで，さらなる伸びしろがあります。また，患者さん本人が参加できる治療法であり，患者さんやご家族の関心も高く，モチベーションをあげることにもつながる大切な分野です。

　本書では，PDのトータルケアやマネジメントという観点を含めて，最新のリハビリ知識や具体的なリハビリ，あるいは取り組みについて，Q&A方式で36項目について40人の専門の先生方にご執筆頂きました。

　PDの理解，早期診断と治療，特に非薬物療法であるリハビリの役割，重症度に合わせてのリハビリの目標や介入方法を選択する際の考え方，ブラッシュアップ入院，患者さんのニーズとリハビリ，リハビリを阻害する要因などが解説されています。運動療法，作業療法，言語聴覚療法に加えて，音楽療法の分野での知見について詳しい様々な方面からも解説して頂きました。

　内服薬で難渋することの多い首下がりや腰曲がり，すくみ足を中心とした歩行障害の病態や，リハビリをどう行うかなども言及しています。また，リハビリをどこでどのように行うかなどの地域での取り組み，緩和ケアの考え方なども紹介しています。さらに，遠隔治療やAI，ロボティクス，ダンス，バーチャルリアリティといった新しいリハビリなど，今後のPDに対するリハビリについて重要な視点から広く解説してあります。

　本書はPDのリハビリに必要な最新知識が掲載されており，PDに携わる方々にとって必携の書です。また，最後にPDのトータルケアについて語らい，今回も執筆をお願いしました故村田美穂先生に哀悼の意を表します。

　PDに携わる多くの方々の目に本書が触れられ，PDの患者さんの明るい未来に少しでもお役立ちできるようになることを切に願います。

　2018年11月

　　　　　　　　　　　　　　　　　　　　　　　　　　　林　明人

目 次

1章　パーキンソン病のリハビリテーション─総論　　1

Q 1 マネジメントにおけるリハビリテーションとは?　　1

Q 2 薬物療法,非薬物療法とは?　　6

Q 3 早期診断と治療とは?　　13

Q 4 早期リハビリテーションとは?　　20

Q 5 患者の訴えとリハビリテーションとは?　　28

2章　パーキンソン病の運動療法,作業療法,言語療法,摂食嚥下訓練　　35

Q 6 運動療法とは?　　35

Q 7 LSVT®BIGとは?　　41

Q 8 歩行障害の特徴とは?　　47

Q 9 トレッドミルを用いたリハビリテーションとは?　　53

Q 10 携帯歩行分析とは?　　59

Q 11 首下がりの病態とは?　　67

Q 12 首下がりに対するリハビリテーションとは?　　73

Q 13 腰曲がり・斜め徴候に対するリハビリテーションとは?　　79

Q 14 平衡感覚のリハビリテーションとは?　　86

Q 15 作業療法とは?　　92

Q 16 言語療法とは?　　99

Q 17 摂食嚥下訓練とは?　　105

Q 18 ブラッシュアップ入院とは?　　112

Q 19 回復期リハビリテーション病棟でのリハビリとは?　　116

3章	**パーキンソン病の音楽療法**	**124**
Q20	リハビリテーションとしての音楽療法とは?	**124**
Q21	神経内科医が実践している音楽療法とは?	**130**
Q22	音楽療法士が実践している音楽療法とは?	**137**
4章	**地域での連携**	**146**
Q23	PD Cafeとは?	**146**
Q24	地域での連携とは?	**154**
Q25	地域での取り組みとは?	**160**
5章	**パーキンソン病における介護・福祉・心理的サポートなど**	**170**
Q26	カウンセリングと非運動症状への対応とは?	**170**
Q27	認知行動療法とは?	**177**
Q28	パーキンソン病における緩和ケアとは?	**188**
Q29	リハビリテーションの阻害因子とは?	**195**
Q30	介護・福祉サービスとは?	**198**
6章	**その他のリハビリテーション・取り組みなど**	**205**
Q31	ロボティクスとは?	**205**
Q32	ダンスの効果とは?	**212**
Q33	バーチャルリアリティ (VR) の効果とは?	**218**
Q34	経頭蓋磁気刺激とは?	**224**
Q35	ホームアダプテーション，遠隔医療などの試みとは?	**228**
Q36	医療分野におけるAIの取り組みとは?	**234**
	索引	**239**

執筆者一覧 （敬称略／執筆順）

林　明人	順天堂大学医学部附属浦安病院リハビリテーション科 教授
城　崇之	順天堂大学医学部附属静岡病院脳神経内科 助教
下　泰司	順天堂大学医学部附属順天堂医院脳神経内科 先任准教授
服部信孝	順天堂大学医学部附属順天堂医院脳神経内科 教授
高橋一司	埼玉医科大学病院神経内科・脳卒中内科 教授
市川　忠	埼玉県総合リハビリテーションセンター 副センター長
中馬孝容	滋賀県立総合病院リハビリテーション科 科長
加藤雅之	順天堂大学医学部附属浦安病院リハビリテーション科 主任
小林庸子	国立精神・神経医療研究センター病院身体リハビリテーション部 医長
大熊泰之	順天堂大学医学部附属静岡病院脳神経内科 教授
宮井一郎	森之宮病院 院長代理
見川彩子	順天堂大学医学部附属浦安病院リハビリテーション科 助教
大山彦光	順天堂大学医学部附属順天堂医院脳神経内科 准教授
藤本健一	自治医大ステーション・ブレインクリニック 理事長
向井洋平	国立精神・神経医療研究センター病院脳神経内科
故 村田美穂	前 国立精神・神経医療研究センター病院 病院長
岡田洋平	幾央大学大学院健康科学研究科 准教授
保田由美子	順天堂大学医学部附属浦安病院リハビリテーション科 主任
酒井　讓	順天堂大学医学部附属浦安病院リハビリテーション科 主任
野﨑園子	関西ろうさい病院神経内科・リハビリテーション科 部長

杉田之宏	赤羽リハビリテーション病院 院長
権藤英美里	順天堂大学大学院医学研究科リハビリテーション医学
服部優子	本町クリニック・服部神経内科 副院長
阿比留睦美	町家「人と生活研究所 音楽と植物と…」代表
小川順也	株式会社 Smile Space PD Cafe 事務局 代表
星野将隆	船橋総合病院脳神経内科 診療部長
竹部博晃	吉野内科・神経内科医院リハビリテーション科
柏原健一	岡山旭東病院神経内科 部長
堀越 勝	国立精神・神経医療研究センター認知行動療法センター センター長
山本光利	高松神経内科クリニック 院長
萩原知佳子	順天堂大学医学部附属順天堂医院看護部B棟13階病棟
落合聖乃	順天堂大学医学部附属順天堂医院看護部
河野 豊	茨城県立医療大学付属病院神経内科 教授
細江弥生	兵庫県立リハビリテーション西播磨病院認知症疾患医療センター
林 祐介	順天堂大学医学部附属浦安病院リハビリテーション科
濱田 雅	東京大学医学部附属病院神経内科 助教
関本智子	順天堂大学医学部附属順天堂医院脳神経内科
波田野 琢	順天堂大学医学部附属順天堂医院脳神経内科 准教授
中島剛志	日本アイ・ビー・エム株式会社
太田 進	日本アイ・ビー・エム株式会社

1章 パーキンソン病のリハビリテーション──総論

Q01 マネジメントにおけるリハビリテーションとは?

A
- ▶ 神経変性疾患であるパーキンソン病(PD)の症状は緩徐進行性であり，初期の段階から終末期までマネジメントする上でリハビリテーションの関与は必須である。
- ▶ PDの診断をした初期の段階での心理的・精神的なケアが必要であり，終末期では緩和医療の視点からのケアが必要であり，多職種とのチーム医療が重要である。
- ▶ リハビリは薬物療法や外科治療(脳深部刺激療法など)と組み合わせて行うことで，症状のさらなる改善やADLやQOLの向上が期待できる治療法である。
- ▶ リハビリは患者本人が参加できる治療法である。

1 マネジメントとリハビリテーションの必要性

- パーキンソン病(PD)に対する病態解明や治療研究は目覚ましく発展してきています。しかし，適切な内科的・外科的治療を行っても，その症状の進行を止めることはできないのが現況です。リハビリはこれらの治療と組み合わせて行うことで，症状のさらなる改善(伸びしろ)が期待できる治療法です。
- リハビリは患者本人が参加する治療法であり，意欲やモチベーションが影響し，患者の積極性を引き出すことにもつながります。その点からも患者やその家族を含む介護者の関心も高いと言えます。

2 リハビリを上手に活用するために

- リハビリは医師・看護師のほかに，理学療法士(physical therapist：PT)・作業療法士(occupational therapist：OT)・言語聴覚士(speech-language-hearing therapist：ST)・臨床心理士・義肢装具士・ソーシャルワーカー，近年では音楽療法士も参加するなど，多数の専門職の協業によって行われるチーム医療です。
- PDの運動症状には，静止時振戦，筋強剛，無動，姿勢反射障害などによる一次的

機能障害と，筋力低下や拘縮など廃用症候群による二次的な機能障害があります。
それぞれについての理解を深め，リハビリを活用することが肝要です。

◉ 重症度や患者本人のニーズに応じて到達目標を決定し，介入方法を適切に選択することが大切です。そのためには，どのような到達目標や介入方法があるのかを知っておく必要があります[1]。

◉ 本人のモチベーションを保つためにも，医療者のみでなく家族など介護者のサポートが重要となります。

3 リハビリの種類と介入方法にはどのようなものがあるか？

◉ PT，OT，STが実際のリハビリの訓練を行います。一般に，PTは理学療法あるいは運動療法を行います。OTは主に上肢の機能訓練など，日常生活動作（activities of daily living：ADL）の訓練を行います。STは主に，発声などの言語訓練や嚥下訓練を中心に行います（**表1**）[2]。

◉ そのほか，精神面でのケアやサポートについてもリハビリは大きな役割を担っています。患者本人と家族のカウンセリングや認知機能評価も行います。

◉ 音楽療法やエクササイズを含めた様々な新しい介入方法も工夫されてきています〔音楽療法については，「3章 パーキンソン病の音楽療法」(p124-145) の各項を参照〕。

表1 ▶ リハビリの種類と介入方法

理学療法士（PT）	理学療法や運動療法を行う（主に四肢および頸部や体幹の機能訓練）
作業療法士（OT）	主に上肢の機能訓練やADLの訓練
言語聴覚士（ST）	主に発声や構音などの言語訓練，嚥下訓練および高次脳機能訓練
PTによって行われる理学療法の内容	リラクゼーション，緩徐な体幹の捻転運動，緩徐な関節可動域訓練とストレッチング，頸部と体幹部の捻転運動，背部の伸展と骨盤傾斜訓練，坐位と姿勢制御，吸気と呼気相を意識した呼吸訓練，移乗訓練（ベッドと椅子の移乗），移動訓練，反復運動を促進する自転車訓練，リズムを持ったパターンでの歩行訓練，音楽療法など音の刺激に合わせた歩行訓練，立位やバランスの訓練，緩徐な移動訓練，有酸素運動，ホームエクササイズ，筋力訓練など
OTによって行われる作業療法の内容	上肢の伸展を伴う関節可動域訓練，ペグやビーズを用いた細かな手や上肢の運動，反復運動を行う上肢のエルゴメーター，移動訓練，安全技術，家族教育など
STによって行われる言語聴覚療法の内容	横隔膜呼吸訓練，構音訓練，嚥下訓練，顔面・口・舌の運動訓練，認知機能などの高次脳機能訓練

（文献2より作成）

4 重症度に応じた適切なリハビリの方法とは？

- PDは症状や障害が徐々に進行します。その重症度に応じてリハビリのアプローチも異なります。
- 初期の軽症の段階から，Hoehn & Yahr（HY）重症度分類5度の終末期の段階に至るまでの，各々のステージごとにおける治療目標，介入ポイントを**表2**に示します[3]。

1）初期段階のリハビリ

- 診断時の初期の段階では，患者は大きな不安を抱えていることがあり，心理面でのケアが必要となります。PDと診断されることで患者が悲観的にならず，これまでのライフスタイルを不必要に制限することがないように指導することが大切です。
- HY 1～2の症状が軽い段階あるいは診断がなされた当初は，まず，PDに対する不必要な不安を取り除くために，患者や家族の疾患への理解が大切です。また，身体

表2 ▶ PDの重症度に応じたリハビリの治療目標と介入項目

治療目標	HY 1～2	• 活動低下の予防 • 運動や転倒への不安の予防 • 身体能力維持あるいは改善
	HY 3～4	• 転倒予防 • 5つのコア領域の制限の減少 ①移動 ②姿勢 ③手を伸ばしてつかむ運動 ④バランス ⑤歩行
	HY 5	• 生命活動の維持 • 床ずれの予防 • 関節拘縮の予防
介入項目	HY 1～2	• 活動的なライフスタイルの促進 • 活動低下の予防や身体活動能力についての情報提供 • バランス，筋力，関節可動域を改善させる積極的な運動や有酸素運動 • 配偶者や介護者の参加の促進
	HY 3～4	• 積極的かつ機能的な課題運動 • 一般的な方法 • PDに特異的な方法 • 認知運動のストラテジー • キュー（手がかり）を使ったストラテジー • 同時に複数のことをしないように情報提供
	HY 5	• ベッドや車椅子での姿勢矯正 • 積極的な運動の援助 • 床ずれや関節拘縮の予防についての情報提供

HY：Hoehn & Yahr重症度分類

（文献3より作成）

能力を維持あるいは改善するために，活動レベルやADLを維持し，廃用症候群に陥らないように指導します。

◉ 日常生活の中で，ホームエクササイズなど運動を習慣づけることや，患者のみならず家族などの介護者にも，病気に対する正しい理解と正しい取り組み方の情報を提供します。情報を共有することは精神的なサポートの意味からも大切です。

◉ 病気の説明そのものが，時として患者のQOLを左右することがありますので，十分に配慮して患者の不安を軽減するように努めます。

2) 中等度以上のリハビリ

◉ HY 3〜4になると，転倒の危険性が増加してきます。転倒予防のために，運動療法は転倒頻度を減らす効果があります[4]。転倒やそのほかのコアとなる5つの領域，すなわち移動，姿勢，手を伸ばしてつかむ運動，バランス，歩行について，理学療法や作業療法による介入を行うことが大切となります。

◉ ADLの中で，より具体的な目標を立てることが推奨されます。より具体的な目標を立てることは，患者個人のモチベーションの向上につながるので重要です。

3) 進行期のリハビリ

◉ 病期が進行したHY 4〜5になると，転倒の危険性に加えて，呼吸や嚥下などの生命活動の維持，褥瘡の予防，関節拘縮の予防についても考慮していく必要があります。

◉ 近年は，PDの終末期に対する緩和ケアの重要性が注目されてきています［「Q28 パーキンソン病における緩和ケアとは？」(p188〜) 参照］。

4) 注目されるリハビリ

◉ 外部刺激キューを用いたストラテジーが有用です。外部刺激による症状の改善は矛盾性運動 (kinésie paradoxale) としても知られています。

◉ 音楽療法は受動的に聴くだけでなく参加型のものもあり，家族や社会とのコミュニケーションの手段ともなります。また，音楽とダンスの組み合わせでのリハビリも注目されています[4]［「Q32 ダンスの効果とは？」(p212〜) 参照］。

◉ そのほか，太極拳，ロボットアシスト歩行訓練，音楽療法に加えてダンスやビデオゲームによるエクササイズなどの有効性も報告されています[5,6]。

5 おわりに

◉PDのマネジメントにおいて大切なのは，リハビリをいかに継続するかということであり，それがADLやQOLの向上や維持につながります。したがって，リハビリを楽しく継続する方法を工夫し取り組む必要があります。リハビリの阻害因子［「Q29 リハビリテーションの阻害因子とは？」(p195～) 参照］も考慮しながら，PDの明るい未来に向けて，医療のみならず介護や福祉の分野に至るまで社会的に取り組むことが必要となります。

文献

1) Keus SH, et al：Physical therapy in Parkinson's disease：evolution and future challenges. Mov Disord. 2009；24(1)：1-14.

2) Jain SS, et al：Parkinson's disease and other movement disorders. Rehabilitation Medicine：Principles and Practice. 3rd ed. Delisa JA, et al, ed. Lippincott Williams & Wilkins；1998, p1035-56.

3) Keus SH, et al：Evidence-based analysis of physical therapy in Parkinson's disease with recommendations for practice and research. Mov Disord 2007；22：451-60.

4) Ito N, et al：Music therapy in Parkinson's disease：improvement of parkinsonian gait and depression with rhythmic auditory stimulation. Integrated Human Brain Science：Theory, Method Application(Music). Nakada T, ed. Elsevier Science B.V., 2000, p435-43.

5) Bloem BR, et al：Nonpharmacological treatments for patients with Parkinson's disease. Mov Disord. 2015；30(11)：1504-20.

6) 「パーキンソン病診療ガイドライン」作成委員会，編：パーキンソン病診療ガイドライン2018. 日本神経学会，監. 医学書院, 2018.

―― 林　明人

1章 パーキンソン病のリハビリテーション―総論

Q02 薬物療法，非薬物療法とは？

A
- パーキンソン病（PD）の治療は薬物療法が中心である。
- 年齢や精神症状によって薬剤を選択する。
- 治療開始後数年で運動合併症が出現し，運動合併症に応じた薬剤の選択が必要になる。
- 進行期には非薬物療法として脳深部刺激療法（DBS）といった外科手術や，L-ドパ・カルビドパ配合経腸用液（L-ドパ持続経腸療法）といった治療が考慮される。
- 薬物療法や非薬物療法（DBSやリハビリテーション）を併用し，運動症状の改善をめざす。

1 パーキンソン病（PD）の薬物療法[1)2)]

- PDの治療は，L-ドパ製剤やドパミンアゴニスト等の薬物療法が中心となっています。
- 年齢や運動症状の程度，合併症など各症例の患者背景によって，どの薬剤を選択するのかが決められます。早期PDの治療方法については様々な見解があります。
- 2018年に発表された日本神経学会監修による「パーキンソン病診療ガイドライン2018」では，治療開始時に精神症状発現のリスクが高い場合や，運動合併症発現のリスクが低い場合にはL-ドパ製剤での治療開始が推奨されています。その逆の症例ではドパミンアゴニストやモノアミン酸化酵素B（monoamine oxidase B：MAOB）阻害薬での治療開始が推奨されています。
- ドパミンアゴニストは麦角系と非麦角系に分類されます。麦角系ドパミンアゴニストは心臓弁膜症をきたすことがあり，使用時には心エコーなどでの定期的な評価が必要で，原則として第一選択薬とはしません。
- 非麦角系ドパミンアゴニストには突発性睡眠などの睡眠障害が認められるため，自動車の運転などは控えるよう指導する必要があります。現在は非麦角系のアゴニストはプラミペキソール，ロピニロールの徐放剤やロチゴチンの貼付剤が利用可能となっています。これらは速放錠に比較して血中濃度の変動がより少なくなることか

- ら，ドパミン受容体を持続的に刺激するcontinuous dopaminergic stimulation（CDS）が可能であり，内服が1日1回であるためアドヒアランスやQOLの改善が期待できます。
- ドパミン補充療法の開始時などには嘔気を伴うこともあり，毎食前にドンペリドンの併用を行い，副作用を避けます。
- 治療開始後数年間はハネムーン期と呼ばれる抗PD薬に対する反応性が良好な時期がありますが，進行期に入ると運動合併症や様々な非運動症状が問題となります。
- 運動合併症には，効果持続時間が短くなり次回の服薬までに効果が消退するウェアリングオフ現象や，L-ドパ誘発性のジスキネジアが挙げられます。さらに内服してから効果が現れるまでに時間がかかるdelayed-on現象や，内服しても効果が現れないno-on現象，予想外に急激に症状が変動するオン・オフ現象なども出現します。
- ウェアリングオフ出現時には，まずは投与量不足の可能性もあり，L-ドパ製剤の1日3〜4回投与やドパミンアゴニストを十分に加えます。これでも内服に関連した効果減弱がある場合にはL-ドパ製剤の4〜5回投与，ドパミンアゴニストの開始，追加，変更を行います（図1）[1]。
- 改善が乏しければエンタカポン，MAOB阻害薬，イストラデフィリン，ゾニサミドを併用し，効果不十分な場合にはL-ドパ製剤のさらなる頻回投与，ドパミンアゴニストの増量，変更を行います。
- それでも効果が不十分であれば，後述する脳深部刺激療法（deep brain stimulation：DBS）といった手術療法，L-ドパ・カルビドパ配合経腸用液（levodopa-carbidopa intestinal gel：LCIG）の開始を検討します（表1）[1]。
- LCIGは2016年にわが国でも承認され，進行期PDの運動合併症に対して，携帯

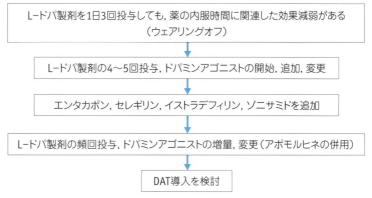

図1 ▶ ウェアリングオフの治療のフローチャート（パーキンソン病診療ガイドライン2018）
DAT：device aided therapy（DBSおよびLCIG）
（「パーキンソン病診療ガイドライン」作成委員会，編：パーキンソン病診療ガイドライン2018．日本神経学会，監．医学書院，2018，p125．より引用）

表1 ▶ device aided therapy（DAT）の特徴

	脳深部刺激療法	L-ドパ持続経腸療法
治療手技	定位脳外科手術	内視鏡を用いた胃瘻造設術
効果の期待できる症状	運動合併症	運動合併症
合併症	脳出血，機器の感染，認知機能への影響，精神症状の発現	胃瘻造設部位の皮膚トラブル，他はL-ドパ製剤と同様の副作用の可能性
その他	定期的なバッテリー交換 磁場発生機器使用に対する制限の可能性 電極，バッテリートラブルなど高齢者に対するリスク	ポンプ携帯および操作の煩雑さ チューブトラブル（先端の移動，チューブ閉塞，抜去など） 高薬価

（「パーキンソン病診療ガイドライン」作成委員会，編：パーキンソン病診療ガイドライン2018. 日本神経学会，監. 医学書院, 2018, p125.より引用）

型注入ポンプにより，外科的に空腸に留置したチューブを通してゲル状のL-ドパ・カルビドパ製剤が直接投与されます。

⊚ LCIGはオフ時間を短縮し，日常生活に支障をきたすようなジスキネジアのないオン時間を増加させ，日常生活に支障をきたすようなジスキネジアを伴うオン時間を減少させます[3]。

⊚ このほかの進行期PDにおける治療の問題点としてのdelayed-onやno-onはL-ドパの吸収障害が問題となっている場合が多く，L-ドパ製剤の食前・空腹時内服への変更や，ドンペリドン，モサプリドの食前内服などを行います。

⊚ オン・オフに対しては上記のウェアリングオフやdelayed-on，no-onの病態の関与が示唆されており，両者の治療に準じた対策を行うようにします。

2 非運動症状に対する薬物療法[1)2)]

⊚ PDの場合，様々な非運動症状を合併することがあります。

1）幻覚症状

⊚ まずは日常生活への幻覚症状の影響を把握し，身体疾患などの要因があれば是正を試みます。薬剤追加後であれば，その追加薬を中止し，なるべくL-ドパ製剤による治療をめざします。

⊚ 薬物療法としてはコリンエステラーゼ阻害薬，抑肝散の追加や抗精神病薬が検討されますが，ドパミン受容体を抑制する抗精神病薬は薬剤性パーキンソニズムを増悪させてしまう可能性があります。そのため比較的影響の少ないクエチアピン，アリピプラゾールを使用します。

2) うつ症状

- 運動症状の改善でうつ症状が改善することもあり，まずは十分な薬物治療を行うようにします。
- ドパミンアゴニストのプラミペキソールは，無作為化二重盲検プラセボ比較試験でPDのうつに対して効果を認めました[4]。改善が認められない場合は，三環系抗うつ薬や選択的セロトニン再取り込み阻害薬(selective serotonin reuptake inhibitor：SSRI)，セロトニン・ノルアドレナリン再取り込み阻害薬(serotonin-noradrenaline reuptake inhibitor：SNRI) を使用していきます。三環系抗うつ薬では抗コリン作用などの副作用に注意する必要があります。

3) 睡眠障害

- 睡眠障害には催眠鎮静薬を使用しますが，入眠障害では下肢静止不能症候群(restless legs syndrome：RLS) が原因となることもあり，プラミペキソールやロチゴチンなど少量のアゴニスト，クロナゼパム，ガバペンチン エナカルビルなどを使用します。
- 夜間の中途覚醒には，夜間頻尿やPDのオフ症状が原因となることもあり，排尿障害の治療や夜間のオフを減らす対応を行っていきます。
- 睡眠中に，夢に伴い叫ぶ，殴る，蹴るなど暴力的な行動を起こすレム睡眠行動障害(REM sleep behavior disorder：RBD)が出現することがあり，治療としては少量のクロナゼパムが有効となります。

4) その他

- 種々の自律神経障害(便秘や排尿障害，起立性低血圧) などがあり，それぞれに応じた治療を行います。

3 PDの非薬物療法

- DBSとは，ターゲットとなる大脳基底核に電極を留置し，リードを介し前胸部皮下に埋め込んだ刺激装置から電流を流す治療法です。DBSは以前に行われた凝固療法(凝固術)と異なり，刺激の強度や刺激部位の調整が可能な可逆的な治療法です。
- 機器の種類により交換の時期は異なりますが，非充電式の場合3～5年で刺激装置の交換が必要であり，充電式の場合は1～2週間に1回程度の充電で9～25年は交換が不要と言われています。
- 電極先端には数mmごとに同心円状の刺激電極があり，適切な刺激部位に電流を流

します。そこから，DBSでは電流による刺激のため周囲の細胞にも刺激が広がり，刺激強度を上げることで副作用が出現することもあるため，近年ではdirectional leadといった刺激位置を限局することが可能な電極も開発されています。

- 適応時期に関しては，EARLYSTIM studyによれば，運動合併症が出現した早期の患者に対してDBS導入群と薬物療法単独群で比較し，DBS導入群は初期から始めたほうが薬物療法単独群より2年間にわたり日常生活レベルの経過が良好であったと報告されています[5]。そのため比較的早期でも，患者の背景に合わせてDBSの導入を検討すべきと考えられます。

- 現在，DBSのターゲットとして淡蒼球内節（internal segment of the globus pallidus：GPi），視床下核（subthalamic nucleus：STN）が中心で，QOLの改善やジスキネジアへの効果を含む運動症状の改善効果に関しては両者間に有意差はないとされていますが，手術適応の有無やターゲットの選択に関しては，症状に合わせ術前に十分に検討する必要があります。図2[6]に順天堂医院における適応基準を示します。

- STN-DBSは抗PD薬の減量効果があり，薬剤量が多い症例や薬剤誘発性の精神症状等で薬剤の減量が必要と考えられる症例に関しては，STNが望ましいと考えら

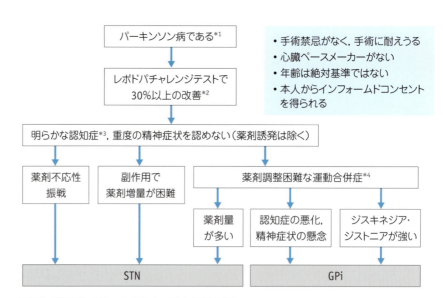

図2 ▶ 順天堂医院でのDBSの適応判断基準
*1：遺伝性の場合は個別に判断
*2：20～30%の改善の場合，個別に判断
*3：MMSE 24/30未満（24～26点の場合は他の検査と総合し判断）
*4：ウェアリングオフ，delayed-on，オン・オフ，ジスキネジアがあり，オフ時にはHoehn & Yahr重症度分類3度，またはUPDRS part 3で30点以上となる
MMSE：Mini-Mental State Examination，UPDRS：Unified Parkinson's Disease Rating Scale

（文献6より引用）

れています。しかしSTNはGPiより認知機能はより低下することが報告され，また，うつなどの精神症状もGPiに比べ増悪すると言われています[7]。

- GPi-DBSでは，高齢，認知機能低下や精神症状のリスクが高い症例などや，GPi単独でもジスキネジアを抑制する効果があるため，diphasicジスキネジアや少量の薬剤でジスキネジアが出現するなどジスキネジアのコントロールが困難な症例，ジストニアが出現しやすい症例などでは選択されますが，抗PD薬の減量効果はありません。

- また，歩行障害や姿勢異常といった体軸症状，構音障害，認知機能障害等に関しては一般的には効果が乏しいとされています。

DBS術後のケア

- 術後にはDBSの刺激と薬物療法を組み合わせて治療を進めていきます。

- 術後早期には，挿入した影響のみで刺激のない状態でも症状の改善がみられるlesioning effectがあり，症状の変動に合わせて刺激を増強していきます。

- 前述のようにSTN-DBSでは抗PD薬の減量が望めるため，刺激の増強に合わせ適宜薬剤を減量していきますが，薬剤の急激な減量により精神症状（不安，パニック発作など）や自律神経症状などの離脱症状が出現するドパミンアゴニスト離脱症候群（dopamine agonist withdrawal syndrome：DAWS）を認めること[8]，また術後にうつ症状などの気分の変動もあり，薬剤の減量に際しても注意を払う必要があります。

- 別項でも述べられていますが，非運動療法としてはリハビリテーションの重要性も高く，上述のような薬物療法，手術療法，リハビリを組み合わせることで運動症状の改善をめざすことが重要となります。

文献

1) 「パーキンソン病診療ガイドライン」作成委員会，編：パーキンソン病診療ガイドライン2018．日本神経学会，監．医学書院，2018，p125．
2) 水野美邦：神経内科ハンドブック─鑑別診断と治療．第5版．医学書院，2016，p1039-51．
3) Fernandez HH, et al：Levodopa-carbidopa intestinal gel in advanced Parkinson's disease：final 12-month, open-label results. Mov Disord. 2015；30(4)：500-9.
4) Barone P, et al：Pramipexole for the treatment of depressive symptoms in patients with Parkinson's disease：a randomised, double-blind, placebo-controlled trial. Lancet Neurol. 2010；9(6)：573-80.
5) Schuepbach WM, et al：Neurostimulation for Parkinson's disease with early motor complications. N Engl J Med. 2013；368(7)：610-22.
6) 大山彦光，他：これまでのDBSの適応とその効果─パーキンソン病．医のあゆみ．2015；254(3)：207-12.

7) Ramirez-Zamora A, et al：Globus Pallidus Interna or Subthalamic Nucleus Deep Brain Stimulation for Parkinson Disease：A Review. JAMA Neurol. 2018；75(3)：367-72.

8) Rabinak CA, et al：Dopamine agonist withdrawal syndrome in Parkinson disease. Arch Neurol. 2010；67(1)：58-63.

城　崇之，下　泰司，服部信孝

1章 パーキンソン病のリハビリテーション—総論

Q03 早期診断と治療とは？

A

診断

- パーキンソン病（PD）の臨床診断は主に運動症状によってなされ，典型例での診断は難しくないが，非典型例では注意深い経過観察も必要になる。
- 2015年に，今後，世界標準となるPDの新たな臨床診断基準がInternational Parkinson and Movement Disorder Society（MDS）から提唱された。
- パーキンソニズムとして，まず「運動緩慢が必須」で，それに加えて「静止時振戦か，筋強剛のどちらか1つ」がみられるものと定義され，「姿勢保持障害」は除外された。
- 支持的基準に「嗅覚喪失」，「MIBG心筋シンチグラフィによる心筋交感神経系の脱神経所見」が加えられた。

治療

- PDの診断後，できるだけ早期の治療開始が勧められている。未治療のまま経過観察することのリスクを考慮し，特別な理由がなければ早期に治療を開始する。
- 治療介入により運動症状が改善することは明らかで，むしろ治療開始が遅れることにより障害が固定する可能性があり，早期の薬物療法と非薬物療法の双方が重要である。治療開始にあたり，その効果と副作用，コストなどのバランスを十分考慮する。
- 運動障害により生活に支障をきたす場合，L-ドパの内服開始が勧められている。65歳以下での発症など運動合併症のリスクが高いと考えられる場合は，L-ドパ以外の薬物療法（ドパミンアゴニストおよびMAOB阻害薬）を考慮する。

1 はじめに

- 早期パーキンソン病（PD）の適切な薬物治療と，リハビリテーションなどの非薬物療法には，早期の的確な診断が重要です。「パーキンソン病診療ガイドライン2018」に基づいて，最新の臨床診断基準[1)2)]と早期の薬物療法[3)]について概説します。

2 PDの臨床的診断は？

- 適切な治療の前提は，正しい診断です。PDの臨床診断は主に運動症状によってなされ，典型例での診断は難しくないとされますが，非典型例では注意深い経過観察も必要になります。

- PDの診断にあたり，信頼性の高い「診断バイオマーカー」は確立されていないため，現時点で臨床診断は主に症候に基づいて行われます。しかし近年，3（meta）-iodobenzylguanidine（MIBG）心筋シンチグラフィやドパミントランスポーター（dopamine transporter：DAT）シンチグラフィなどの画像検査の重要性も高まっています。

- 「PD」と「パーキンソン症候群」の鑑別は重要ですが，実地臨床では病初期の両者の鑑別が困難であることも少なくありません。早期の的確な診断をめざすのはもちろん，病初期から一貫して，注意深く経過を観察しつつ，常に診断を見直し確認する姿勢も大切です。

最新の臨床診断基準（MDS診断基準，表1～4）[1)2)]

- 近年，PDでは運動症状の発症以前から嗅覚障害やレム睡眠行動障害などの非運動症状がみられることなど，様々な新しい知見や，PDでも高頻度に認知症が出現することから，診断の除外基準から認知症を取り除く必要があるかどうかなどの課題が集積してきました。

- それらを背景にしてInternational Parkinson and Movement Disorder Society（MDS）は，2015年に新たなPDの臨床診断基準を提唱しました[2)]。この診断基準は今後，世界標準として広く使用されていくと考えられています。

- このMDS臨床診断基準には，以下の通り大きく2つのレベルが設定されています。①厳格な診断基準（clinically established Parkinson's disease：臨床的に確実なPD）では，診断の特異度が90％以上を目標とし，②実用的な診断基準（clinically probable Parkinson's disease：臨床的にほぼ確実なPD）では，感度・特異度の両方が80％以上を目標にしています（表1）[1)]。医療現場での早期PD患者の臨床診断には，後者が有用と考えられます。

表1 ▶ MDS診断基準（2015）；MDSによるclinical diagnostic criteria for Parkinson's disease

臨床的に確実なパーキンソン病（clinically established Parkinson's disease）：
パーキンソニズムが存在しさらに， 1）絶対的除外基準に抵触しない 2）少なくとも2つの支持的基準に合致する 3）相対的除外基準に抵触しない
臨床的にほぼ確実なパーキンソン病（clinically probable Parkinson's disease）：
パーキンソニズムが存在しさらに， 1）絶対的除外基準に抵触しない 2）相対的除外基準と同数以上の支持的基準がみられる。ただし2つを超える相対的除外基準がみられてはならない

（「パーキンソン病診療ガイドライン」作成委員会，編：パーキンソン病診療ガイドライン2018. 日本神経学会，監. 医学書院，2018, p3. より引用）

表2 ▶ MDS診断基準（2015）；絶対的除外基準（absolute exclusion criteria）

1. 小脳症候がみられる
2. 下方への核上性眼球運動障害がみられる
3. 発症5年以内に前頭側頭型認知症や原発性進行性失語症の診断基準を満たす症候がみられる
4. 下肢に限局したパーキンソニズムが3年を超えてみられる
5. 薬剤性パーキンソニズムとして矛盾のないドパミン遮断薬の使用歴がある
6. 中等度以上の重症度にもかかわらず，高用量（＞600mg）のL-ドパによる症候の改善がみられない
7. 明らかな皮質性感覚障害，肢節観念運動失行や進行性失語がみられる
8. シナプス前性のドパミン系が機能画像検査により正常と評価される
9. パーキンソニズムをきたす可能性のある他疾患の可能性が高いと考えられる

（「パーキンソン病診療ガイドライン」作成委員会，編：パーキンソン病診療ガイドライン2018. 日本神経学会，監. 医学書院，2018, p3. より引用）

表3 ▶ MDS診断基準（2015）；支持的基準（supportive criteria）

1. 明白で劇的なドパミン補充療法に対する反応性がみられる。この場合，初期治療の段階では正常かそれに近いレベルまでの改善がみられる必要がある。もし初期治療に対する反応性が評価できない場合は以下のいずれかで判断する
   - 用量の増減により顕著な症状の変動（UPDRS part 3でのスコアが30%を超える）がみられる，または，患者または介護者より治療により顕著な改善がみられたことが確認できる
   - 明らかに顕著なオン／オフ現象がみられる
2. L-ドパ誘発性のジスキネジアがみられる
3. 四肢の静止時振戦が診察上確認できる
4. 他のパーキンソニズムを示す疾患との鑑別診断上，80%を超える特異度を示す検査法が陽性である。現在この基準を満たす検査として以下の2つが挙げられる
   - 嗅覚喪失または年齢・性を考慮した上で明らかな嗅覚低下の存在
   - MIBG心筋シンチグラフィによる心筋交感神経系の脱神経所見

UPDRS：Unified Parkinson's Disease Rating Scale

（「パーキンソン病診療ガイドライン」作成委員会，編：パーキンソン病診療ガイドライン2018. 日本神経学会，監. 医学書院，2018, p3. より引用）

表4 ▶ MDS 診断基準 (2015)；相対的除外基準 (red flags)

1. 5年以内に車椅子利用となるような急速な歩行障害の進展がみられる
2. 5年以上の経過で運動症状の増悪がみられない
3. 発症5年以内に重度の構音障害や嚥下障害などの球症状がみられる
4. 日中または夜間の吸気性喘鳴や頻繁に生じる深い吸気*など，吸気性の呼吸障害がみられる
5. 発症から5年以内に以下のような重度の自律神経障害がみられる
    - 起立性低血圧：立位3分以内に少なくとも収縮期で30mmHgまたは拡張期で15mmHgの血圧低下がみられる
    - 発症から5年以内に重度の尿失禁や尿閉がみられる
6. 年間1回を超える頻度で繰り返す発症3年以内の転倒
7. 発症から10年以内に，顕著な首下がり (anterocollis) や手足の関節拘縮がみられる
8. 5年の罹病期間の中で以下のようなよくみられる非運動症候を認めない
    - 睡眠障害：睡眠の維持障害による不眠，日中の過剰な傾眠，レム睡眠行動障害の症状
    - 自律神経障害：便秘，日中の頻尿，症状を伴う起立性低血圧
    - 嗅覚障害
    - 精神症状：うつ状態，不安，幻覚
9. 他では説明のできない錐体路症状がみられる
10. 経過中一貫して左右対称性のパーキンソニズムがみられる

*：inspiratory sighs。多系統萎縮症で時にみられる呼吸障害のひとつで，しばしば突然不規則に生じる深いため息様の吸気
(「パーキンソン病診療ガイドライン」作成委員会，編：パーキンソン病診療ガイドライン2018. 日本神経学会，監. 医学書院，2018, p3. より引用)

◉ パーキンソニズムの臨床所見は，まず「運動緩慢が必須」で，それに加えて「静止時振戦か，筋強剛のどちらか1つ」がみられるものと定義されています。PDの姿勢保持障害はほとんど進行期になってから出現し，早期の出現はむしろ他疾患を示唆することが考慮されるため，これまでの診断基準とは異なり「姿勢保持障害を除外した点」が重要です。

◉ また，支持的基準に「嗅覚喪失または年齢・性を考慮した上で明らかな嗅覚低下の存在」，「MIBG心筋シンチグラフィによる心筋交感神経系の脱神経所見」が加わった点も注目される新たな変更点です (表3)[1]。

◉ さらにPDに矛盾するか，非典型的な徴候は，鑑別診断に有用な可能性があるため，この診断基準には多くの相対的除外基準 (red flags) が組み込まれています (表4)[1]。たとえば，発症早期の姿勢保持障害，すなわち「年間1回を超える頻度で繰り返す発症3年以内の転倒」は非定型的なred flagとして記載されています。

◉ この相対的除外基準 (表4)[1] の項目には，発症後5年の罹病期間の中で判断すべき項目も多く含まれていますが，メディカルスタッフとして，経過中にこれらの非定型的なred flagに気づいた際には，速やかに主治医に報告して，「PD」の診断を再確認することも重要です。

◉ 「パーキンソン病診療ガイドライン2018」に掲載されたMDS診断基準の日本語訳を示します (表1 ～ 4)[1]。

3 早期PDの治療は？

- PDの治療では，L-ドパを中核としたドパミン補充療法とともに，非ドパミン系薬物療法も加わり，非常に有効な対症療法がそろっています。現時点で，神経変性の進行を阻止する根治療法（disease modifying therapy）は開発されていませんが，早期からの適切なドパミン補充療法と並んで，リハビリの重要性が，ことに高齢発症の患者で重視されるようになっています。

- 「パーキンソン病治療ガイドライン2002」以降，「早期」とは「L-ドパもドパミンアゴニストも未使用の比較的発症早期の患者」を指します[4]。Hoehn & Yahr（HY）重症度分類で言うと，おおむね3度以下の患者ですが，4度でも未治療であれば早期の患者として含めてもよいと考えられています。

- その後，L-ドパの投与が長期化してくると，主にL-ドパの薬効時間の短縮によって症状の日内変動（ウェアリングオフ）や不随意運動（ジスキネジア）などが出現してきます。これらは運動合併症と総称され，抗PD薬（主にL-ドパ）の効果が減退している状態はオフと呼ばれます。

- ジスキネジアが重篤で日常生活動作（activities of daily living：ADL）の障害につながる患者は，比較的若年発症で，罹病期間が長く，高用量のL-ドパを内服していることが多いとされます。この運動合併症の「予防」として，治療の早期から，持続的で安定したドパミン刺激（continuous dopaminergic stimulation：CDS）をめざすことが重要と考えられています。

1）早期PDの治療開始時期は？

- 早期PDに対する治療をいつから開始するのがよいかは，十分に検討して決める必要がある重要な問題として，「パーキンソン病診療ガイドライン2018」に記載されています[3]。日常生活の質を考慮すると，早期からの治療介入が大切と思われますが，治療薬の副作用や治療コストなどの問題もあります。

- その一方，治療介入が遅れることにより，障害が固定される可能性もあるため，早期からの薬物療法と非薬物療法の双方が重要です。治療をできる限り早期に開始することが，遅れて治療を開始することと比較して明らかに利益があるとするエビデンスは示されていませんが，特に運動症状を自覚し，治療を希望する患者にとってメリットはデメリットを上回ると考えられます[3]。

- 診断してから治療を開始するにあたって，患者・家族・介護者と，メリットとデメリットのバランスを話し合って選択します。また，PDの治療は薬物療法だけでなく，運動療法や定期的に通院することにより，医師・メディカルスタッフと患者とのコミュニケーションを維持していくことも重要です[3]。

2) 早期PDの薬物療法は？

- 運動障害により生活に支障をきたしている場合，早期PDの治療はL-ドパで開始することが勧められています．
- その一方，65歳以下での発症など運動合併症のリスクが高いと考えられる場合は，L-ドパ以外の薬物療法〔ドパミンアゴニストおよび選択的モノアミン酸化酵素B（monoamine oxidase B：MAOB）阻害薬〕を考慮することが「パーキンソン病診療ガイドライン2018」にて推奨されています（図1）[3]．

①L-ドパ

- L-ドパは，ドパミンアゴニストやMAOB阻害薬と比較して，運動症状の改善効果が高く，精神症状などの副作用や臨床試験期間中の脱落率も低いことが示されています．また，非運動症状〔認知機能，スティグマ（PDであることへの精神的負い

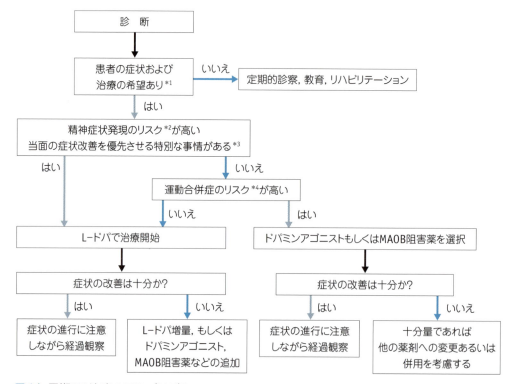

図1 ▶ 早期PD治療のアルゴリズム
*1：背景，仕事，患者の希望などを考慮してよく話し合う必要がある
*2：認知症の合併など
*3：症状が重い（たとえばHoehn & Yahr重症度分類で3度以上），転倒リスクが高い，患者にとって症状改善の必要度が高い，など
*4：65歳未満の発症など
（「パーキンソン病診療ガイドライン」作成委員会，編：パーキンソン病診療ガイドライン2018．日本神経学会，監．医学書院，2018, p107. より引用）

目），コミュニケーション，身体的不快感など]も有意に改善します。

◉ その一方，運動合併症（日内変動やジスキネジア）は，L−ドパ治療群で有意に発現率が高くなることも知られています。生活面での満足度が低い場合，当面の症状改善を優先させる特別な事情（症状が重い，転倒のリスクが高い，患者にとって症状改善の必要度が高いなど）がある場合は，有効性の高い治療として，L−ドパによる治療が選択されます。

◉ 精神症状の発現リスクがある高齢者，認知症合併例でも，L−ドパによる治療が勧められます。

②L−ドパ以外の薬物療法（ドパミンアゴニストおよびMAOB阻害薬）

◉ L−ドパと比較して，運動合併症のリスクが低いことがメリットとして知られています。厳密には，運動合併症のうち，ジスキネジアについてはL−ドパ以外の薬物療法のほうが高い優位性を示しますが，運動症状の日内変動における発現率の差は軽度とされています。

◉ L−ドパと比べ，有効性・継続率が低いこと，精神症状などの副作用のデメリットがあります。

◉ そのため，運動合併症のリスクを持つ症例については，L−ドパ以外の薬物療法の選択を考慮します。該当するのは，比較的軽症で，転倒のリスクなども低く，患者にとって症状改善の必要度がそれほど高くない症例です。重症度の高い症例，精神症状の発現リスクがある高齢者，認知症合併例への投与は，基本的に避けたほうがよいと考えられています。

文献

1) 「パーキンソン病診療ガイドライン」作成委員会，編：パーキンソン病診療ガイドライン2018. 日本神経学会, 監. 医学書院, 2018, p3.
2) Postuma RB, et al：MDS clinical diagnostic criteria for Parkinson's disease. Mov Disord. 2015；30(12)：1591−601.
3) 「パーキンソン病診療ガイドライン」作成委員会，編：パーキンソン病診療ガイドライン2018. 日本神経学会, 監. 医学書院, 2018, p107.
4) 「パーキンソン病治療ガイドライン」作成小委員会，編：パーキンソン病治療ガイドライン2002. 日本神経学会, 監. 医学書院, 2003, p322−4.

――――――――――――――― 高橋一司

1章 パーキンソン病のリハビリテーション―総論

Q04 早期リハビリテーションとは?

- ▶ 運動症状発現前,あるいはHoehn & Yahr（HY）重症度分類1〜2度の時期に行うリハビリテーションを"早期リハビリテーション"と呼ぶ。
- ▶ リハビリにより,運動器官の機能（筋力など）が保持される。
- ▶ リハビリや運動を行うことで,脳血流増加,神経栄養因子分泌増加などによる神経保護作用が発揮される。
- ▶ リハビリや運動は,より早期に行うことで,病状進行の予防に資する。

1 はじめに

- ◉ パーキンソン病（PD）では,一般的に早期とはHoehn & Yahr（HY）重症度分類1〜2度を指すことが多く,この時期には体軸症状（歩行障害,姿勢異常など）がなく,運動機能が比較的保たれています。
- ◉ 近年では,運動機能障害が発現する以前に,レム睡眠行動障害,自律神経障害などの非運動症状が出現するとされ,これはprodromal PD（PD前駆状態）と言われています[1]。prodromal PDに引き続き運動症状が出現し,典型的PDとなっていく過程（図1）[1]をとります。
- ◉ したがって運動症状の発症前,あるいはHY 1〜2の時期に開始することを「早期リハビリテーション」と呼ぶことができます。

2 リハビリの効果発現機序

- ◉ リハビリが効果を発揮する機序は,運動による筋・骨など運動器官に対する効果と,神経系に及ぼす影響とに分類されます。
- ◉ 運動器官への効果は,筋力向上,筋肥大,骨密度の上昇などに代表されます。
- ◉ 神経系への効果は,脳血流増加やneurotrophic factor（神経栄養因子）の分泌増加を通じた脳環境改善と神経可塑性の向上にあると考えられています。

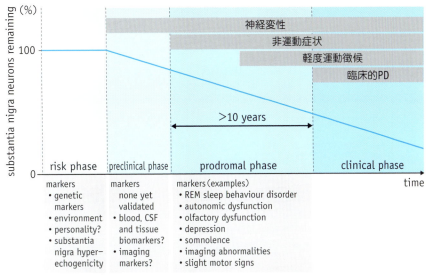

図1 ▶ PD発症前後でのフェーズ　　　　　　　　　　　　　　　　　　　　（文献1より作成）

3 PDでの黒質線条体細胞変性

- PDにおける運動障害の根幹である，黒質線条体細胞変性は発症前から始まっていることが知られています。図2にドパミン細胞の細胞小胞に結合するジヒドロテトラベナジン（DTBZ）をリガンドとしたポジトロン断層撮影（positron emission tomography：PET）の研究結果を示します[2]。
- 加齢による成人のDTBZ結合率変化とPD患者のデータから推定したPD発症時のDTBZ結合率は，若年発症群でも高齢発症群でも正常人の1/2を下回りました。つまり早期であってもPD患者の黒質線条体細胞は著減しており，運動機能の保持を図るためには，この残存神経の生存を保持することが重要になります。

4 リハビリによる神経保護

- リハビリや運動に，神経保護作用や神経可塑性があるかを検討する必要があります。
- 図3[3]にPD患者の運動前後でのUnified Parkinson's Disease Rating Scale（UPDRS）と血中脳由来神経栄養因子（brain-derived neurotrophic factor：BDNF）を測定した研究結果を示します。
- 運動によりUPDRSは低下し，血中BDNFが上昇していることが示されています[3]。BDNFはアルツハイマー病モデル動物で，海馬神経細胞の生存を改善することが知られています。運動により実際に黒質線条体細胞の生存が改善されているかにつ

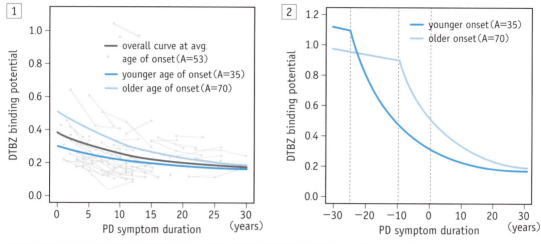

図2 ▶ PDにおけるDTBZ-PET結合能と罹病期間（健常時の平均結合能に対する比率）
1：若年発症PDと高齢発症PDでのDTBZ結合能の発症後の低下曲線
2：健常者のDTBZ結合能の加齢による低下曲線から推測したPD発症前からのDTBZ結合能低下曲線。発症時には，若年発症で0.4未満，高齢発症でもほぼ0.5となり，発症時の黒質線条体細胞終末は半減以下となっている

（文献2より改変）

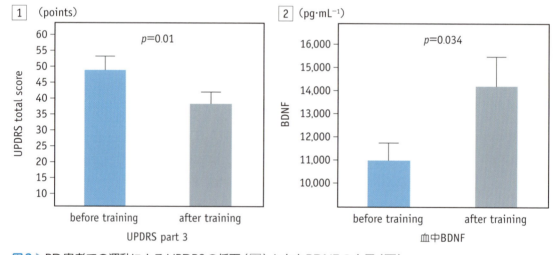

図3 ▶ PD患者での運動によるUPDRSの低下（①）と血中BDNFの上昇（②）
対象：12人。運動：3回/週×8週間
運動内容：10分準備運動，40分中等度のインターバル運動，10分整理体操
運動によりUPDRSが低下し，血中BDNFが上昇する

（文献3より引用）

いて，Tajiriら[4]による検討の結果を示します（**図4**）。

● 片側線条体を6-hydroxydopamine（6OHDA）にて処理したPDモデルラットでのtyrosine hydroxylase（TH）陽性細胞の残存率と，組織BDNF，グリア細胞由来神経栄養因子（glial cell-derived neurotrophic factor：GDNF）量を病変側および健常側で運動群と非運動群で比較しています。

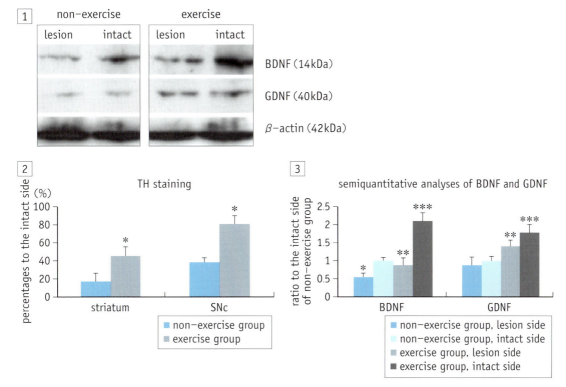

図4 ▶ PDモデルラットの基底核におけるTH陽性細胞とBDNF，GDNF
対象：片側線状体に6OHDA処理したラット
結果：6OHDA処理線条体では運動群が非運動群よりTH陽性細胞が保持される
BDNF，GDNFも運動群で高く，運動群病変側と非運動群非病変側とほぼ同水準
＊：$p<0.05$ vs. intact side of the non-exercise group（非運動群で6OHDA非処理側と比較して）
＊＊：$p<0.05$ vs. lesion side of the non-exercise group（非運動群で処理側と比較して）
＊＊＊：$p<0.05$ vs. lesion side of the exercise group（運動群で処理側と比較して）

（文献4より引用）

- 図4-2[4]は健常側に対する病変側のTH陽性細胞残存比率を比較しています。運動群では非運動群に比して，線条体においても黒質緻密部においても，明らかにTH陽性細胞の生存率が向上しています。
- 図4-3[4]は線条体における組織BDNF，GDNFの半定量の比較です。左から非運動病変側，非運動健常側，運動病変側，運動健常側が示されています。BDNF量は非運動健常側と運動病変側で同等量の出現が観察されており，運動健常側では顕著な高値を示しています。6-OHDA処理PDモデルラットの病態はヒトPDとは異なるものの，運動により大脳基底核でBDNF，GDNFが上昇して，神経保護作用を有するとの推定が十分に成り立ちます。
- 運動により連続的運動の学習（motor sequence learning：MSL）が改善することが知られています。Duchesneら[5]は，機能的磁気共鳴画像（functional MRI：fMRI）を用いて，運動前後におけるMSLタスクでの脳血流を測定しました（図5）。

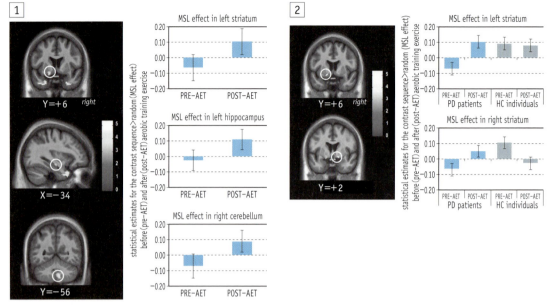

図5 ▶ PD患者における運動による連続的運動の学習（MSL）への影響（カラー口絵参照）
1：右上肢MSLでの運動前と運動後のfMRI。運動後では線条体、海馬、小脳での血流が向上した
2：MSLにおける運動前後のfMRI。正常では運動前からMSLで血流が上昇するが、PDでは運動前では正常に比して血流が低下しているものの、運動後では血流増加がみられる
AET：有酸素運動

（文献5より改変）

　1回20〜40分、週3回、12週間の運動でPD患者のMSLでの脳血流は運動後に大きく増加していました。図5-2[5)]で正常人と比較すると、運動前に低下していたMSLでの脳血流が、PD患者の運動後には正常に近づいていることがわかります。
- Shinら[6)]は、1-Methyl-4-phenyl-1,2,3,6-tetrahydropyridine（MPTP）モデルマウスで、運動によりTH陽性細胞が線条体および黒質線条体緻密部で生存を改善し、シナプス関連物質であるpostsynaptic density protein 95（PSD-95）やsynaptophysinが、非運動群に比較して回復していることを示しました（図6-2）。
- 上記から、運動によりBDNFなどの神経栄養因子分泌、脳血流改善などの機序により、ドパミン神経細胞生存やシナプス可塑性が向上すると考えられます。Da Silvaら[7)]は、上記メカニズムを図7にまとめました。

5　PD運動症状の発現予防の観点

- 当初述べたようにPDでは、発症早期に既にドパミン神経細胞変性は進行しています。早期、超早期にリハビリを行うことで、その時点での運動機能改善に加え、ドパミン神経細胞生存の向上や神経回路の保持により、PDの予後を改善することが

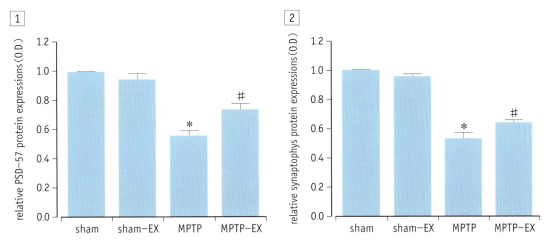

図6 ▶ MPTP処理モデルマウスにおけるシナプス関連蛋白発現に対する運動の効果

1：PSD-57の線条体における発現
2：synaptophysinの線条体における発現。sham群およびsham-運動（EX）群に比して，MPTP処理線条体ではPSD-57，synaptophysin共に低下しているが，運動により回復する
＊：$p<0.05$ compared to the sham group（MPTP非処理側と比較して）
＃：$p<0.05$ compared to the MPTP treated group（MPTP処理側と比較して）

（文献6より改変）

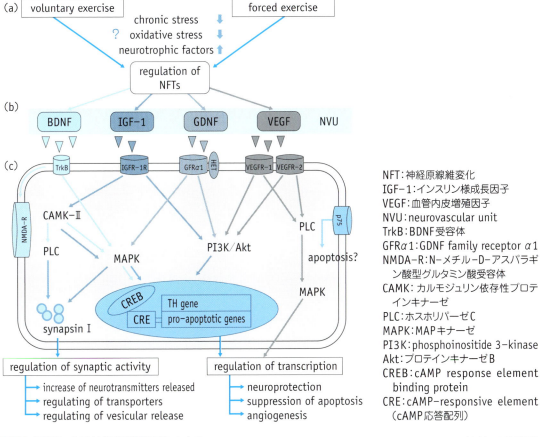

図7 ▶ 運動による神経保護機序のまとめ

（文献7より引用）

表1 ▶ 活動度によるPD発症リスク

		発症者数	発症率	ハザード比	95%信頼区間
世帯活動や通勤時間	＜2時間/週	46	72.3	1	（比較対照）
	3〜4時間/週	78	56.22	0.68	0.46−1.00
	5〜6時間/週	67	54.28	0.7	0.47−1.04
	＞6時間/週	95	45.11	0.57	0.39−0.83
	p値				0.01
職業上要求される活動度	ほぼ座っての仕事	31	65.44	1	（比較対照）
	少し移動のある仕事	209	55.84	0.91	0.60−1.38
	動きが激しい仕事	40	38.56	0.74	0.45−1.22
	p値				0.2

発症率：10万人当たり年間発症率（5歳ごとの年齢分布から標準化している）
ハザード比：Cox proportional hazard regression modelにて計算

（文献8より改変）

期待されます。

◉ 実際に，Yangら[8]は，4万人を超える対象者の平均12年以上のコホート研究で，日常生活や職業上の活動度が高い群でPD発症リスクが低下することを示しています（**表1**）。疫学研究からも運動によるPDの進展予防効果が示唆されています。

6 まとめ

◉ PDでは発症早期から黒質線条体細胞は変性しています。

◉ リハビリや運動には，BDNF分泌上昇や脳血流上昇などによる神経保護作用があると考えられます。

◉ prodromal PDや早期PDの時点で，リハビリや運動の介入を行うことによって，より多くの黒質神経細胞が保持され，運動症状の発現遅延や予後改善が期待できます。

文献

1) Postuma RB, et al：Advances in markers of prodromal Parkinson disease. Nat Rev Neurol. 2016；12(11)：622−34.

2) de la Fuente−Fernández R, et al：Age−specific progression of nigrostriatal dysfunction in Parkinson's disease. ANN Neurol. 2011；69(5)：803−10.

3) Zoladz JA, et al：Moderate−intensity interval training increases serum brain−derived neurotrophic factor level and decreases inflammation in Parkinson's disease patients. J Physiol Pharmacol. 2014；65(3)：441−8.

4） Tajiri N, et al：Exercise exerts neuroprotective effects on Parkinson's disease model of rats. Brain Res. 2010；1310：200-7.

5） Duchesne C, et al：Influence of aerobic exercise training on the neural correlates of motor learning in Parkinson's disease individuals. Neuroimage Clin. 2016；12：559-69.

6） Shin MS, et al：Treadmill exercise facilitates synaptic plasticity on dopaminergic neurons and fibers in the mouse model with Parkinson's disease. Neurosci Lett. 2016；621：28-33.

7） da Silva PG, et al：Neurotrophic factors in Parkinson's disease are regulated by exercise：Evidence-based practice. J Neurol Sci. 2016；363：5-15.

8） Yang F, et al：Physical activity and risk of Parkinson's disease in the Swedish National March Cohort. Brain. 2015；138(pt 2)：269-75.

―― 市川　忠

1章 パーキンソン病のリハビリテーション―総論

Q05 患者の訴えとリハビリテーションとは?

A

- ▶ パーキンソン病(PD)患者を対象としたアンケート調査において、普段困っていることについての質問では、前傾などの姿勢の問題、すくみ足などの歩行に関すること、易疲労性、便秘に関することについての項目が多かった。
- ▶ 介助が必要になると、転倒することが増え、転倒場所は居間が最も多く、転倒時打撲を経験している者が多かった。また、介助が必要な日常生活動作は更衣動作が最も多く、ついで歩行であった。
- ▶ 運動やリハビリテーションの効果について、患者自身の実感はあり、歩きやすくなった、体がやわらかくなった、筋力がついた、日常動作がしやすくなったという意見が多かった。
- ▶ PDのリハビリでは、姿勢や歩行障害に関する練習や指導だけでなく、日常動作や日常関連動作も含めて評価し、環境整備や自助具・補助具の使用等も検討する必要がある。
- ▶ PD患者に対する運動については、脳の可塑性の促通も含む効果の可能性を示唆する報告がみられるようになってきている。

1 パーキンソン病(PD)患者が普段困っていることとは?

- わが国の指定難病疾患において、PDは潰瘍性大腸炎についで2番目に特定疾患医療受給者数が多く、PD関連疾患(進行性核上性麻痺、大脳皮質基底核変性症、PD)の特定疾患医療受給者証所持者数は、平成26年度では13万6,559人で[1]、平成24年度のPD患者数は10万8,800人と推計されます。これらの人数は年々増加しており、どの診療科においてもPD患者に接する機会はあると推測されます。
- PDは経過とともに様々な症状が合併します。初期に振戦、固縮、動作緩慢を認めますが、徐々に姿勢反射障害による突進現象や、すくみ足等の歩行障害が増強し、非運動症状の自律神経障害、精神症状、疼痛、疲労などを認めるようになります。
- 筆者は、厚生労働科学研究費補助金難治性疾患等克服研究事業「希少性難治性疾患

- 患者に関する医療の向上及び患者支援のあり方に関する研究」(西澤班)において，外来通院中のPD患者を対象としたアンケート調査を平成23年度および24年度に行いました[2)3)]。
- 総計349人の外来通院中の患者より回答があり(男性154人，女性194人，回答なし1人，平均年齢69.7±8.5歳，罹病期間7.8±5.7年)，患者自身が普段困っていることについて質問をしたところ，図1[2)3)]のような結果となりました．介助が必要でない者では手足のふるえ，前傾姿勢，疲労，便秘の順に多く，介助が必要な者では，前傾姿勢，足のすくみ，便秘，疲労，小声，排尿での問題の順でした．
- これらの項目以外で，介助が必要な者において，介助が必要でない者よりも明らかに増加した項目は，側方への傾き，寝返りができない，歩行器・押し車が必要，体に痛み，眠れない，幻覚をみる，という項目でした．
- さらに，転倒の有無についての質問では，家庭内では，居間での転倒が最も多く，転倒による打撲の受傷が多いようでした．さらに，介助が必要な者において転倒回数は増え，年に3～5回の転倒回数が最も多く，転倒による骨折者も増加傾向でした(図2)[2)3)]。
- 日常生活動作において介助が必要な項目としては，更衣が最も多く，歩行，入浴が続きました(図3)[2)3)]。
- 以上のように，PD患者が「困っていること」は多岐にわたり，病期とともに，その内容は増える傾向にあると推測されました．図1[2)3)]において，前傾姿勢，疲労，

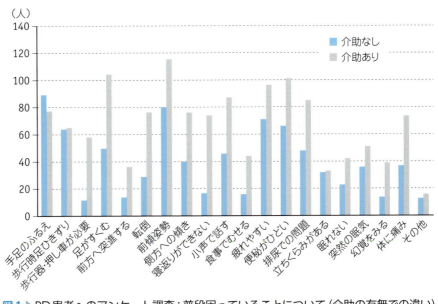

図1 ▶ PD患者へのアンケート調査；普段困っていることについて(介助の有無での違い)

(文献2，3より作成)

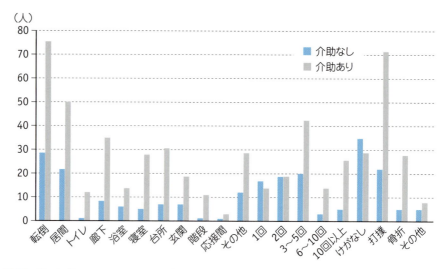

図2 ▶ PD患者へのアンケート調査；転倒について （文献2，3より作成）

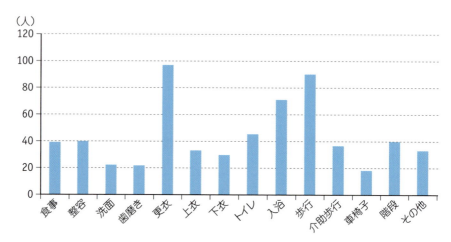

図3 ▶ PD患者へのアンケート調査；介助が必要な動作について （文献2，3より作成）

便秘の項目は，総数においても回答数が多い項目で，これらに関する指導は比較的早期から必要と考えられます。

2 リハビリテーションの効果の実感について

● PD患者を対象としたアンケート調査にて，普段から運動やリハビリを行っているかどうかについて質問を行ったところ，71％の者が行っていると回答し，そのほとんどの者が効果を実感していました。普段行っている運動やリハビリの内容については，筋力訓練，歩行訓練，ストレッチ，体操などが多く，筋力訓練では，腹筋

- や背筋などの体幹，大腿や下腿の下肢に関する練習が多いようでした（図4）[2]。
- 最近はLSVT®（Lee Silverman Voice Treatment）の指導を行っている施設も増えてはいるものの，リズムや音楽を用いた練習については多くはありませんでしたが，アンケート調査が平成23年度および24年度であることを考慮する必要があると考えられます。
- 多くのPD患者は，何らかのリハビリを日常に取り入れており，その効果について実感があると回答しています。その具体的な内容としては多い順に，歩きやすくなった，体がやわらかくなった，筋力がついた，日常動作がしやすくなった，となりました（図5）[2,3]。また，介助が必要な者では，転倒が減ったと回答している者がみられました。
- PD患者に対するリハビリの効果が報告されるようになり，初期の段階から，活動低下の予防目的にリハビリや指導は必要であると言われています[4]。また，患者の困っていることはアンケート調査からも多岐にわたり，個々において適切なリハビリの提供が必要となります。

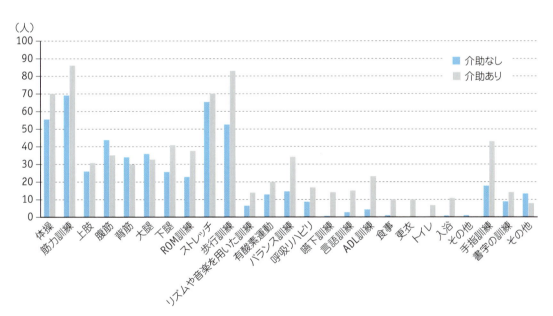

図4 ▶ PD患者へのアンケート調査；普段から運動やリハビリを行っているかどうかについて
ROM：関節可動域，ADL：日常生活動作

（文献2より作成）

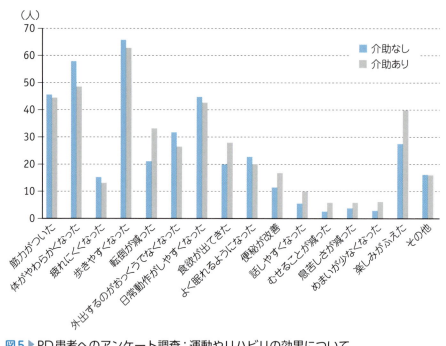

図5 ▶ PD 患者へのアンケート調査；運動やリハビリの効果について

(文献2, 3より作成)

3 適切なリハビリとは？

- 前述の通り，患者の困っていることは多岐にわたっています．そのため，歩行や姿勢に関するものから，更衣などの日常生活動作で困っていること，さらに，家事や社会活動で困っていることまでを評価し，リハビリの内容についての検討が必要となります．

- 先ほどのアンケート調査のデータをもとに男女にわけて検討を行ったところ，「普段困っていること」についての質問で，明らかに女性のほうが多かった項目は，前傾姿勢や側方への傾き，疲れやすい，体に痛み，転倒，歩行器・押し車が必要，という項目でした．

- また，転倒に関する質問では，転倒場所は男女共に居間が最も多いのですが，女性では台所での転倒も多く，家事を行っている状況についてシミュレーションを行うなど，評価し検討することが必要と考えられます．

- PD 患者へのリハビリを行う際は，姿勢や歩行障害，構音や嚥下についての指導や練習が中心になることが多いと推測しますが，日常生活動作場面および日常関連動作も含めての対応は必要であり，環境調整や自助具・補助具なども含めて指導が必要となります．特に，家事，事務仕事，その他の仕事における作業では前傾姿勢で行っていることが多く，かつ，長時間同じ姿勢を続けていることも多くなっていま

す. 姿勢に対して指導を行う際は, 普段の姿勢についての指導も考慮する必要があります.

4 リハビリに対する患者の期待について

- PD患者に対するアンケート調査で, 運動やリハビリに対する要望について質問を行ったところ,「必要なリハビリについてききたい」という回答が最も多くなりました (図6)[2)3]. また,「どのような効果があるのかわからない」,「どのようなリハビリを選択すればよいのかわからない」といった回答もみられました. これらの回答者は普段からリハビリを行っている者も含まれていると推測されますが, リハビリに対する患者の期待は大きく, また, 現在のリハビリで十分なのかといった疑問や不安感もあると推測されます.

- わが国におけるすべての地域において, 同様なリハビリを受けることができるかは, 各地域の資源に左右されるところがあり, リハビリにおける患者の質問や要望について, 適宜, 回答できるようなシステムの構築は重要と考えられます. 地域包括ケアシステムの中に, 難病患者も住民の1人として対応が可能なネットワークの構築は必要と考えられます.

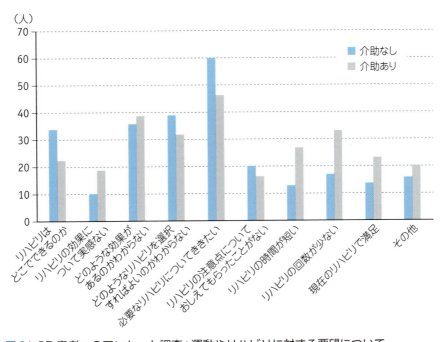

図6 ▶ PD患者へのアンケート調査；運動やリハビリに対する要望について

(文献2, 3より作成)

◉ リハビリの効果の持続についての報告はあり，Hoehn & Yahr（HY）重症度分類1.5〜3度の患者に対する動作，バランス，歩行に焦点をあてた28セッションの1カ月間プログラム施行の少なくとも終了後1カ月目まで，バランス，歩行，身体パフォーマンス，体幹の回旋は有意に改善したとされています[5]。

◉ 運動は残存ドパミン神経細胞のドパミン産生を促進し，強い運動はシナプス可塑性を最大にし，複雑な活動性はより大きな構造的適応を促進する[6]との報告があり，運動強度のコントロールにより，さらなる運動効果を期待できる可能性は高いと考えられます。たとえば，高頻度のエルゴメーターを用いた歩行練習で大脳皮質の興奮性が向上し，歩行パラメーターの改善を認めたとの報告[7]があります。

◉ さらに，脳内への影響についての報告として，エルゴメーターを用いた運動介入により血清中の脳由来神経栄養因子（brain-derived neurotrophic factor：BDNF）のレベルが上昇し，固縮の低下，上腕二頭筋における筋緊張の低下を認めたとの報告があります[8]。

◉ 運動はPD患者の脳の可塑性を促通する可能性があり，日頃から運動を継続することは，PDの治療において有益であると推測されます。

文献

1) 難病情報センターホームページ．[http://www.nanbyou.or.jp/entry/314]
2) 中馬孝容，他：滋賀県の理学療法士を対象としたパーキンソン病の理学療法に関するアンケート調査．厚生労働科学研究費補助金難治性疾患等克服研究事業「希少性難治性疾患患者に関する医療の向上及び患者支援のあり方に関する研究」．平成24年度総括・分担研究報告書．平成25年3月，2013，p134-6.
3) 中馬孝容：パーキンソン病のリハビリテーション．日臨．2017；75(1)：89-94.
4) Keus SH, et al：Evidence-based analysis of physical therapy in Parkinson's disease with recommendations for practice and research. Mov Disord. 2007；22(4)：451-60.
5) Stożek J, et al：The effect of the rehabilitation program on balance, gait, physical performance and trunk rotation in Parkinson's disease. Aging Clin Exp Res. 2016；28(6)：1169-77.
6) Hirsch MA, et al：Exercise and neuroplasticity in persons living with Parkinson's disease. Eur J Phys Rehabil Med. 2009；45(2)：215-29.
7) Fisher BE, et al：The effect of exercise training in improving motor performance and corticomotor excitability in people with early Parkinson's disease. Arch Phys Med Rehabil. 2008；89(7)：1221-9.
8) Marusiak J, et al：Interval training-induced alleviation of rigidity and hypertonia in patients with Parkinson's disease is accompanied by increased basal serum brain-derived neurotrophic factor. J Rehabil Med. 2015；47(4)：372-5.

――― 中馬孝容

2章 パーキンソン病の運動療法, 作業療法, 言語療法, 摂食嚥下訓練

Q06 運動療法とは?

- ▶ 運動療法とは，身体の全体または一部を動かすことで機能の回復をめざす療法であり，リハビリテーションの主たる治療法のひとつである。
- ▶ 理学療法士（physical therapist：PT）が行う運動療法の対象となる症状には，異常姿勢やすくみ足歩行などを特徴とする歩行障害などがある。
- ▶ 運動療法を行う際，パーキンソン病（PD）の運動症状のみではなく非運動症状にも留意する必要があり，運動療法は非運動症状にも効果があると言われている。
- ▶ 臨床や家庭でもよく問題となる転倒は，PDで頻度が高く，運動療法の対象となる症状である。
- ▶ PDでは，内科的・外科的治療など様々な治療が行われている。治療状況で運動は大きく変化するため，運動療法にはその他の治療の情報が必要不可欠である。
- ▶ 運動障害には一次的なものと二次的なものがあり，運動療法の対象症状の障害像が複雑化している場合が多く，テーラーメイド（tailor-made）な運動処方が必要である。
- ▶ 運動療法を行う際，的確な治療や効果判定をするために，エビデンスの高い，正しい評価方法の選択が重要である。
- ▶ PDに対する運動療法として，太極拳など体操やダンスなども注目されている。

1 パーキンソン病（PD）の運動療法の特徴

- PDの運動障害は，大脳基底核-視床-大脳皮質回路による運動調節機能の機能低下により，運動の自動性が失われてしまうことを本質とする運動減少を特徴とします。そのため，運動療法では，内的な運動調節機能低下に対して有効とされている外的刺激（cueing）を利用した方法が多く実践されています。
- 運動障害として重要な症状は，①運動を開始できない無動，②運動の大きさ，速度が低下する動作緩慢，③他動的な動きに抵抗する筋強剛，④姿勢の異常や姿勢反射障害などの一次的な機能障害と，筋力低下や関節可動域低下などの二次的なも

のがあります。

- 活動や生活という点では、起立性低血圧などの自律神経系の症状や精神症状、認知機能障害などが複雑に関連しており、個々に合わせた運動療法が必要となります。

- また、PDは進行性の疾患であり運動阻害因子が多いため、一度発生した廃用症候群を予防・改善させることは容易ではないといった特徴もあります。

- 運動は複合的な機能が関連した結果の状態であり、その問題に対する治療法も単独で行うことは困難です。日本神経学会の「パーキンソン病診療ガイドライン2018」[1]でもリハビリテーションは有効と判断されていますが、その中の運動療法では、筋力増強運動やストレッチをはじめ、歩行練習、認知行動療法など多種多様な治療が紹介されています。

- また、公益社団法人日本理学療法士協会の「パーキンソン病　理学療法診療ガイドライン」(以下、PT協会ガイドライン)[2]でも理学療法全般(複合的運動)が推奨グレードA、エビデンスレベル1と最高評価のひとつとなっています。

- PDでは大脳基底核障害により手続き記憶機能(言葉でなく、体が覚えている記憶)が障害されているので、意図的に運動を組み立てるのではなく生活上の一連の運動を自動的に行えるような運動学習が必要です。

2　PDの運動療法を行う上で注意することは？

- 運動療法において、患者の症状や障害を把握して、それらの情報を分析し、治療立案をし、治療結果を確認し、将来の予測をする一連の過程を評価(evaluation)と言います。運動療法では、的確で多角的な評価を行い、正しい評価方法を選択することが重要です。**表1**[2]にPT協会ガイドラインに挙げられている評価項目を示します。

- 評価・治療戦略として、Schenkmanらは①病理学的変化による直接的障害、②神経系による筋骨格系の間接的障害、③複合的原因による障害、④身体能力低下、の4つのカテゴリーにわけて評価することを提唱しています(**表2**)[3]。

- 運動療法を安全に行うことや、的確な評価・治療を実践するためには、非運動症状を必ず確認する必要があります。主なものとして、低血圧や起立性低血圧などの自律神経系の症状や睡眠障害があり、これらの確認は安全な運動療法に必要不可欠です。また、うつ等の精神症状があれば、動作や活動が大きく変化します。認知機能障害があれば、その程度によって運動療法の効果が大きく変化することも臨床では多く経験します。

- PDの薬物治療では、進行期に長期使用に伴うウェアリングオフ現象などの症状が知られていますが、運動療法においては薬効がある、いわゆるオンのときに行うことが勧められます。それは、運動学習という点や、患者の易疲労性に配慮して、エ

表1 ▶ 主な評価指標の推奨グレード

PDの疾患特異的評価指標	推奨グレード
Hoehn & Yahr 重症度分類	B
修正版 Hoehn & Yahr 重症度分類	B
パーキンソン病統一スケール（UPDRS）	A
シュワブ・イングランド日常生活活動スケール	B
パーキンソン病質問票（PDQ-39）	A
自記式パーキンソン病患者障害スケール	B

身体機能に関する評価指標	推奨グレード
歩行速度, 歩幅, 歩行率	A
Berg Balance Scale（BBS）	A
Functional Reach Test（FRT）	A
Timed Up & Go Test（TUG）	A
Falls Efficacy Scale（FES）	A

（文献2より作成）

表2 ▶ PD患者の機能障害と能力低下

障害の種類	機能障害／能力低下
病変による直接的障害	• 筋強剛 • ジスキネジア（振戦） • 無動 • 運動企画 など
間接的障害	• 筋の柔軟性 • 関節可動域 など
複合的な障害	• バランス反応 • 姿勢 • 動作緩慢 など
身体的能力低下	• 歩行 • 発語 • 摂食・嚥下 • 移乗・移動 など

（文献3より作成）

ネルギー効率という点からも説明できます。ただし，生活動作の練習などは，オフ状態の動作能力を考慮することも大切になってきます。

- PDは50～60歳以降での発症が多く，有病率は高齢になるほど増加します。PD患者への運動療法は，常に高齢者に対する運動処方であることに注意する必要があります。

3 代表的な症状に対する特徴と運動療法は？

1) すくみ足

- PDの代表的な症状のひとつに歩行障害があります。すくみ足，小刻み歩行，すり足歩行，加速歩行，歩行速度の低下，歩行速度の変動性の増大など，多くの特徴が挙げられます。
- その中でも，すくみ現象（freezing phenomenon）は，歩行時や両手の回内外運動などで認められ，歩行時に認められるすくみ現象をすくみ足（frozen gait）と言います。
- すくみ足は，歩行開始（start hesitation），方向転換（turning hesitation），狭い場所（narrow space hesitation）や目標物に近づいたとき（destination hesita-

tion）に生じることが多いといった特徴があります。

- すくみ足は筋強剛や寡動など，他のパーキンソン症状と相関していないことが多く，黒質線条体のドパミン系障害のみでは説明することが困難であるとされており，病態生理は不明な部分が多いです。

- また，逆説的（矛盾性）歩行（kinésie paradoxale）が認められることが知られています。たとえば，足元に跨ぐものを示すと歩けるようになったり，平地ですくんでも階段昇降は可能になるなどの現象です。こうした特徴を利用して視覚・聴覚によるフィードバック訓練も試みられています（cueing）。

- 具体的には，杖を跨ぐ，床にテープを貼る，目標物から目をそらす，「1・2・1・2」などの声掛けや暗唱をする，などがあります。L字型の杖などの商品も発売されています。また，後方へ足を引き，その引いた足を前方に踏み出すなどの方法もあります。

- フィードバック訓練以外にも筋力トレーニングやバランス運動がすくみ足に効果がある場合もあります。特に筋力トレーニングは，二次的な障害を防止して，活動低下を予防する観点でも重要です。

- そのほかに，PD患者は二重課題の遂行が困難であるという特徴もあり，歩行障害に対する運動療法中は，会話を避けるなどの工夫も必要です。

2）姿勢異常

- PDの姿勢の特徴としては胸椎上部で前屈する前傾姿勢がみられ，多くは左右どちらかに少し傾く場合が多いです。胸椎下部ないし腰椎で前屈する体幹屈曲（camptocormia）や，体が斜めに傾くPisa徴候と呼ばれる特徴的な姿勢が代表的です。

- 股・膝関節は軽度屈曲，腰椎の生理的前弯の減少と胸腰椎の後弯（体幹の前屈），頸部の前弯と頭部の伸展（下顎をつき出した姿勢）は進行に伴い顕著となります。

- 安定した姿勢を確保するには，空間における身体の重心を狭い支持基底面内（両足で囲まれた面）で管理する必要があります。体幹の重心は床面から身長2/3の高さにあり，生体力学的には，足関節を中心として上方に重心がある逆振子として制御する必要があります。筋骨格系による体重の支持機構と体性感覚入力などに基づいた姿勢調節機構によって形成され，地形などの環境も影響を与えます[4]。

- 異常姿勢に対しても，問題の関連が複雑化していることが多く，原因分析が必要になります。筋や関節に起因するものには，筋力トレーニングやストレッチ等の運動療法が選択されることも多いです。筋力強化としては体幹筋群，股・膝関節伸展筋群，足の背屈筋群を重点的に行うことが効果的だと考えられます。

- また，この症状にも写真や，ビデオ，鏡などを用いるフィードバック訓練が推奨さ

れています。道具がなくても，背中を壁などにつけることで自分の姿勢の自己認識が促され，異常姿勢の改善がみられることも多いです。

- PDの前屈姿勢は，後方への転倒を防ぐための代償反応であるという考えもあります[5]。実際，臨床の場面でも，異常姿勢を強制的に改善させると，バランスの低下がみられ，転倒のリスクが高まることもあるので注意が必要です。

3) 転倒

- PDの転倒は，すくみ足や姿勢反射障害によるものが多く，転倒により骨折などの合併症を併発することで，日常生活動作の大きな障害になることのみならず，医療経済上の負担ともなります。
- 転倒は，認知機能低下やうつなどの非運動症状にも関与しており，日常生活ではズボンを履くなどの更衣動作や排泄動作に関連することが多いです。
- 原因は多種多彩であり，転倒に関連する内的因子としては，合併する骨関節疾患やバランス能力，筋力，睡眠薬などの併用薬に注意が必要です。また，スペースの広さや床面の素材，段差など，環境による外的因子なども関連します。
- 運動療法としては，筋力強化やバランス練習など個々の機能低下に対して行うもの，また更衣などの転倒しやすい動作に対して行う日常生活動作練習で効果が期待されます。また，二重課題を避けるなどの工夫が必要です。

4 太極拳

- 近年，日本でヨガやピラティスに続いて，太極拳をする人が増えています。公益社団法人日本武術太極拳連盟によると，太極拳愛好者は150万人いると言われ，介護施設でも太極拳を取り入れたエクササイズが浸透してきています。太極拳の消費カロリーとしては1時間当たり300～500kcalとウォーキングより高い運動です。
- この太極拳が，PD患者にも，バランス能力や歩行能力の向上，転倒数の減少をもたらすなどの有意な報告がいくつか散見されます。
- Liらは，PD195人を太極拳群，レジスタンストレーニング群（R群），ストレッチ群（S群）の3群にわけ24週間実施したところ，太極拳群がR群・S群よりも最大重心移動・運動の正確さ共に良好であり，二次的な評価指標である転倒回数も太極拳群はS群よりも少なかったとしています[6]。
- また，Hackneyらは週2回，1回1時間20セッションの太極拳のレッスンを受けたPD患者ではBerg Balance Scale（BBS），Timed Up & Go Test（TUG），Tandem Stance Test，6分間歩行距離，後進歩行速度の有意な改善を認めたと報告しています[7]。

◉無作為化比較試験（randomized controlled trial：RCT）のシステマティックレビューにおいて太極拳が効果的であると結論づけているものもあり，有効性が示唆されていますが，研究内容が不十分であるところもみられます。また太極拳が，その国の高齢者にとって一般的であるということが大切と付け加えているものもあります[8)9)]。太極拳にこだわらずゆっくりとした重心移動を伴う全身運動はPDには有効と考えられ，今後のさらなる研究が期待されます。

文 献

1) 「パーキンソン病診療ガイドライン」作成委員会, 編：パーキンソン病診療ガイドライン2018. 日本神経学会, 監. 医学書院, 2018.
2) 公益社団法人日本理学療法士協会：パーキンソン病　理学療法診療ガイドライン. [http://www.japanpt.or.jp/upload/jspt/obj/files/guideline/14_parkinsons_disease.pdf]
3) Schenkman M, et al：Management of individuals with Parkinson's disease：rationale and case studies. Phys Ther. 1989；69(11)：944-55.
4) 長谷公隆：立位姿勢の制御. リハ医. 2006；43(8)：542-53.
5) Bloem BR, et al：Are automatic postural responses in patients with Parkinson's disease abnormal due to their stooped posture? Exp Brain Res. 1999；124(4)：481-8.
6) Li F, et al：Tai Chi and postural stability in patients with Parkinson's disease. N Engl J Med. 2012；366(6)：511-9.
7) Hackney ME, et al：Tai Chi improves balance and mobility in people with Parkinson disease. Gait Posture. 2008；28(3)：456-60.
8) Ćwiękała-Lewis KJ, et al：The effects of Tai Chi on physical function and well-being among persons with Parkinson's Disease：A systematic review. J Bodyw Mov Ther. 2017；21(2)：414-21.
9) Song R, et al：The impact of Tai Chi and Qigong mind-body exercises on motor and non-motor function and quality of life in Parkinson's disease：a systematic review and meta-analysis. Parkinsonism Relat Disord. 2017；41：3-13.

―――― 加藤雅之，林　明人

2章 パーキンソン病の運動療法，作業療法，言語療法，摂食嚥下訓練

Q07 LSVT®BIGとは?

A

- ▶ 米国で考案された，4週間の運動療法である。
- ▶ 1回1時間・週4回・4週間計16回の認定セラピストとの個人訓練と，毎日のホームワークからなる。
- ▶「大きく動く」ことを集中して指導する。
- ▶ 小さい動きに慣れてしまった運動感覚を自己校正することに注目している。
- ▶ LSVT®BIGを患者に実施するためには，PTまたはOTが2日間の認定講習会を受ける必要がある。
- ▶ LSVT®BIG認定講習会は，各国で行われている。
- ▶ 運動機能のみならず，うつや不安尺度の改善も報告されている。

1 LSVT® (Lee Silverman Voice Treatment) とは?

- ○ LSVT®は米国のRamigらが考案した発声発語明瞭度改善目的の訓練法で，1987年よりアリゾナ州スコッツデールにある「Lee Silverman Center for Parkinson's」で初期開発がなされました。1人のパーキンソン病(PD)患者であったLee Silvermanさんの声を聞き取りたい，ということが始まりでした。「声の大きさ」を基本にした集中的な訓練プログラム[1]であり，National Institute on Disability and Rehabilitation Research(NIDRR)で研究が継続され，National Institutes of Health(NIH)助成金による有効性RCT(1990～1995)，波及効果研究RCT(2002～2007)などの実証研究が行われ，言語聴覚療法(speech-language-hearing therapy：ST)領域として高い訓練効果エビデンスレベルが得られています。
- ○ 近年，発声発語への治療効果だけでなく，摂食嚥下障害の改善も報告されはじめています[2]。
- ○ その後，運動療法への応用研究が進み，「運動の大きさ」に集中した訓練法の開発も進められました。そのため，発声訓練を主体とする訓練法をLSVT®LOUD，運動の訓練法をLSVT®BIGと呼んで区別するようになりました。

◉米国では各保険でカバーされ実施されています。

2 LSVT®の方法

◉LSVT®LOUD/BIG共通の方法として，1回1時間・週4回・4週間計16回の認定セラピストとの個人訓練，毎日のホームワークとキャリーオーバー（効果持続）のための練習です。

◉内容としては，①標的は小さくなっている声や動きのみ，②実施方法は集中的な高い努力，③感覚の自己校正：般化（後述），④自信を与える，にまとめられます。

◉LSVT®BIGの内容は，独自に考えられた7項目の「最大日常運動訓練（maximal daily exercises）」と，患者ごとに選定する毎日の動作の課題である「機能的要素課題（functional component tasks）」「階層的課題（hierarchy tasks）」，「大きな歩行（big walking）」を，大きさのみに注目して，指示をし，見本を示し，手を取って示し，励ましながら，集中的に行い，4週間かけて大きい動きを定着させ，4週間の訓練終了後も持続できるようにするものです。

◉PD患者では，正常な大きさの動作が大きすぎると認識されるため，小さい動きを正常と感じて小さい動きを続けてしまう傾向にあります。反復して集中的に大きい動作を行うことによって，運動の大きさの感覚の自己校正を行うことになります。

◉PDの運動症状は生活に直結する障害となるため，1つひとつ細かいアドバイスがなされることが多いですが，「大きさのみに注目」と，指示を単純化することにより，持続しやすくし，結果的に速さやバランスに効果を波及させることを狙っています。

◉運動の内容は，発症早期の患者が十分に行うことができるように考案されていますが，症状が進行しても，実施者は目的と手段を理解して，椅子を使用したり，臥位で行ったり，安全を確保できる内容にアレンジすることも提示されています。病初期など，集中して高い努力で行うには課題が簡単すぎる場合は，同時複数課題を取り入れるなど，課題を難しくして行うことも提示され，PDの全経過で実施しうるとされています。

◉課題が決められた4週間16回では持続できるまでに習得できない場合は，期間を延長すること，間隔を置いて再度定着のために短期間追加することもあります。

3 効果

◉2005年にFarleyらはLSVT®BIGを発表しました[3]。

◉Hoehn & Yahr（HY）重症度分類1～3度のPD患者をLSVT®BIG実施群18人と対照群11人に割り付けた2008年のRCTで，LSVT®BIG実施群は，体幹回旋

運動，歩幅，歩行速度，リーチ速度，歩行での二重課題，Parkinson's Disease Questionnaire (PDQ)-39 スコア，Activities-specific Balance Confidence (ABC) スコアにおいて改善を示しました[4]。

- 2010年，Ebersbach らは，HY 1～3のPD患者を，LSVT®BIG 実施20人，Nordic walking 1時間の訓練を週2回・8週間実施19人，home exercise を1時間指導後自宅でストレッチ・筋トレ・大きな動きの体操を実施19人，の3群にわけて16週後の比較を行いました。Unified Parkinson's Disease Rating Scale (UPDRS)，Timed Up & Go Test (TUG)，10m歩行で改善，PDQ-39は改善なしとの結果を発表しました (図1)[5]。

- 当院の経験でも2010～2013年にLSVT®BIGを実施し退院後6カ月目まで経過を見ることができた31人 (HY 1～3.5) では，10m歩行時間，TUG，Functional Reach Test (FRT) 共に入院時に比較して退院時に有意に改善し，退院時に比較して6カ月後も改善の傾向がありました (図2)[6]。運動練習の定着により，4週間のプログラム終了後も改善の傾向にあることは注目すべきことと考えられます。

- また，Dashtipour らはBeck Depression Inventory (BDI) とBeck Anxiety Inventory (BAI) のうつ・不安スコアが運動機能とともに改善することを示しています[7]。改善したという実感を得ること，集中して，励ましを伴って個人対応がな

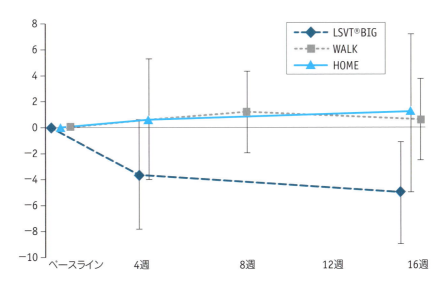

図1 ▶ UPDRS運動評価 (評価の盲検化)，ベースラインからの変化の平均値
LSVT®BIG (20人)
WALK：Nordic walking 1時間の訓練を週2回，8週間 (19人)
HOME：1時間指導後，自宅でストレッチ，筋トレ，大きな動きの体操 (19人)
LSVT®BIGのほうがWALK，HOMEより変化が大きい
$p<0.001$

(文献5より引用)

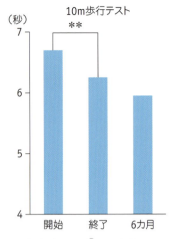 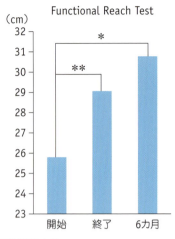 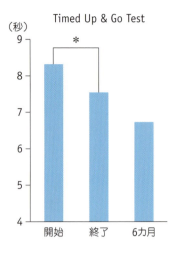

図2 ▶ 当院LSVT®BIG介入による運動機能変化
$n=31$（男性13人，女性18人），平均年齢64.5歳
Hoehn & Yahr重症度分類1〜2.5：22人，3〜3.5：9人
t検定，$*p<0.05$，$**p<0.01$

（文献6より引用）

されることが影響する可能性が考えられますが，今後分析を深めていく必要があると思われます。

4 講習会

- LSVT®は，その治療効果を国際的に維持するためにLSVT Global, Inc（https://www.lsvtglobal.com/）として組織運営され，登録商標化され，50か国以上で訓練セラピストの認定講習を行っています。講師はLSVT Globalより派遣されて行われます。

- LSVT®を施行するためには，LSVT Globalが主催する2日間の認定講習会に参加して認定を取得することが必要です。LSVT®LOUDは言語聴覚士（speech-language-hearing therapist：ST）であることが，LSVT®BIGは理学療法士（physical therapist：PT）または作業療法士（occupational therapist：OT）であることが必要です。

- わが国では2017年までにLSVT®LOUD認定講習会が2009年より6回行われ，認定者約600人，LSVT®BIG認定講習会が2012年より5回行われ，認定者約500人となっています（図3）。

- 認定者はLSVT Globalが管理するLSVT®認定取得臨床家名簿に名前が掲載されています。この名簿は，LSVT®を必要とする世界各国の患者が，自分の身近に存在するPT・OT・STからLSVT®を受けられることを目的としたものですが，英語

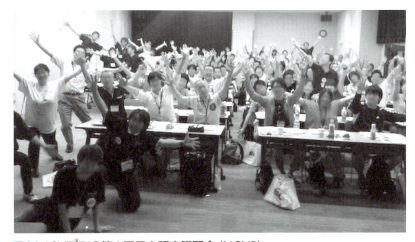

図3 ▶ LSVT®BIG第1回日本認定講習会（NCNP）
2012年7月14・15日に日本で初回のLSVT®BIG認定講習会が開催された。3〜4人に1人のボランティア患者に対する実技指導を含んでいる

サイトであり，実施施設を示すものではないため，現在，わが国の患者が利用することは簡単ではありません。

5 わが国の事情

- これまでわが国で行われている認定講習会について，当院は共催や会場提供で関与しており，受講者からは具体的な実施方法への疑問が寄せられます。患者からは，実施できる施設を探すことに苦慮される声が多く聞かれますが，実施していることを公表している施設は認定者に比較して多くありません。

- 筆者らがわが国のLSVT®BIG/LOUD受講者に対して2016年に行ったアンケート調査では，当時LSVT®BIG各講習会認定者は363人・244施設（所属施設：病院265人，医院・クリニック35人，訪問看護ステーション28人，老人保健施設・ホーム8人，養成校11人，その他16人）でした。回答者21施設のうち，施設としてLSVT®BIGを行っていたのは5施設，受講者が個別に実施していたのは6施設，実施していないのが10施設でした。施設として実施していたのは，PD患者が多く，複数の認定者がいるところでした。

- LSVT®の規定通り行いにくい理由は，セラピスト・患者共に週4回・4週間の時間を確保できない（回復期リハビリテーション病棟のシフト制のため認定スタッフが毎回対応できない，勧めたい患者に仕事がある，外来の回数が確保できない，介護保険のため1対1や通所回数を確保できない）ことでした。患者や医師から有効性の理解を得にくい，自主練習の場所が確保できない，自施設に対象者がいないなど

の意見もありました。ただし，規定通りできないが診療に取り入れている，理論・概念・知識として参考にしている，自主トレーニング指導がしやすく即時効果につながっているなど，内容を役立てているという回答が多くありました。

6 今後の課題

⊙ LSVT Globalの規定する方法を，わが国の健康保険制度・介護保険制度の中で行うことは必ずしも容易ではないことがうかがわれます。内容・頻度・期間が規定されていることや，認定者がマンツーマンで行う必要があることが大きな理由と考えます。

⊙ 筆者が，認定講習会において考案者から受け取ったメッセージとして，習得した運動は「歯磨きと同じ」(習慣化する・やらないと気持ち悪い) というものがあります。PDの運動療法は継続することが課題であるという，臨床での共通の問題点を持って考案されたことに非常に共感しています。認知に対するアプローチであるということ，行動療法的側面を伴っているということが，考案者が直接認定講習を必要とする部分であると考えます。

⊙ LSVT®BIGのわが国での応用が進むことに期待します。

文献

1) Ramig LO, et al:Intensive voice treatment(LSVT®)for patients with Parkinson's disease:a 2 year follow up. J Neurol Neurosurg Psychiatry. 2001;71(4):493-8.
2) Fox C, et al:LSVT LOUD and LSVT BIG:Behavioral Treatment Programs for Speech and Body Movement in Parkinson Disease. Parkinsons Dis. 2012;2012:391946.
3) Farley BG, et al:Training BIG to move faster:the application of the speed-amplitude relation as a rehabilitation strategy for people with Parkinson's disease. Exp Brain Res. 2005;167(3):462-7.
4) Farley BG, et al:Intensive Amplitude-specific Therapeutic Approaches for Parkinson's Disease:Toward a Neuroplasticity-principled Rehabilitation Model. Top Geriatr Rehabil. 2008;24(2):99-114.
5) Ebersbach G, et al:Comparing exercise in Parkinson's disease--the Berlin LSVT®BIG study. Mov Disord. 2010;25(12):1902-8.
6) 小林庸子:進化するパーキンソン病治療 4)リハビリテーション. Prog Med. 2014;34(2):271-6.
7) Dashtipour K, et al:Effect of exercise on motor and nonmotor symptoms of Parkinson's disease. Parkinsons Dis. 2015;2015:586378.

—— 小林庸子

2章 パーキンソン病の運動療法，作業療法，言語療法，摂食嚥下訓練

Q08 歩行障害の特徴とは？

A

▶ 歩行障害はパーキンソン病（PD）の中心症状で，日常生活動作を阻害し，生活の質（QOL）を著しく低下させる。

▶ 歩行障害の特徴は，前傾姿勢，股関節・膝関節の屈曲，すり足，小刻み歩行（歩幅の減少），歩行速度の低下，である。継ぎ足歩行は早期には可能であるが，進行すると難しくなる。歩行率（1分間当たりの歩数）は様々である。

▶ すくみ足は「歩行の開始または歩行中に足底があたかも床面にへばりついたようになって歩けなくなる状態」であり，しばしば治療に難渋する[1]。

▶ 転倒は歩行障害，姿勢反射障害の結果生じ，PDの中期から進行期に多く，最重症になると歩く機会が減るので減少する[2,3]。

1 歩行障害の特徴と鑑別

- 歩行障害の特徴としては，前傾姿勢，股関節・膝関節の屈曲，すり足，小刻み歩行（歩幅の減少），歩行速度の低下などが認められ，歩行中の腕振りは特に重症側で減少します。継ぎ足歩行（一側の足の踵を他方の足のつま先につけるようにして直線上を歩くこと）は早期には可能ですが，進行すると困難になります。歩行率（1分間当たりの歩数）は様々で，進行するとかえって歩調が速くなることがあります（加速）。
- パーキンソン症候群（進行性核上性麻痺，正常圧水頭症，脳血管性パーキンソニズムなど）では，歩隔（左右の踵の間の距離）が大きくワイドベースになることが多く，パーキンソン病（PD）との鑑別に役立ちます。大脳皮質基底核変性症では左右差のある特異な歩行を呈します。
- すくみ足はPD，パーキンソン症候群のどちらでもみられます。

2 すくみ足の病態

- すくみ足の機序は1つではなく，多くの患者ではいくつかの機序の複合で発現していると考えられています（表1）[1]。

- 中枢性ドライブの異常（基底核・補足運動野ループの活動異常）により歩幅が徐々に小さくなる現象はsequence effectと表現され，歩行開始時に内的ドライブが極度に不足すると1歩も足が出ずstart hesitationとなります[4]。

- 歩行のような熟達した運動は自動的（automatic）に行われますが，PDでは大脳基底核−補足運動野ループ（あるいは前頭葉−線条体ループ）の機能不全により自動性が障害され，前部帯状回，背外側前頭前野が関与する意識下の随意運動系に頼らざるをえなくなっています[5]。

- PDでは自動的な運動遂行に大脳のより広い領域を使わねばならず，二重課題で歩行が破綻し，すくみ足が出現する可能性があります[5]。

- 歩行パターン形成異常（上位脳から脊髄への下行性入力の異常）により，1歩1歩のストライドまたは歩幅の変動が大きく，リズム不整がすくみ足発現の一要因と言われています。両側下肢の協調や歩行の左右差もすくみ足に関連している可能性があります。

表1 ▶ すくみ足の機序

大脳基底核−補足運動野ループの機能不全
sequence effect（徐々に歩幅が小さくなって，すくみ足となる） 自動性（automaticity）の異常
上位脳から脊髄への下行性入力不全
ストライド変動増加，左右差 歩行サイクルの協調性異常 sequence effect？
リズム形成障害：前頭葉・大脳基底核？
リズムの加速（hastening）
先行姿勢制御（anticipatory postural adjustment）の障害
姿勢異常・姿勢反射障害
片足に重心移動しないと一歩が踏み出せない
知覚認識処理過程の異常
狭いところで足が出ない 腰掛けようと椅子に近づくと足が出ず手が出てしまう
注意・遂行機能障害
セットの変換（行うべき動作を柔軟に変換する），問題解決能力，二重課題が困難

（文献1より改変）

- リズム形成障害とは，たとえば1Hzぐらいのゆっくりした運動をしようと思っても，それがどんどん速くなったり，急に4～5Hzに収束してしまう現象です[6]。
- 静止立位から1歩を出すにはステップの前に重心を片方の脚に移動させ，かつ前方に移動しなければなりません［先行姿勢制御または予期的姿勢調節（anticipatory postural adjustment：APA）］。APAが障害されると体重移動と歩行のカップリングが崩れ，すくみ足の原因となります[7]。
- ドアや狭いところを通りぬけようとするときにすくみ足が出現しやすいことは有名ですが，これは歩きながらの視覚情報の処理プロセスに問題があるのではないかと言われています。
- 前頭葉機能（注意・遂行機能）とすくみ足との関連も指摘されています。

3 抗PD薬の効果と歩行障害・すくみ足

- すくみ足は薬効がないオフ時にみられることが圧倒的に多いです。
- 注意すべき点は，オン時・オフ時というのは相対的な面を持っていることです。図1に薬効の日内変動（ウェアリングオフ），重症度とすくみ足の関係を示します。無動が強い場合，完全無動型となりやすく，ある程度動ける状態では膝のふるえ（trembling）を伴う通常のすくみ足がみられます。Dのパターンではオン時でもすくみ足がみられています。
- 稀にオン時のみ，すくみ足が強く出現する場合があります（Eのパターン）。ジスキネジア（L-dopa induced dyskinesia：LID）がすくみ足の悪化に何らかの影響を及ぼしている可能性もあります。

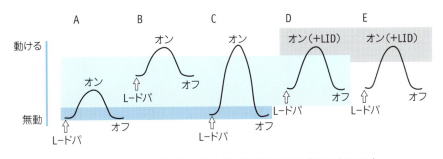

図1 ▶ ウェアリングオフとすくみ足の関係

4 すくみ足診療のコツ

- 診察室ですくみ足を観察することはしばしば難しいので，すくみ足を観察するためには以下の手段を用いるとよいでしょう。
  ①180°のターンのみならず，360°の方向転換をさせる。
  ②狭い場所をつくって通過してもらう。
  ③歩きながら計算（100から7ずつ引くなど）をしたり，お盆を持ち，その上に水の入ったコップを乗せて歩いてもらうなどの二重課題を負荷する。
  ④可能であれば家族に家庭環境での歩行ビデオを撮ってもらう[1]。
- 筆者らは，患者に加速度計を内蔵した携帯歩行計を装着して日常生活を送ってもらい，後日解析してすくみ足指数（freezing index）を算出する試みを行っています[1]。
- 新しいすくみ足質問票（new freezing of gait questionnaire）も公表されています[8]。

5 転倒の機序

- 転倒は病気の進行とともに増加しますが，Hoehn & Yahr（HY）重症度分類3～4度が多く，5度になると歩行機会が少なくなるため減少します（図2）[2]。シドニーの研究ではPDの治療開始後20年経過をみると，87%が転倒を，81%がすくみ足を，骨折も35%の患者が経験しています。
- 近年，PDにおける転倒に関する前方視的研究が多数報告され，それらによると6～12ヵ月間の新規転倒発生率は40～70%です。将来の転倒予測因子としては表2[3)9)10)]に示すものがあります。

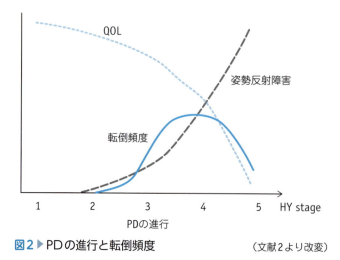

図2 ▶ PDの進行と転倒頻度　　　　　　　　　　　　（文献2より改変）

表2 ▶ 転倒の予測因子と原因動作

予測因子	前年の転倒既往 パーキンソン病の重症度 すくみ足 バランス異常 認知症 注意力障害 転倒の恐怖
原因動作	すくみ足，後方突進 躓き リーチ動作 移乗 立位での動作中（洗面・着替えなど）

（文献3，9，10より引用）

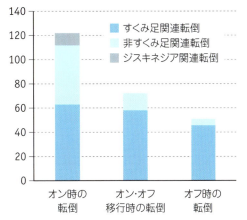

図3 ▶ 転倒発生時の薬効状態と転倒原因の関係
（文献10より改変）

- PDの転倒は屋内で起こることが多く，原因がわかっているものでは表2に記した原因動作が挙げられます[3)9)10)]。
- 転倒はある程度薬の効いている時間帯に多く，進行期PD患者（36例）を6カ月間前方視的に追跡した結果では，オン時の転倒回数のうち半数はすくみ足によって生じ，あとの半数弱はすくみ足以外の原因でした[10)]。一方，オフ時の転倒はほとんどすくみ足によるものでした[10)]。オン・オフ移行時の転倒はその中間でした。ジスキネジアが原因の転倒はオン時の転倒の6%であり，比較的少数です（図3）[10)]。

6 歩行障害，すくみ足の治療

- 図4に歩行障害・すくみ足の治療アルゴリズムを示します[1)]。
- オン時にみられるすくみ足は大きく2つにわけられ，1つはすくみ足に対してドパミン作動性治療が不足している場合で，オン時のみならずオフ時にもすくみ足がみられます。真のオン時のみのすくみ足はL-ドパを減量することで一時的に軽減しても，その他の症状が悪化して調整に苦労するのが難しいところです[1)]。
- すくみ足は薬物療法，外科的療法に抵抗性のことが多いので，図4[1)]の右上に記したように様々な工夫が必要になります。歩行パターン変化には，片足を1歩後ろに引いてから歩き出す，膝を高くあげて歩く，体重を片足に乗せることを意識する，踵から足をつく，方向転換のときには少しだけ弧を描くようにまわるなどが有用です[1)]。
- 今後，ウェアラブルセンサーとAIを駆使した共創（co-creation）的キューの開発も進むと思います。

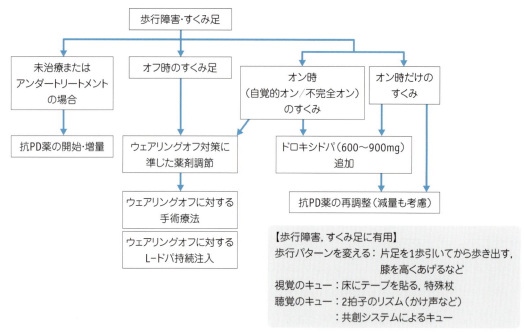

図4 ▶ 歩行障害・すくみ足の治療アルゴリズム　　　　　　　　　　　　　　　　　　　　　　　　（文献1より引用）

文献

1) Okuma Y：Practical approach to freezing of gait in Parkinson's disease. Pract Neurol. 2014；14(4)：222-30.
2) Bloem BR, et al：Postural instability and falls in Parkinson's disease. Adv Neurol. 2001；87：209-23.
3) Okuma Y：Freezing of gait and falls in Parkinson's disease. J Parkinsons Dis. 2014；4(2)：255-60.
4) Iansek R, et al：The sequence effect and gait festination in Parkinson disease：contributors to freezing of gait? Mov Disord. 2006；21(9)：1419-24.
5) Hallet M：The intrinsic and extrinsic aspects of freezing of gait. Mov Disord. 2008；23 Suppl 2：S439-43.
6) Nakamura R, et al：Arrhythmokinesia in parkinsonism. Advances in Parkinsonism. Birkmayer W, et al, ed. Roche, 1976, p258-68.
7) Jacobs JV, et al：Knee trembling during freezing of gait represents multiple anticipatory postural adjustments. Exp Neurol. 2009；215(2)：334-41.
8) Nieuwboer A, et al：Reliability of the new freezing of gait questionnaire：agreement between patients with Parkinson's disease and their carers. Gait Posture. 2009；30(4)：459-63.
9) Ashburn A, et al：The circumstances of falls among people with Parkinson's disease and the use of Falls Diaries to facilitate reporting. Disabil Rehabil. 2008；30(16)：1205-12.
10) Okuma Y, et al：A prospective study of falls in relation to freezing of gait and response fluctuations in Parkinson's disease. Parkinsonism Relat Disord. 2018；46：30-5.

　　大熊泰之

2章 パーキンソン病の運動療法，作業療法，言語療法，摂食嚥下訓練

Q09 トレッドミルを用いたリハビリテーションとは？

A
- ▶ トレッドミルを用いて，歩行速度，体重免荷，傾斜などを設定して行う課題指向型の歩行練習である。
- ▶ Hoehn & Yahr（HY）重症度分類1〜3度の比較的軽症の患者に対する歩行速度の改善効果がある。
- ▶ トレッドミルベルトに，はしご状の視覚的キューをマークすることで，小刻み歩行やすくみ足歩行が改善する。
- ▶ 脊髄の中枢パターン生成器（CPG）の賦活や補足運動野・運動前野の活動変化などが練習効果の機序として考えられる。

1 はじめに―パーキンソン病（PD）の歩行障害の特性

- PDの歩行障害は片麻痺とは異なり，歩行運動プログラムの障害に起因することが大きな特徴です。
- 症状としては，前屈み姿勢，歩幅の減少（小刻み歩行），加速歩行や突進現象が挙げられますが，さらにすくみ足歩行に代表されるような歩行運動の開始や継続，段差や路面の状況，人とのすれ違いなどの刻々と変化する外部環境に対する適応的な歩行制御に問題を生じます。
- 外乱〔物理的（不安定な平面に立つ，人とぶつかるなど），視覚的（前から人が来るなど）などの姿勢保持を妨げる外的要因〕に反応した立位での姿勢制御の障害，体幹の固縮や関節可動域の制限による立位安定性の範囲の低下なども歩行障害の要因となります。
- 進行性であること，日内および日差変動があることやドパミン作働性神経伝達に関連して報酬系の賦活が運動遂行に影響することなどの疾患特性も歩行障害に影響を与えます。

Q09 トレッドミルを用いたリハビリテーションとは？ 53

2 トレッドミルを用いた歩行練習の目的

- トレッドミルを用いた歩行練習の目的は，もちろん歩行機能の改善です。

- その歩行練習の利点として，歩行練習量が確実に確保されること，通常の歩行よりも速い速度や長い歩幅での練習が可能になること，トレッドミル速度を調整することにより歩行周期を変化させるなどの応用練習ができることなどが挙げられます。

- 日常生活での移動では刻々と変化する外部環境に対応した歩行制御が求められるため，理学療法における基本動作の練習と組み合わせることも必要となります。

3 トレッドミル歩行練習に関する報告

- 2015年に，筆者らによる2000年の世界初報告[1][2]などを含む18の研究報告（患者663例）のシステマティックレビューが発表されました（表1）[3]。

- 上記の18の報告における対象患者663例の年齢は58～74歳で，HY 1～3です。HY 4～5の患者に対してのまとまった報告はありません。筆者らの経験では，HY 4の患者はトレッドミル練習には適応できる場合もありますが，平地歩行に戻ったときの残存効果がみられません。

- 練習方法の設定に関しては，トレッドミル速度設定，体重免荷（body weight support：BWS）やトレッドミル傾斜などの併用が主な要素です。速度に関しては定常速度で行う，速度を漸増させる（speed increment），最大速度で行う（speed-dependent）もの等が検証されています。BWSを併用した研究は少なく，BWSありとなしで比較した研究はありません。トレッドミル傾斜に関しても同様です。

- 練習効果に関しては，歩行速度改善にエビデンスがあります（図1）[3]。トレッドミル歩行練習群と対照群の比較（17研究，$n = 510$）では，群間の平均差が0.09m/s（95% CI 0.03-0.14；$p = 0.001$）でした。うち対照群をトレッドミル以外の歩行練習群とした比較（14研究，$n = 434$）では，群間の平均差が0.07m/s（95% CI 0.03-0.12；$p = 0.001$）でした。

- 歩幅に関しては，トレッドミル歩行練習群と対照群の比較（10研究，$n = 333$）では，群間の平均差が0.05m（95% CI 0.01-0.09；$p = 0.01$）でした。うち対照群をトレッドミル以外の歩行練習群とした比較（9研究，$n = 315$）では，群間の平均差が0.04m（95% CI 0.00-0.09；$p = 0.05$）でした。

- 歩行距離に関しては10研究，416症例で検討されていましたが，介入群と対照群に有意差はみられませんでした。ケイデンス（歩行率）に関しても10研究，336症例で検討されていましたが，有意差はありませんでした。

表1 ▶ PDに対するトレッドミル歩行練習に関する無作為化比較試験（RCT）

著　者	年	患者数	介入量	介入群	対照群
Miyai	2000	10	45min×3／wk for 4wks	treadmill training with BWS	conventional physiotherapy
Miyai	2002	24	45min×3／wk for 4wks	treadmill training with BWS	conventional physiotherapy
Pohl	2003	17	30min×1	treadmill training with/without incremental speed without incremental speed	physiotherapy or resting in a chair
Protas	2005	18	30min×8／wk for 4wks	treadmill walking and steppinng	no training
Cakit	2007	54	8wks	treadmill training incremental speed	unclear
Fisher	2008	30	45min×3／wk for 8wks	treadmill training with BWS	general physiotherapy or 1hr education
Kurtais	2008	30	40min ×3／wk for 6wks	treadmill training	unclear
Frazzitta	2009	40	20min×7／wk for 4wks	treadmill training with visual／auditory cues	traditional rehabilitation with visual／auditory cues
Yang	2010	33	30min×3／wk for 4wks	downhill treadmill training	conventional therapy
Chaiwanichsiri	2011	30	60min ×3／wk for 4 wks	treadmill training with/without music cues	home walking
Canning	2012	20	30～40min×4／wk for 6wks	home based treadmill walking	usual care
Carda	2012	30	40min×3／wk for 4wks	treadmill training	robot gait training
Bello	2013	22	24min×3／wk for 5wks	treadmill training	overground gait training
Nadeau	2013	93	60min×3／wk for 24wks	treadmill training incremental speed with/without incremental inclination	low intensity seated exercise
Picelli	2013	60	45min×3／wk for 4wks	treadmill training with/without music cues	robotic gait training or physical therapy
Sale	2013	20	45min×5／wk for 6wks	treadmill training	robot-assisted gait training
Shulman	2013	80	50 or 30min×3／wk for 12wks	treadmill training	stretching and resistance training
Harro	2014	22	30min×3／wk for 6wks	speed dependent treadmill training	rhythmic auditory-cueing in small groups

（文献3より作成）

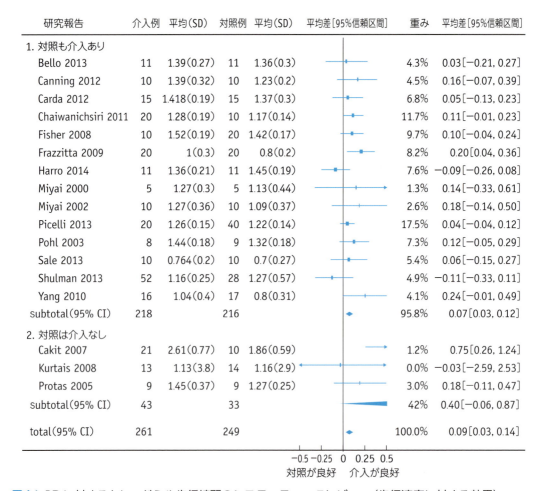

図1 ▶ PDに対するトレッドミル歩行練習のシステマティックレビュー（歩行速度に対する効果）
（文献3より改変）

- 患者の受容に関しては，脱落率に対照との差はなく，有害事象の報告もありませんでした．
- トレッドミル速度を漸増するプログラムでは，群間の平均差が0.08m/s（95% CI 0.02-0.14；$p=0.009$）でした．また速度を一定に設定するプログラムでも，群間の平均差が0.12m/s（95% CI 0.02-0.22；$p=0.02$）と有意でした．
- BWSの併用効果に関する検証はなされていませんが，筆者らの経験では，トレッドミル歩行練習開始時に20％前後のBWSを併用すると導入がスムーズにいく症例があります．

4 トレッドミル歩行練習の有効性の機序

- PDの歩行運動プログラムでは，脊髄における中枢パターン生成器（central pattern generator：CPG）はおおむね保たれている一方，大脳基底核ループにおける歩行制御に問題があると考えられます．特に歩行開始の内部キューの障害が指摘され，補足運動野の活動低下や外部キュー導入時の運動前野の活動上昇が報告されています（図2）[4]．
- トレッドミル歩行練習においては，内部キューとしての歩行開始のトリガーが不要であること，一定速度であれば歩行リズム形成のエフォートが不要であることから，トレッドミル歩行自体を外部キューととらえることもできるかもしれません．
- 脳卒中による片麻痺患者のトレッドミル歩行時には，体重免荷が感覚運動野活動の対称性の改善や感覚運動野の活動量減少をもたらします．体重免荷は歩行開始や維持に対する皮質制御の負荷を少なくする可能性もあります[5)6)]．

5 トレッドミル歩行練習の限界と今後の課題

- 研究によりトレッドミル速度の設定方法，BWS併用の有無，練習頻度や期間（表1[3)]参照）などが様々で，標準的なプログラムが定まっていないことが大きな課題です．
- より重度なPD患者への適応に関しても検討の余地があります．

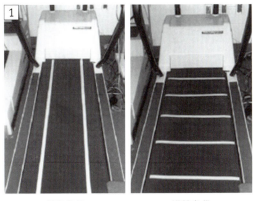

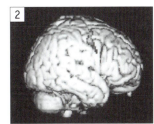
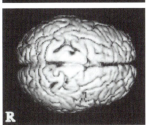
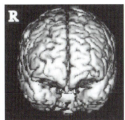

Z＞1.96

図2 ▶ PD患者のトレッドミル歩行時の脳活動（カラー口絵参照）
1：トレッドミル上にテープで縦線条件と横線条件のマーク（視覚的キュー）が示されている
2：PD患者では，横線条件では縦線条件と比べて右外側運動前野での脳活動が上昇している
（PD患者の横線条件＞縦線条件）－（健常者の横線条件＞縦線条件）

（文献4より改変）

◉転帰指標としては歩行速度が中心ですが，すくみ足や転倒など，より生活に影響がある事象に対する効果の検証，Unified Parkinson's Disease Rating Scale (UPDRS) を用いた，より全般的なPDの機能転帰，フィットネスなど神経系以外に対する効果，QOLや患者満足度，介入の繰り返しの意義を含めた長期予後に及ぼす影響，経済効果などの検証も今後の課題です。

◉有害事象の報告はありませんが，心血管系の合併症を有する患者や自律神経症状を呈する患者においては，脈拍や心電図のモニタリングが推奨されます。

文 献

1) Miyai I, et al：Long-term effect of body weight-supported treadmill training in Parkinson's disease：a randomized controlled trial. Arch Phys Med Rehabil. 2002；83(10)：1370-3.

2) Miyai I, et al：Treadmill training with body weight support：its effect on Parkinson's disease. Arch Phys Med Rehabil. 2000；81(7)：849-52.

3) Mehrholz J, et al：Treadmill training for patients with Parkinson's disease. Cochrane Database Syst Rev. 2015；(8)：CD007830.

4) Hanakawa T, et al：Enhanced lateral premotor activity during paradoxical gait in Parkinson's disease. Ann Neurol. 1999；45(3)：329-36.

5) Miyai I：Locomotor training with partial body weight support in patients with Parkinson's disease and stroke：its efficacy and neural mechanisms. Geriatrics & Gerontology International. 2004；4(S1)：S205-6.

6) Miyai I, et al：Effect of body weight support on cortical activation during gait in patients with stroke. Exp Brain Res. 2006；169(1)：85-91.

宮井一郎

2章 パーキンソン病の運動療法，作業療法，言語療法，摂食嚥下訓練

Q10 携帯歩行分析とは?

▶ 歩行障害をきたすパーキンソン病（PD）において，携帯歩行計での歩行計測は客観的な歩行評価となりうる。

▶ 携帯歩行計は10m歩行など診察室での一時的な歩行評価（短時間での評価）のみならず，3日間の持続した歩行計測（長時間の評価）が可能なため，日内変動や家庭での活動性の評価としても有用である。

▶ 携帯歩行計の結果から，持続計測時に歩行率を歩行リズムと関連させることで，すくみ足の出現時間が抽出できる可能性がある。

▶ 就寝中も携帯歩行計を装着することで，夜間のトイレ回数も観察できる。

1 パーキンソン病（PD）における携帯歩行計の利用法

- PDでは，病期が進むにつれ様々な運動障害が出現し，特に歩行障害は日常生活動作（activities of daily living：ADL）を低下させる原因となります。
- PDの歩行障害の代表例として，すくみ足歩行，小刻み歩行，前傾姿勢，腕振りの減少などが挙げられます。また，歩きはじめなど随意運動の開始に時間がかかり，歩行がすり足になることも歩行速度を低下させ，動作緩慢の原因となります。
- 抗PD薬の作用時間や，オン・オフ症状など，1日のうちでも歩行状態は変動することから，経時的な歩行記録はPD患者の動作の客観的な評価となりえます。

2 携帯歩行計とは？

- 携帯歩行計（portable gait rhythmogram：PGR）はサイズが7.5×5.0×2.0cm，重さが120gの加速度センサーが内蔵されているデバイスです（図1-1）。動作に応じた三次元の加速度測定が可能であり，様々な歩行解析に応用されています。我々はLSIメディエンス社製の携帯歩行計（商品名：歩行分析計MG-M1110）を用いて測定を行っています。

- 携帯歩行計では歩行速度，加速度(acceleration)，歩幅，歩行率(cadence)，携帯歩行計が描く軌道を侵襲なく測定することができます．10m歩行など短時間の計測では歩行の詳細を分析でき，長時間の計測では日内変動などの歩行の変動をとらえることができます．
- 診察室では，普段，家で過ごしているときと比べて症状が良くなることが多く，アンケート調査では客観性に欠けることがPDの歩行の評価を困難にしていますが，携帯歩行計を用いることで，表1に示したように，簡便で，より客観的な評価が可能となります．
- また，携帯歩行計はPD以外でも脳血管障害，変性疾患，運動器疾患など，歩行障害を呈する疾患での歩行を解析・評価することで，臨床でも幅広く活用できます．

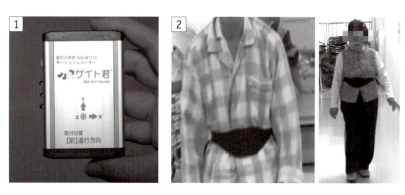

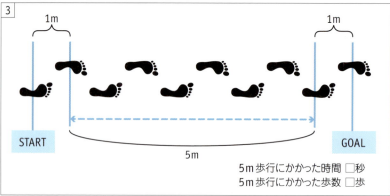

図1 ▶ 歩行計での計測
1：携帯歩行計
2：ポケットつきベルトで体幹部に装着
3：5m歩行評価

（林ら，未発表）

表1 ▶ 携帯歩行計を用いた歩行分析とは？

	診察室	アンケート調査	携帯歩行計による解析
歩行速度	○	×	○
歩幅	○	×	○
歩行率	○	×	○
歩行加速度	×	×	○
携帯歩行計の軌道	×	×	○
簡便さ	○	○	○
1日の変化	×	○	○
すくみ足の自動分析	×	△	○

3 実際の測定方法

◉ 携帯歩行計の装着にはポケットつきのベルトを使用し，携帯歩行計が臍の高さ，腹部中央に密着するように巻きつけ装着します（図1-2）。

◉ 診察室では，通常の速度での歩行を指示し，10m歩行（5m往復）を行い，被験者の歩行の目安として観察しておきます（短時間での評価）。

◉ 携帯歩行計では最大3日間の持続測定が可能であるため，被験者には診察室で携帯歩行計を装着したまま帰宅してもらい，自宅でも入浴時以外は装着し，就寝中も臥位で装着したままとし，3日後に携帯歩行計を回収し，解析しています（長時間での評価）。

◉ また，服薬時間，入浴時間，トイレ回数や転倒してしまった場合には，そうしたエピソードなどを可能な限りPD症状日誌に記載してもらうことで，携帯歩行計の解析結果と照合でき，1日の活動を評価することができます。

4 携帯歩行計で測定できる評価項目（5mで計算した場合）（図1-3）

◉ 以下の評価項目により測定します。

①歩行速度（m/min）＝5m×（60/5mの所要時間 ●sec）

②歩行加速度（m/sec²）

③歩幅（cm）＝500cm/歩数

④歩行率（steps/min）＝歩数×（60/5mの所要時間 ●sec）

⑤携帯歩行計が描く軌道

携帯歩行計が描く軌道

- 左右方向をX軸，上下方向をY軸，前後方向をZ軸とし，三次元での評価を行いました。
- XY平面（冠状面）での左右方向の移動では，左方向への移動を＋，右方向への移動を－と設定しました（図2-1）。同様にYZ平面（矢状面）での上下方向の移動では上方向への移動を＋，下方向への移動を－とし（図2-2），XZ平面（水平面）での前後方向への移動では前方向への移動を＋，後方向への移動を－としました（図2-3）。
- 図2に示すように左立脚をグレー，右立脚をブルーで表示しました。

5 健常者における携帯歩行計解析結果の実例紹介

- まず健常者の歩行の特徴を図2に示します。
- 健常者は冠状面，水平面における歩行計の軌道が左右対称で，軌道がクロスし，8

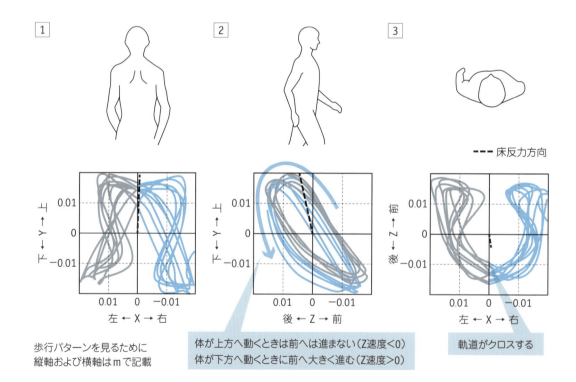

図2 ▶ 健常者の歩行の特徴（10m歩行における短時間評価）
冠状面（①），水平面（③）における歩行計の軌道が左右対称で，軌道がクロスし，8の字様の軌道を描く．すなわち，冠状面では上下方向および左右方向における，携帯歩行計をつけた体幹部の揺れ幅に左右差がなく，ほぼ左右対称になることを示す．同様に，水平面においても前後方向および左右方向における，携帯歩行計の軌道もほぼ左右対称になるまた，矢状面（②）での観察では反時計回りで右下がりの楕円形の軌道を描いた

の字様の軌道を描きました．すなわち，冠状面（図2-1）では上下方向および左右方向における，携帯歩行計をつけた体幹部の揺れ幅に左右差がなく，ほぼ左右対称になることを示しています．
- 同様に，水平面（図2-3）においても前後方向および左右方向における，携帯歩行計をつけた体幹部の揺れ幅に左右差がなく，ほぼ左右対称になることを示しています．
- 矢状面（図2-2）での観察では反時計回りで右下がりの楕円形の軌道を描きます．

6 PD患者における携帯歩行計解析結果の実例紹介

- 患者の病期やオン・オフの状態によって異なりますが，歩行障害が出現している患者においては歩行速度，加速度が低下しており，携帯歩行計の描く軌道は上下（矢状面）・前後（水平面）の揺れに比較して，左右（冠状面）の揺れが大きく観察されるケースが多くみられました（図3）．

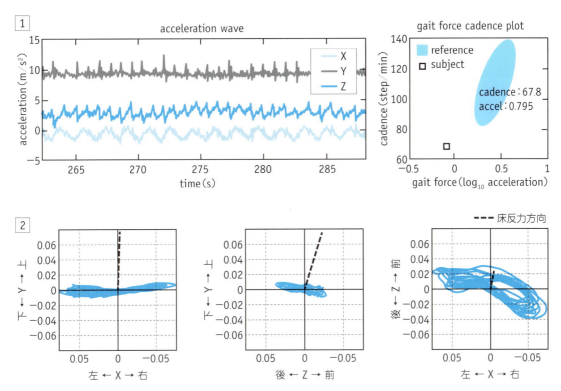

図3 ▶ PD患者の歩行の特徴（10m歩行における短時間評価）
1：携帯歩行計で測定された歩行加速度
2：携帯歩行計の描く軌道
患者の病期やオン・オフの状態によって異なるが，歩行障害が出現している患者においては歩行速度，加速度（acceleration）が低下しており，携帯歩行計の描く軌道は上下（矢状面）・前後（水平面）の揺れに比較して，左右〔XY平面（冠状面）〕の揺れが大きく観察されるケースが多かった．加速度の変化は歩行の力強さ（gait force）の指標になる

（林ら，未発表）

- 携帯歩行計は10m歩行など診察室での一時的な記録のみでなく，1日から最大3日間の歩行記録が可能であることから，家庭での生活に関しても観察しました。加速度の変化は歩行の力強さの指標となるため，歩行時に音楽などの刺激が入ると加速度が増加することも観察されています[1]。

- これまでの研究からPDのすくみ足は3〜8Hzに収束することがわかってきています[2]。

- 歩行率（cadence）の変動に注目すると，歩行の異常は鋭敏に検出されます[3]。歩行率が増加しているときに同時に歩行加速度が低下していれば，小刻み歩行を呈していると考えられます[4]。すくみ足の周波数を，3Hz×60sec＝180steps/minとして，我々は歩行率180（steps/min）以上をすくみ足として検出しました。

- 図4にPD患者（PD1）の3日間の計測結果を示します。上段から1日目，2日目，3日目の記録となります。

- 歩行率をグレーのプロットで表しており，歩行率が180（steps/min）を超えた時間にブルーの縦線を引いています。1日の積算歩数および，すくみ回数が検出でき，すくみ回数を積算歩数で割った数値を，すくみ頻度として記載しています。22：00〜7：00の区間を見ると歩行を行っていることから，夜間トイレに何回も起きていることがわかります。

- 図5-1にPD患者（PD2-1）の1日の計測結果を示します。PDでは歩行率が180（steps/min）を超えた時間はありませんが，PD1同様に夜間に何度もトイレに行っていることが観察されます。

- また，図5-2にはPD2-2として，PD2-1の同一患者における4年後の記録の1日の計測結果を示します。1日の積算歩数が8,000歩以上あったものが，病期が進行し，1日における積算歩数が3,000歩程度に減少し，すくみ足も観察されるようになっています。

- 携帯歩行計は10m歩行などの一時的な記録に有用なばかりでなく，1〜3日間の観察を行うことでPD患者のADL低下の原因となるすくみ足の検出や，夜間のトイレ回数についての評価にもつながり，治療の一助となります。また同一患者を数年にわたり観察することで，経時的な歩行評価にもなるため，病期が進行した際の内服治療や外科的治療など，治療計画を立てる指標になりうると考えられます。

7 今後の携帯歩行計活用の展望

- 携帯歩行計では，歩行率あるいは歩行リズムの自動分析が可能であることから，歩行率の変化の推移に注目することで，すくみ足のイベントをとらえることが可能となります。これを1〜3日間で記録し，24時間の積算歩数やすくみ回数を検出する

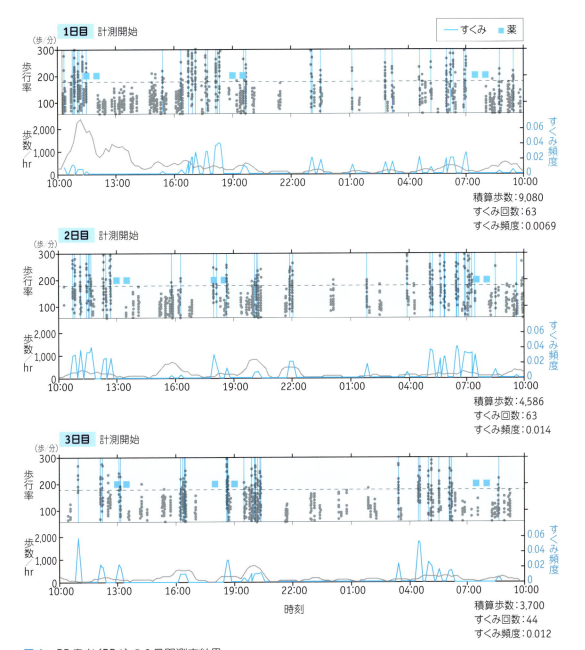

図4 ▶ PD患者（PD1）の3日間測定結果

ことで，客観的なすくみ足の重症度の評価方法として利用することができます。
- すくみ足は一般にPDの進行期になってから目立つようになりますが，音刺激や視覚的指標などの外部刺激（external cue）により，すくみ足が改善することがあり，矛盾性運動（kinésie paradoxale）と呼ばれます[5]。携帯歩行計装着下に，音楽の刺激に合わせて歩行をする音楽療法では，その加速度変化から力強く歩けていることも観察され，リハビリテーションの効果を実感できる材料となります。

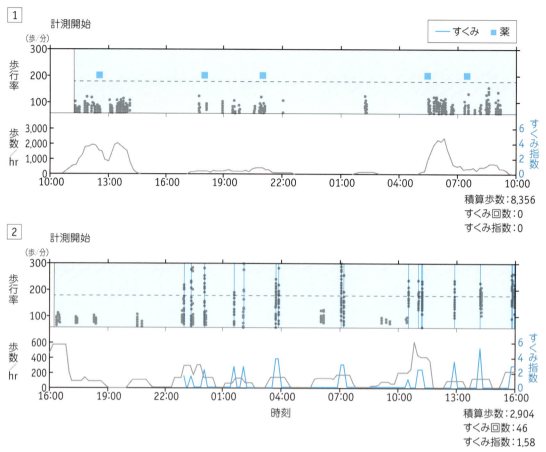

図5 ▶ PD患者(PD2)の1日の測定結果
1：PD2-1。1日測定結果
2：PD2-2。同一患者の4年後の1日測定結果
PD2-2では内服時間の詳細不明

- 携帯歩行計を用いることで，今まで患者が記載した症状日誌に頼っていた病状を，経時的かつ客観的に評価することができるようになりました。このことは，薬効やリハビリ，脳深部刺激療法(deep brain stimulation：DBS)などの手術効果の明白な効果判定につながると考えられます。

文献

1) 林　明人：パーキンソン病の最新リハビリ療法：日在宅医会誌. 2016；17(2)：173-6.
2) Nutt JG, et al：Freezing of gait：moving forward on a mysterious clinical phenomenon. Lancet Neurol. 2011；10(8)：734-44.
3) 三苫　博：パーキンソン病歩行障害の新たな側面：携帯歩行計を用いた検討. Fronti Parkinson Dis. 2013；6(2)：90-3.
4) 内海裕也, 他：歩行検査. Mod Physician. 2013；33(5)：638-42.
5) 赫　寛雄, 他：パーキンソニズムの歩行障害の鑑別. MED REHABIL. 2016；196：20-4.

——見川彩子，林　明人

2章 パーキンソン病の運動療法，作業療法，言語療法，摂食嚥下訓練

Q11 首下がりの病態とは？

- ▶ 首下がりの病態には，頸部を挙上する後頸筋群の筋力低下と，頸部を前屈する前頸筋群の筋緊張亢進がある。
- ▶ パーキンソン病（PD）では，胸鎖乳突筋や前斜角筋など頸部を前屈させる前頸筋群の筋伸張反射の亢進が一次的な原因と考えられ，重力によって頸部が前傾しきった結果，前頸筋群の筋緊張は消失し，二次的に肩甲挙筋や，僧帽筋などの後頸筋群の筋緊張が亢進する。
- ▶ 二次的に後頸筋群の炎症性筋炎を合併することもある。
- ▶ 治療としては抗PD薬の調整，安静，リハビリテーションが基本であるが，一部の症例では，リドカイン筋注，脳深部刺激療法，ステロイド治療などが検討されることがある。

1 首下がりとは？

- 首下がり［dropped head syndrome（DHS）またはhead drop］は，坐位または立位で頸部が前屈した状態になる症候群です[1]。
- Suarezらが後頸筋群の筋力低下によって首が下がる状態を指して，DHSという用語を最初に使用しましたが，現在ではパーキンソニズムなどに伴う前頸筋群の筋緊張亢進によるものも含めて，首が下がった状態となる症状全般を指すと理解されています[2,3]。

2 首下がりの原因とは？

- 首を支持する筋肉には，胸鎖乳突筋や前斜角筋などの前頸筋群と，板状筋，僧帽筋，肩甲挙筋などの後頸筋群があります[4]（図1）。
- 首下がりの原因疾患には，頸部を挙上する後頸筋群の筋力低下を呈する疾患と，頸部を前屈する前頸筋群の筋緊張亢進をきたす疾患があります[5]（表1）。

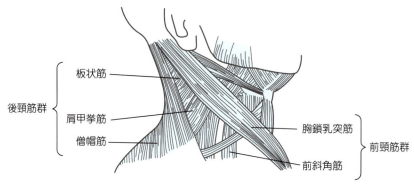

図1 ▶ 頸部の主な筋

表1 ▶ 機序による首下がりの原因疾患の分類

A. 後頸筋群の筋力低下に伴う首下がり
・筋疾患 　・多発筋炎／皮膚筋炎，封入体筋炎 　・筋緊張型ジストロフィー，顔面肩甲上腕型筋ジストロフィー 　・ミトコンドリア脳筋症 　・先天性ミオパチー ・代謝性：甲状腺機能低下症／亢進症，副甲状腺機能低下症，クッシング症候群，ポンペ病，カルニチン欠乏症 ・薬剤性：ステロイド，DPP-4阻害薬，ジドブジン，ビンクリスチン，キノロン系抗菌薬，コルヒチン，甘草，ボツリヌス毒素 ・周期性四肢麻痺 ・放射線性 ・isolated neck extensor myopathy ・神経筋接合部疾患 ・重症筋無力症，ランバート・イートン症候群 ・末梢神経障害 ・多発神経炎，ギラン・バレー症候群，慢性炎症性多発神経根炎など ・頸椎症 ・ポリオ後症候群 ・運動ニューロン病 ・筋萎縮性側索硬化症
B. 前頸筋群の筋緊張亢進に伴う首下がり
・神経変性疾患 ・多系統萎縮症 ・パーキンソン病 ・レビー小体型認知症 ・進行性核上性麻痺 ・ハンチントン病 ・有棘赤血球舞踏病 ・特発性頸部ジストニア ・脳梗塞 ・薬剤性 　・遅発性ジスキネジア：オランザピンなど 　・ドパミンアゴニスト 　・アマンタジン 　・ドネペジル

3 後頸筋群の筋力低下に伴う首下がりの病態 (表1A)

- 後頸筋群の筋力低下は，頸髄，前角細胞，神経根，末梢神経，神経筋接合部，筋のいずれが障害される疾患においても起こる可能性があります。

- 多発筋炎／皮膚筋炎などの炎症性筋疾患，顔面肩甲上腕型筋ジストロフィー，ミトコンドリア脳筋症，先天性ミオパチー，代謝性ミオパチーなどの筋疾患では，一般に首以外の筋力低下を呈しますが，首下がりが前景に出る場合もあります。

- 甲状腺機能低下症／亢進症，副甲状腺機能低下症，クッシング症候群，ポンペ病，カルニチン欠乏症などの代謝性疾患でも首下がりを呈します。

- 重症筋無力症は首下がりの重要な鑑別疾患であり，抗アセチルコリン受容体抗体や抗筋特異的チロシンキナーゼ(muscle specific tyrosine kinase：MuSK)抗体の測定，テンシロンテスト，筋電図などによって診断します。

- dipeptidyl peptidase-4(DPP-4)阻害薬，ジドブジン，ビンクリスチン，キノロン系抗菌薬，コルヒチン，甘草などの筋症を起こしうる薬剤では首下がりを呈した報告があり，ステロイド治療，ボツリヌス毒素治療や放射線治療による副作用としても医原性に首下がりを生じることがあります。薬剤性の場合における治療の原則は被疑薬の中止です[6)7)]。

- 後頸筋群の筋力低下に伴う首下がりでは，原疾患の治療が原則であり，炎症性筋疾患ではステロイドが用いられます。

- リハビリテーションも重要ですが，急性期には安静が必要な場合があり，頸部の他動的伸展および安静のために，頸椎カラーによる装具療法が用いられます。

- 頸椎症による首下がりでは，除圧術や頸椎固定術が行われる場合がありますが，適応は慎重に判断する必要があります。

4 前頸筋群の筋緊張亢進に伴う首下がりの病態 (表1B)

- 前頸筋群の筋緊張亢進に伴う首下がりは，主に神経変性疾患でみられますが，抗精神病薬などによる遅発性ジスキネジア／ジストニアや，脳梗塞に伴うものも報告されています[8)]。

- パーキンソン病(PD)では首下がりを呈することは稀ですが，0.6％に首下がりを合併すると報告されています[9)]。

- その他に，レビー小体型認知症，進行性核上性麻痺，ハンチントン病，有棘赤血球舞踏病，特発性頸部ジストニアなどでもジストニアに伴って首下がりを呈した報告があります[10)~12)]。

- 神経変性疾患の中では，多系統萎縮症に最も多く報告されており，多系統萎縮症の

- red flagとされています．発症早期から出現することもあり，首下がりで発症する例もあります[13)14)]．
- パーキンソニズムに伴う首下がりは，頭部を前傾かつ突出させたいわゆる"disproportionate antecollis"を呈し，左右差がみられる場合もあります．
- disproportionate antecollisによる首下がりは，胸鎖乳突筋や前斜角筋など頸部を前屈させる筋のジストニアまたは固縮が一次的な原因と考えられていますが，重力によって頸部が前傾しきった結果，これらの筋の緊張はむしろ消失し，二次的に肩甲挙筋や，僧帽筋などの後頸筋群の筋緊張が亢進します[4)14)]（図2）．
- 長期間首下がり状態が続く結果，傍脊柱筋などの後頸筋群に非特異的な炎症所見がみられることがあります[14)]．
- PDに伴う首下がりの病態は多元的であり，治療に難渋します．まずドパミン補充療法が十分でない場合に出現することがあり，また，多系統萎縮症と同様に，一次的には胸鎖乳突筋や前斜角筋などの前頸筋群の筋緊張亢進によって起こると考えられますが，二次的にisolated neck extensor myopathyが合併することも多くあります．稀に重症筋無力症が合併した報告もあります[15)]．
- PDで筋緊張が亢進する原因としては，ジストニアによるものであるという考え方とPDの筋固縮による筋伸張反射が原因であるとの考え方があります．ボツリヌス毒素治療の効果が乏しく，リドカインによるγ線維ブロックの効果があることは後者を支持する根拠となります．表面筋電図では頸部の他動的伸展によって前頸筋群の筋緊張亢進が出現することが確認できます（図3）[4)]．

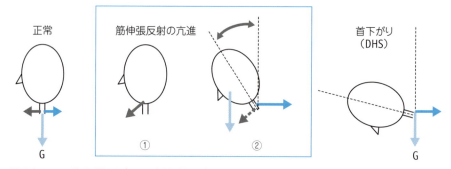

図2 ▶ PDに伴う首下がりの病態（仮説）
正常の状態では頭部にかかる前頸筋と後頸筋と重力（G）がバランスを保っている．パーキンソニズムに伴う首下がりでは，前頸筋群の筋が緊張することにより，頸部が前傾する（①）．いったん前傾すると主に重力が頸部を前傾するようになり（②），これに対抗して後頸筋群の筋緊張が二次的に亢進し，首が下がりきったところでは，前頸部の筋緊張は消失する

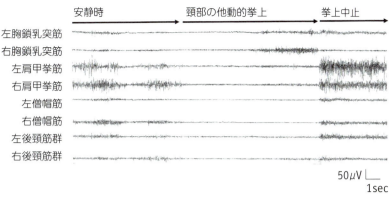

図3 ▶ PDに伴う首下がりの表面筋電図 （文献4より引用）

5 PDに伴う首下がりの鑑別・治療

- PDに伴う首下がりに対するアプローチとしては，まずドパミン補充療法が十分でない可能性を検討し，ドパミン補充療法の適正化を図ります．
- 次にドパミンアゴニストによる副作用の可能性を検討します．直近にドパミンアゴニストを追加または増量している場合は，被疑ドパミンアゴニストの中止・減量や，他のドパミンアゴニストへの変更を試みます．
- 長期にドパミンアゴニストが変更されず継続されている場合は，ドパミンアゴニストの副作用なのかPDの進行に伴ってドパミン補充療法が十分でないのか判断が難しい場合があります．後者の場合は，使用しているドパミンアゴニストの増量により首下がりが改善する場合もあります．
- 薬剤調整でも改善しない場合は，前頸筋群の筋緊張亢進に対して，両側胸鎖乳突筋や，両側前斜角筋へのリドカインの筋注が有効である場合があります．しかし，効果は24時間程度しか続かないため，連日の投与やリハビリとの併用が必要となります．
- ボツリヌス毒素治療を検討してもよいですが，リドカインと異なり，周囲の筋への浸潤が起こるため，両側の前頸筋群への投与では十分な量を投与する前に嚥下障害や嗄声などの副作用が起こるため，多くの場合で効果が乏しくなります．また，施注する部位については，一見，肩甲挙筋や僧帽筋などの筋緊張が亢進しているようにみえますが，これらの筋は，頸部を維持するために，二次的に，代償的に亢進しているため，これらの筋に施注すると首下がりが悪化するので注意が必要です[4]．
- 一部の症例では，脳深部刺激療法で改善がみられる場合があります．治療のターゲットとしては視床下核および淡蒼球内節，いずれにおいても報告がありますが，前者で改善した症例は頸部に対するドパミン補充療法が十分でなかった可能性も指摘されます[15,16]．

◉ 炎症性筋炎が合併する例では，ステロイド治療で改善する可能性があるため，頸部磁気共鳴画像（magnetic resonance imaging：MRI）のT2脂肪抑制像を撮影し，筋の炎症所見がないか，針筋電図で後頸筋群の筋原性変化がないかを確認することが重要です[17]。

◉ 軽症例では，頸椎カラーや臥床による安静とリハビリのみで改善する場合もあります。

文献

1) Umapathi T, et al：Head drop and camptocormia. J Neurol Neurosurg Psychiatry. 2002；73(1)：1-7.

2) Suarez GA, et al：The dropped head syndrome. Neurology. 1992；42(8)：1625-7.

3) Doherty KM, et al：Postural deformities in Parkinson's disease. Lancet Neurol. 2011；10(6)：538-49.

4) Oyama G, et al：Mechanism and treatment of dropped head syndrome associated with parkinsonism. Parkinsonism Relat Disord. 2009；15(3)：181-6.

5) Finsterer J, et al：Anterocollis and anterocaput. Clin Neurol Neurosurg. 2014；127：44-53.

6) 赤石哲也, 他：DPP-4阻害薬が原因として疑われた首下がり症候群の1例. 日内会誌. 2013；102(6)：1464-6.

7) Seidel C, et al：Radiation-induced camptocormia and dropped head syndrome：Review and case report of radiation-induced movement disorders. Strahlenther Onkol. 2015；191(10)：765-70.

8) Funabe S, et al：Reversible dropped head syndrome after hemispheric striatal infarction. J Stroke Cerebrovasc Dis. 2014；23(4)：785-7.

9) Kashihara K, et al：Dropped head syndrome in Parkinson's disease. Mov Disord. 2006；21(8)：1213-6.

10) Brigo F et al：Head drop in progressive supranuclear palsy：an unusual association with amyotrophic lateral sclerosis. Parkinsonism Relat Disord. 2013；19(4)：467-8.

11) Schneider SA, et al：Characteristic head drops and axial extension in advanced chorea-acanthocytosis. Mov Disord. 2010；25(10)：1487-91.

12) Morgante F, et al：Head drop in Huntington disease：insights into the pathophysiology. Neurology. 2013；81(8)：769-70.

13) van de Warrenburg BP, et al：The phenomenon of disproportionate antecollis in Parkinson's disease and multiple system atrophy. Mov Disord. 2007；22(16)：2325-31.

14) Köllensperger M, et al：Red flags for multiple system atrophy. Mov Disord. 2008；23(8)：1093-9.

15) Sakas DE, et al：Treatment of idiopathic head drop(camptocephalia) by deep brain stimulation of the globus pallidus internus. J Neurosurg. 2009；110(6)：1271-3.

16) Oliveira A, et al：Dropped head syndrome in early-onset Parkinson disease treated with bilateral subthalamic stimulation：clinical, imaging, EMG, and biopsy findings. Neurol Sci. 2013；34(4)：593-4.

17) Hemmi S, et al：Dramatic response of dropped head sign to treatment with steroid in Parkinson's disease：report of three cases. Intern Med. 2011；50(7)：757-61.

—— 大山彦光，服部信孝，林　明人

2章 パーキンソン病の運動療法，作業療法，言語療法，摂食嚥下訓練

Q12 首下がりに対するリハビリテーションとは？

A
- ▶ 首下がりに対するリハビリテーションは首下がりの原因や時期によって異なる。
- ▶ 首下がりを予防するためには，後頸筋群の持続的な伸展を避ける工夫が必要である。
- ▶ 後頸筋群の筋力を増強するためのトレーニングは，後頸筋の筋力に合わせて工夫する。
- ▶ 後頸筋群に強い痛みがあるときは運動を避け，後頸筋群が持続的に伸展されないように姿勢を保持する。
- ▶ 首下がりだけにとらわれず，全身的な姿勢異常に対するリハビリの一環ととらえる。
- ▶ 前頸筋群のマッサージや温熱療法などを併用して，前頸筋群を伸張させる。

1 パーキンソン病（PD）とパーキンソン症候群の首下がり

- PDにおいて，首下がりはそれほど多い症状ではありません。首下がりの定義が明確ではないので正確さに欠けますが，著明な首下がりを呈するのはPD患者の数％にすぎません[1]。
- それに対してパーキンソン症候群のひとつである多系統萎縮症のパーキンソン型（multiple system atrophy with predominant parkinsonism：MSA-P）では，約1/3の患者が著明な首下がりを呈します[2]。PDとMSA-Pの首下がりが共通の機序で発現するかどうかは明らかではありません。経験的にPDでは左右に傾くことなく前屈するのに対して，MSA-Pでは斜めに傾いた前屈を呈することが多くみられます。
- MSA-Pの首下がりを最初に報告したQuinnは斜頸の要素を伴うことを強調してdisproportionate antecollisと表現しています[3]。症状の左右差が特徴であるPDで左右差を認めず，症状の左右差が少ないMSA-Pで左右に傾くのはなんとも不思議です。両疾患とも首下がりの発現機序が明らかでないため，現状では共通の

リハビリテーションが試みられています。
- PDやMSA-Pの首下がりに対するリハビリの報告は多くありません。すべてが症例報告であり，二重盲検比較試験は行われていません。そのため現状では，すべての首下がり患者に対して推奨できるリハビリは存在しません。本項では，筆者が日常診療で行っている首下がりに対するリハビリを紹介するとともに，どの時期にどのようなリハビリが有効かを考えます。

2 首下がりの原因は様々

- 首下がりは前頸筋群と後頸筋群の緊張のバランスが崩れたときに出現します。首下がりはPDの進行とともに徐々に出現することもあれば，経過の途中で急激に出現することもあります。急激に首下がりを呈した症例では，前頸筋群に強い筋緊張を認めることがあります。
- 図1は急に首下がりを呈したPD患者です。胸鎖乳突筋や広頸筋など浅い部分の前頸筋群が収縮して浮き上がって見えます。このような状態では枕を外しても頭はベッドに着地せず宙に浮いたままで，いわゆる"エアー枕"の状態となります(図2)。
- 坐位や立位では表在の前頸筋群の収縮を観察できないこともあります。こういう場合の主動筋はより深部の前頸筋群であるか，あるいは本来収縮すべき後頸筋群が収

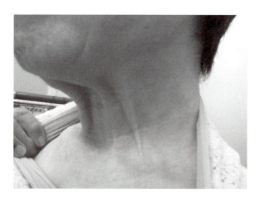

図1 ▶ 急に首下がりを呈したPD患者（坐位）
胸鎖乳突筋や広頸筋など浅い部分の前頸筋群が収縮している

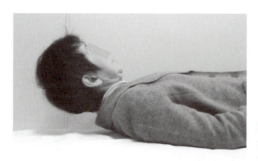

図2 ▶ いわゆる"エアー枕"の状態
首下がりが強いと，仰臥位で枕を外しても頭が宙に浮いたままになる

縮しないことが考えられます[4]。

◉首下がりが後頸筋群の筋力低下によって誘発されることは，筋萎縮性側索硬化症や重症筋無力症の首下がりを見れば明らかです。

◉PDでは病期の進行とともに徐々に前屈位になります。頭部の重心は環椎後頭関節の前方に位置しています。前屈位になると重心が前方へ移動するので，首の伸展筋である後頸筋群が引き延ばされます。伸展が長時間持続すると筋肉には炎症が起こり，痛みを感じるようになります。著しい首下がりを呈する患者がしばしば後頸部の痛みを訴えるのはこのためであると考えられます。

◉強い炎症が起こると炎症細胞浸潤や浮腫を生じるので，磁気共鳴画像（magnetic resonance imaging：MRI）検査で造影効果が得られます。このような時期に筋生検を行うと限局性の筋炎を認めることがあります。筋炎により後頸筋群の筋力が低下すると，重心はさらに前方へ移動します。その結果，後頸筋群はさらに伸展され悪循環に陥ります[5]。

3 状態により異なる首下がりのリハビリ

◉首下がりの原因は単純ではありません。同一患者においても時期により状況が異なるため，現在患者がどの状況にあるかを把握することが大切です。

◉初めて軽い首下がりが出現したときは，早期に介入して後頸筋群を保護するためのリハビリを実施します。この時期は後頸筋の筋力はまだ保たれていることが多いので，坐位や立位では前屈位になった頭部を一定時間ごとに後屈させて，後頸筋群が長時間伸展されるのを防ぎます。

◉PDでは，今やらなくてもよいことに熱中して延々とそれを続ける「反復常同行動」に陥ることがあります。手芸や折り紙，パソコン作業，草取りなど前屈位で行う作業に熱中することが多いので注意が必要です。

◉後頸筋群の筋力を増強するためには，四つん這いになり天井を見る動作や，腹臥位になり首を後屈させる運動を行います（図3）。この運動では頭部の重みを支えるため，後頸筋群には坐位や立位での首の後屈運動よりも強い負荷がかかります。後頸筋の筋力増強のためには，瞬間的に首を挙上するのではなく，首を挙上して数秒間保持することが大切です。

◉急激に首下がりが進行して後頸筋群に強い痛みを感じるときは，積極的に後頸筋群を収縮させる運動を避け，ヘッドレストつきの椅子に座ったり装具を使用したりして頭頸部を正中位に保持して安静を保つ必要があります。

◉痛みが強いときは後頸筋群に限局性の筋炎が起きている可能性があります。ステロイド製剤で首下がりが改善したとの報告が散見されますが，ステロイドが効果を呈

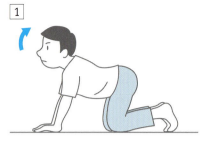
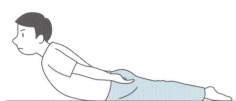

図3 ▶ 後頸筋群の筋力を増強する運動
1：四つん這いになり，天井を見る運動
2：腹臥位になり，首を後屈させる運動

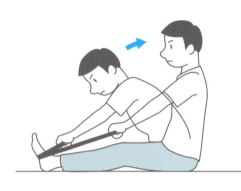

図4 ▶ ゴムやバネを両足先で固定して背中を伸ばしながら引っ張る運動

するのはこのような症例と考えられます。

- "エアー枕"状態になっている患者では，ジストニアのために前頸筋群が強く収縮している可能性があります。このような状態のときに前頸筋群をマッサージして感覚性入力を調整すると，筋緊張が低下して"エアー枕"状態が解消されることがあります。

- 急性期が過ぎて強い痛みが消失したら，後頸筋群の筋力トレーニングを開始します。既に後頸筋群の筋力が低下して，四つん這いで天井を見る動作や腹臥位で首を後屈させる運動は難しくなっていることが多いです。このようなときは両膝を伸ばして座り，筋力トレーニング用のゴムやバネを両足先で固定して，背中を伸ばしながら引っ張る運動を行います（図4）。そうすることで背筋から後頸筋群までの筋力増強につながります。

- すべての筋力トレーニングに言えることですが，トレーニングの効果はすぐには現れません。忍耐強くトレーニングを繰り返すことが大切です。首下がりが長期間に及ぶと前頸筋群や軟部組織が短縮して首の後屈を阻害することがあります。このようなときはマッサージや温熱療法を用いて，これらの部位を伸張させる必要があります。

4 全身的な姿勢異常の一部としての対応

- PDの首下がりは，PDに伴う姿勢異常の一環として認められることが多くなっています。首の前屈とともに胸椎や腰椎は代償性に後弯していることがあります。したがってリハビリは首下がりだけに着目せず，全身的な姿勢異常に対するリハビリの一環として実施することが大切です。
- 骨盤から腰椎，胸椎，頸椎までの可動性を高め，伸筋群の活動を促進するような徒手的リハビリを行います。具体的には仰臥位では頭頸部，肩甲部，脊椎，骨盤の位置関係が正しくなるようなストレッチ運動を，立位ではバランス訓練を行い，傍脊柱筋の伸展活動を促進します。

5 装具はどうすべきか？

- 首下がりを矯正するために装具を装着することが考えられます（図5）。首下がりが軽いときはポリネックのような頸椎ソフトカラーで対応しますが，首下がりが強くなると頭部の重みのために顎や喉，鎖骨付近に強い圧力がかかり，呼吸が苦しくなり

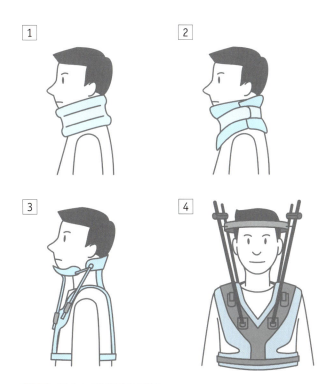

図5 ▶ 様々な頸椎用の装具
1：ポリネック，2：フィラデルフィアカラー，3：支持つき固定装具，4：ハローベスト

ます。また，装着が長時間に及ぶと褥瘡ができる危険があります。フィラデルフィアカラーや支持つき固定装具などで工夫するとよいでしょう。

◉ 頸椎損傷のときには，頭蓋骨にリングを固定し，ベストに固定したアームによって頸椎が動かないように固定するハローベストが用いられます。PDやMSA-Pの首下がりに対してハローベストを装着した報告は見当たりません。

◉ 坐位や立位で常時装具を装着していると，頭部を支える頸筋群の活動が抑制されて廃用症候群に陥る危険があります。装具を使って後頸筋群が長時間伸展されないようにすることは大切ですが，1日に何度か装具を外して後頸筋群の筋力トレーニングを併用する必要があります。

文献

1) Fujimoto K：Dropped head in Parkinson's disease. J Neurol. 2006；253 Suppl 7：Ⅶ21-6.
2) Köllensperger M, et al：Red flags for multiple system atrophy. Mov Disord. 2008；23(8)：1093-9.
3) Quinn N：Disproportionate antecollis in multiple system atrophy. Lancet. 1989：1(8642)：844.
4) 林 欣霓, 他：種々の疾患にともなう首下がり症候群の病態生理学的分析—表面筋電図所見と理学療法の効果から. 臨神経. 2013；53(6)：430-8.
5) 藤本健一：パーキンソン病による首下がり症候群. 脊椎脊髄ジャーナル. 2015；28(11)：943-9.

———————————————————————————— 藤本健一

2章 パーキンソン病の運動療法，作業療法，言語療法，摂食嚥下訓練

Q13 腰曲がり・斜め徴候に対するリハビリテーションとは？

- ▶腰曲がりや斜め徴候が合併するパーキンソン病（PD）患者が存在する。
- ▶腰曲がりや斜め徴候の明確な定義は存在しない。
- ▶腰曲がりや斜め徴候の原因は多様であると推測される。
- ▶経験的に腰曲がりや斜め徴候にリハビリテーションは有効であるが，どのようなリハビリプログラムが有用かのエビデンスはない。
- ▶原因筋へのリドカインの筋注により改善する症例が存在する。

1 腰曲がり・斜め徴候の病態

- ◉ パーキンソン病（PD）に伴う腰曲がりは，立位では体幹が前屈しますが仰臥位では伸展する状態を示す用語です。歩行により腰曲がりは増悪することが多いです。また，坐位でも腰曲がりがみられるPD患者が存在します。英語では，腰曲がりはcamptocormiaと記載されることが多いです。
- ◉ PDに伴う斜め徴候とは，体幹の側屈を示す用語であり，立位で顕在化します。歩行で悪化する点も腰曲がりと共通しています。英語では，斜め徴候はPisa syndromeとなります。
- ◉ 一般に，体幹の異常な屈曲が生じる原因として，①屈筋の異常収縮，②伸筋の筋力低下，③姿勢認識の異常，④脊柱の異常が考えられますが，PDに伴う姿勢異常の正確な発症機序は解明されていません。
- ◉ Srivanitchapoomらは，PDに伴う姿勢異常の発症機序として，①PDの症状のひとつ，②PDが原因で生じるジストニアの症状，③PDにより固有受容体障害が生じて傍脊柱筋ミオパチーを惹起する，④薬剤性，の4種類の可能性を挙げています[1]。複数の機序が併存している可能性や，列挙された以外の機序が存在する可能性もあります。
- ◉ 本項においては，「パーキンソン病患者に体幹の異常な屈曲が伴っており，その発症が原疾患や治療薬と関連があると考えられ，かつ立位に比べ仰臥位で体幹が伸展

する症例において，体幹の前屈を伴う場合を腰曲がり，側屈を伴う場合を斜め徴候」としています。

◎ 腰曲がりがPDの発症（運動症状の出現）よりも先に出現したとする症例報告もあります。筋萎縮性側索硬化症（amyotrophic lateral sclerosis：ALS），重症筋無力症，筋疾患などがたまたまPD患者に合併し，体幹の筋力低下をきたして体幹の異常姿勢の原因となる事例は，本項においては除外しています。

◎ PDは高齢者に多い疾患であり，腰椎圧迫骨折やすべり症などの整形外科的要因で体幹の姿勢異常が生じている場合があります。PD患者は骨粗鬆症になりやすく[2]，X線を撮影すると脊柱に圧迫骨折やすべり症がみられることは決して稀ではありません。これら整形外科領域の原因で体幹の異常姿勢が生じていても仰臥位では改善することがありますので，PDに伴う腰曲がり・斜め徴候との鑑別が困難な症例はしばしば経験されます。

2　腰曲がり・斜め徴候の評価

◎ PDの腰曲がりや斜め徴候に関する報告は数多くありますが，屈曲角度の測定方法は研究ごとに様々であり，世界はおろか日本国内においてすら統一されていません。ゆえに臨床現場では，前傾姿勢（PDの症状のひとつ）の範疇なのか，腰曲がりと言ってよいのか判断が難しい患者もみられます。

◎ 我々の研究グループは，屈曲する場所により腰曲がりを分類することを提唱しました[3)4)]。現在，我々の施設では4つに分類しています（図1）が，この分類は，後述する治療方針の決定や治療効果の判定に有用です。複数の型が混在する患者や，体幹のねじれ（回旋）を伴う患者が存在するため，「腰部型＋左側屈型」「上腹部型＋左肩が前に出る回旋」などと併記する必要があります。

◎ 腰曲がり・斜め徴候の診察では文章だけではなく，画像も加えて記録しておくと後で見比べることができ，経過を追いやすくなります。脊柱のX線撮影は屈曲部位を明らかにする上で有用ですが，頻回撮影するには手間，被曝，コストの問題が生じます。そのため我々は患者の全身写真を併用しています。

◎ 全身写真で患者の姿勢を記録しておく場合の注意点を以下に列挙します（これらは我々の経験則であり科学的根拠はありません）。

①画像のゆがみを小さくするため，カメラは被写体から十分に離して設置します。5m以上推奨（図2-1，2）。

②見上げるような写真や，見下ろすような写真になるのを防ぐため，人の腰の高さぐらい（地上高70〜90cmぐらい）に設置します。カメラは上向きや下向きにせず，地面に平行に設置します（図2-3，4）。

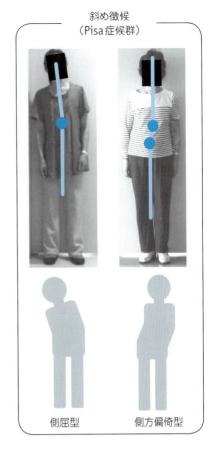

図1 ▶ 腰曲がり・斜め徴候の分類
腰部型：股関節で前屈。骨盤の前傾を代償するため膝が曲がっていることが多い
上腹部型：胸腰椎移行部（T9-L2レベル）で前屈。臍の高さあたりで横方向に皺を伴う
側屈型：胸腰椎移行部で側屈。対側の傍脊柱筋（左への側屈なら右の傍脊柱筋）が肥大している症例が多い
側方偏倚型：胸腰椎移行部で片側へ側屈し，腰椎（L2-4レベル）で対側へ側屈する

③正面や側面からの写真が一般的と思われます。患者のつま先や踵の位置を確認して斜めからの写真になるのを防ぎます。たとえば右からの側面像を撮影する際，左つま先が右より前方に出ている場合，右斜め前からの写真になっている可能性が考えられます（図2-5）。

④患者のすぐ近くや重なるようにして柱やドアがあると垂直方向の指標となりえます（図2-1，2）。ただしカメラが水平に設置されていないと指標にはできません（図2-3〜5）。

⑤写真を撮る直前に姿勢を意識して正そうとする患者がいますので，自然な姿勢なのか，意識して正した姿勢なのか，撮影条件を残しておくほうがよいでしょう。歩行負荷で姿勢異常をよりはっきりさせてから撮影する場合にも明記しておくことが望ましいです。

⦿毎回同じ条件で撮影することが，経過や治療効果を比較する上で重要です。

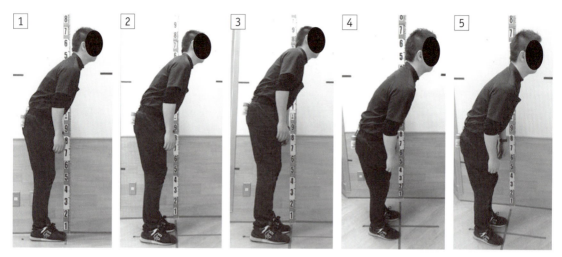

図2▶写真の撮り方
1：カメラレンズは地上高82.5cm，被写体から7m
2：カメラレンズは地上高82.5cm，被写体から1.5m．頭部は見上げるような，足は見下ろすような写真になっている
3：見上げる写真
4：見下ろす写真
5：見下ろす写真で，かつ右斜め前から撮影
姿勢評価に適しているのは1の写真であろう（被写体は当院職員）

3 腰曲がり・斜め徴候の治療

1）内服治療

- PDの薬が効いていないときに腰曲がりや斜め徴候が出現する場合は，効いている状態を維持できるように薬剤調整を行います．
- 抗PD薬が腰曲がりや斜め徴候の原因となることがあり，特にドパミンアゴニストで多くみられます．抗PD薬を追加や増量した直後に姿勢異常が出現したならば，疑わしい薬剤を中止して改善するか確認します．なお薬剤性の症例でも，原因薬中止後に姿勢異常が改善しないことがあります．
- 前述のように，腰曲がりや斜め徴候の病態としてジストニアの可能性が指摘されていますが，ジストニアの治療に用いられるトリヘキシフェニジル，バクロフェン，クロナゼパムなどの薬剤は一般に無効です[5]．

2）注射

- 我々の研究グループは，リドカイン注射による腰曲がりの治療を報告しました[3]．2017年にはDi Martinoらが外腹斜筋へのリドカイン筋注でPisa症候群（斜め徴候）が改善したと報告しています[5]．上腹部型は両側の外腹斜筋，腰部型は両側の大腰筋，側屈型は片側の外腹斜筋が立位では過緊張となっており，これらの原因筋

ヘリドカイン注射を行います。我々のプロトコールでは，1％リドカインを片側に10mLずつ，合計20mLをエコーガイド下で筋注しています。

◉ リドカインは筋紡錘のIa線維に作用し，筋緊張に関する情報の中枢への伝達を阻害する作用があります。緊張過多になっている原因筋にリドカインを投与することで，中枢は原因筋の筋緊張が適切か否か判断できなくなり，異常な緊張が緩和されるという機序が想定できます。

◉ リドカイン筋注の効果持続時間は半日程度であり，注射後にそのまま放置すると効果は乏しくなります。リドカインの薬効がある間にリハビリを行い，正しい姿勢や筋緊張を認識させる必要があります。なお，大腰筋へのリドカイン投与は，一時的に下肢近位の筋力低下を惹起し転倒しやすくなるため，少なくとも注射後30分程度は歩行を控えるべきです。

◉ A型ボツリヌス毒素製剤を腹直筋や腸腰筋に注射し，camptocormiaが改善したとする報告がある一方で，腰曲がりや斜め徴候にはほとんど効かないとする意見もあります[6]。いずれにせよ2018年7月時点ではA型/B型共にボツリヌス毒素製剤の適応疾患に腰曲がりや斜め徴候は含まれていないため，国内の一般臨床現場での実施は困難です。

3) 脳外科手術

◉ PDの運動症状（寡動，筋強剛，振戦）に対する脳外科手術〔淡蒼球破壊術，脳深部刺激療法（deep brain stimulation：DBS）〕の後に姿勢異常が改善したとする症例報告が散見されます。これらは姿勢異常修正のためではなく運動症状に対して手術を行った結果，たまたま姿勢が改善した症例です。侵襲性や医療費を考慮すると，camptocormiaの治療目的で手術が選択されることはまずないと思われます。運動症状や運動合併症のコントロール目的でDBSを導入した場合には，刺激設定の変更で姿勢異常が改善するか試すのはよいでしょう。

4) 整形外科手術

◉ 異常な屈曲を呈している脊柱の固定術により，姿勢矯正と疼痛軽減の効果が期待できます。一方で，術後の骨癒合不全，隣接椎間障害，術後も進行する脊柱後弯変形のために再手術が必要となる症例が存在します[7]。上位胸椎から仙椎まで固定してもなお術後変形が生じたとする報告もみられます。

◉ 脊髄刺激療法（spinal cord stimulation：SCS）後に，疼痛を伴うcamptocormiaとPisa症候群の合併例の姿勢が改善したとする症例報告があります[8]。なお現在，わが国において姿勢異常はSCSの保険適応疾患ではないため，姿勢異常治療目的では導入することができません。

4 腰曲がり・斜め徴候のリハビリテーション

◎ 病態として体幹の伸筋（脊柱起立筋）の筋力低下以外に，屈筋の異常な筋緊張，左右のアンバランス，姿勢認識の障害が考えられるため，背筋の筋力トレーニングのみでは不十分と考えられます。

◎ 当院では前述のリドカイン注射に合わせて免荷歩行装置を用いたリハビリを行っており，リドカイン単独治療よりも治療効果を高めています。全身のリラクゼーションやストレッチを行い，また全身が映る鏡の前で姿勢を正す，壁に背をつけて体幹を伸ばす方法などを指導しています。

姿勢異常のリハビリに有用と考えられる用具

◎ 姿勢異常に有用と考えられる用具を以下に列挙します。少なくともいくつかのものについては今後「エビデンス」を確立していく必要があります。

①体幹の装具：調整が不適切であると装具による圧迫が疼痛の原因となることがあります。痛みを伴えば患者の装着意欲は低下し，継続できません。治療により姿勢が改善＝変化した際には，再調整が必要となります。

②補高靴：踵を少し高くすると腰曲がり姿勢が改善する患者が存在します。装具の一種です。

③前腕を支持できる歩行器：小さい歩行器や手押しのシルバーカーは前傾姿勢を増悪させることがあります。前腕を乗せる部品がついていると，上肢の力で体幹を伸ばすことができます（商品名：ハンディウォーク®など）。

④ノルディックポール：片手だけよりも，両手に持つほうが安定すると思われます。

⑤バックパック：腰曲がりに有効とする報告があります。一方，腰曲がりの程度が高度である場合は腰曲がりを増悪させることがあります。

⑥ウェアラブルデバイス：本来はPDの腰曲がりや斜め徴候に対する治療目的で開発されたもの（医療機器）ではありませんが，有用と考えられます。姿勢矯正具としてインターネットで購入できます。同様の機能を持つ商品はインターネット上で散見されます。多くはベンチャー企業による小規模生産で，入手困難なものも含まれます（図3）。

⑦ぶら下がり健康器：自力で体幹を十分に伸ばせない患者で効果が期待できます。転倒や転落に注意が必要です。

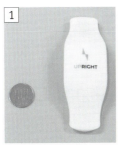 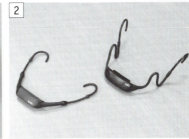 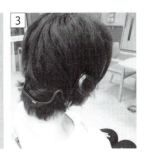

図3 ▶ ウェアラブルデバイス

1：専用のテープで背中に貼りつけて使用する．胸骨上への貼りつけでもよいだろう．体幹が傾くと検知し，振動で装着者に知らせる．衣服の上からだとセンサーが体幹の傾きを正確に検知できない，振動がわかりにくくなるといった理由から，体表に直接貼りつける必要がある．貼りつける手間がかかるのと，毎日専用のテープが必要となるのが難点である（商品名：UPRIGHT®）
2：後頭部に装着する．頸部が前屈すると振動で装着者に知らせる．体幹が前屈していても，頸部を後屈させてセンサーの角度を修正すると振動は止まるため，注意しないと頸部後屈を助長するだけで腰曲がりが改善しない可能性がある．体幹に貼りつけるものより取り扱いが楽ではある．右のデバイスは旧型（商品名：ALEX®）で前後屈のみ検知するが，新型（商品名：ALEX plus®）は横方向の傾きも検知可能
3：眼鏡を後ろ向きにかけるようにして装着する．スマートフォンやタブレットで設定変更が可能である．充電して繰り返し利用する

5　今後の課題

● リハビリでPDの姿勢異常が改善する症例は経験的に少なくありません．ただし，どのようなリハビリが姿勢異常に最適か不明であり，多数の症例で有効性が確認されたリハビリプログラムも存在しません．今後これらの確立が望まれます．

文献

1) Srivanitchapoom P, et al：Camptocormia in Parkinson's disease：definition, epidemiology, pathogenesis and treatment modalities. J Neurol Neurosurg Psychiatry. 2016；87(1)：75-85.
2) van den Bos F, et al：Parkinson's disease and osteoporosis. Age Ageing. 2013；42(2)：156-62.
3) Furusawa Y, et al：Role of the external oblique muscle in upper camptocormia for patients with Parkinson's disease. Mov Disord. 2012；27(6)：802-3.
4) Furusawa Y, et al：Mechanism of camptocormia in Parkinson's disease analyzed by tilt table-EMG recording. Parkinsonism Relat Disord. 2015；21(7)：765-70.
5) Di Martino S, et al：Efficacy of a combined therapeutic approach in the management of Pisa Syndrome. NeuroRehabilitation. 2017；41(1)：249-53.
6) Cardoso F：Botulinum toxin in parkinsonism：The when, how, and which for botulinum toxin injections. Toxicon. 2018；147：107-10.
7) 富村奈津子, 他：パーキンソン患者の腰椎手術経験. 整外と災外. 2011；60(1)：105-8.
8) Akiyama H, et al：Effectiveness of spinal cord stimulation for painful camptocormia with Pisa syndrome in Parkinson's disease：a case report. BMC Neurol. 2017；17(1)：148.

――― 向井洋平，村田美穂

2章 パーキンソン病の運動療法，作業療法，言語療法，摂食嚥下訓練

Q14 平衡感覚のリハビリテーションとは？

A

▶ パーキンソン病（PD）の平衡障害は疾患の進行とともに顕著となり，転倒，骨折の危険因子である。

▶ 平衡障害に対しては，医師による投薬治療や外科的治療に合わせて，リハビリテーション（特に理学療法）を行うことが必要である。

▶ 平衡障害には，動揺や外乱に対する反射や反応の低下，姿勢制御に関連する感覚の統合異常，空間に対する姿勢定位の異常，随意運動や重心移動に伴う予測的な姿勢制御機構の異常，前頭葉機能低下に伴う平衡保持の異常などの要素が含まれる。

▶ 平衡障害の改善を目的として有効なリハビリを行うには，平衡障害のいずれの要素に異常を呈するか評価した上で，適した介入を十分な難易度，量で実施する必要がある。

1 パーキンソン病（PD）の平衡障害

- 疾患の進行とともに平衡障害が顕著となることが多いですが，疾患早期から姿勢制御に異常を呈する場合もあります。
- 平衡障害は転倒，骨折の危険因子です。PDにおいて平衡障害による転倒は，後方や側方に起こることが多いことが報告されています[1]。
- 平衡障害には，動揺や外乱に対する反射や反応の低下，安定性限界の異常，姿勢制御に関連する感覚の統合異常，空間に対する身体定位の異常，随意運動に伴う予測的な姿勢制御機構の異常，二重課題条件下における平衡保持能力の低下などの要素があります。
- PDにおけるこれらの障害には，ドパミン神経の変性のほかに，脚橋被蓋核，外側前庭神経核，大脳皮質運動関連領域，視床のアセチルコリン神経，ワーキングメモリー（作業記憶）や遂行機能などの機能を担う前頭葉領域など，多くの神経系が関与していることを示唆する知見が報告されています。

86　2章 パーキンソン病の運動療法，作業療法，言語療法，摂食嚥下訓練

2 平衡障害に対するリハビリテーションの効果と方向性

- PDの平衡障害は医師による投薬治療や脳深部刺激療法などの外科的治療だけでは十分に改善せず，リハビリを行うことが重要です。

- PD患者に対する理学療法は，平衡障害を短期的に改善させることが明らかにされています[2]~[4]。

- 平衡障害に対して有効なリハビリを行うためには，姿勢制御のうちいずれの要素に異常を呈するか症例ごとに評価した上で，「必要な要素に対して」，「十分な難易度と量」で介入する必要があります。バランス練習単独で実施するよりも，筋力増強練習や関節可動域練習を併せて実施することにより，より効果が期待されます。

- 姿勢制御を要素にわけて評価することができる指標として，近年Balance Evaluation Systems Test（BESTest）[5]が注目されており，PDにおける検者間再現性や妥当性は既に確認されています。

3 動揺，外乱に対する反応の評価および介入

- 外乱に対する姿勢反応の評価としてMovement Disorder Society-sponsored revision of the Unified Parkinson's Disease Rating Scale（MDS-UPDRS）[6]の中のPull Testが挙げられます。

- Pull Testにおいて，検者は対象者に対して後方に外乱を与え，その際の平衡保持能力を，立ち直りに必要なステップの数や姿勢不安定性により評価します。不意の外乱に対する反応を評価するため，練習の際は弱めに外乱を与え，評価する際には練習よりも強めに外乱を与えるとよいとされています。PDでは後方への外乱負荷応答の障害が特に強いことが多いですが，他の方向への外乱に対する反応も評価します。

- 外乱に対するステップ練習を反復して行うことにより，外乱に対するステッピングの反応時間や距離が改善することが報告されています[7]。

- PD患者は動揺や外乱に対して主動作筋と拮抗筋を共に働かせる共収縮の状態となり，関節のstiffnessを高める傾向にあるため，足関節や膝関節，股関節を用いて平衡を保持する練習も併せて行います。

4 安定性限界の評価および介入

- ◉「安定性限界」とは，平衡を保持したまま足圧中心を移動可能な範囲のことです。重心が安定性限界を越える位置まで移動すると平衡を失います。したがって，安定性限界が広いほど平衡保持能力も広いことになります。PDでは安定性限界が狭小化するため，動揺や外乱に伴う重心の移動に伴い平衡を失いやすい状態にあります。

- ◉安定性限界を評価する際には立位で前後・左右・斜めの各方向に最大限体重移動を行います。その際，股関節ではなく足関節の動きで行うようにすることにより，安定性限界を適切に評価できます。対象者に前後や側方にリーチ（到達）動作を行ってもらい，そのリーチ距離を評価することによっても安定性限界を評価できます。前方へのリーチ距離を評価するFunctional Reach Testは，前方への安定性限界を反映する指標です。

- ◉安定性限界には無動，寡動に加えて足関節などの関節可動域や体重移動した際に平衡を保持するために必要な筋力が関与するため，それらの機能障害に対する介入に併せて，体重移動自体の練習を行います。太極拳は随意的な大きな体重移動を行う運動であるため，PD患者の安定性限界を改善する効果が期待されます[8]。

- ◉練習を行う際には安定性限界の拡大と併せて，安定性限界内のスムーズな重心移動を行う練習をすることが重要です。

5 感覚条件を操作した平衡保持能力の評価および介入

- ◉平衡保持に関連する感覚として，視覚，前庭感覚，体性感覚が挙げられます。

- ◉PDでは前庭感覚や体性感覚への依存度が高い状況における平衡障害が顕著であり，視覚への依存度が高くなっていることが多くあります。

- ◉感覚条件を操作するための方法を**表1**に示します。それらを組み合わせることにより，どの感覚への依存度が高い状況において平衡障害を認めるか評価し，異常が検

表1 ▶ 平衡保持に関連する感覚の機能と評価，練習時の操作および設定

感覚の種類	平衡保持における機能	評価，練習時の操作，環境設定
視覚	頭部の傾斜，動揺の検知，周囲の状況の認知	開眼，閉眼，アイマスク，暗所
前庭感覚	頭部に加わる直線加速度，回転加速度の検知	頭部への外乱，頭部の運動
体性感覚	重心位置，姿勢の検知	バランスマット（足底からの触圧覚情報が正しく重心位置を反映しなくなる），傾斜，肢位や重心位置を変化させる

出された条件で練習を行います。

- たとえば，前庭感覚への依存度が高い状況での平衡保持能力の評価，練習を行う際には，閉眼した状態で患者にバランスマットの上に立ってもらい，頭部に外乱を与えたり，自動で頭部を動かしたりする操作を加えます。

- PDでは疾患早期から注視点を見つめながら頸部を動かす際の頭頸部と眼球運動の分離した動きに障害を呈することも報告されています[9]。日常生活において頭頸部の運動が減少する傾向にあり，立位，歩行練習の際にも頭頸部の回旋，前後屈，側屈などの運動を行うことも検討します。

6 空間に対する姿勢定位能力を改善するために

- 空間に対して自己の身体を適切な方向に定位する能力（姿勢定位能力）は平衡を保持する上でも重要です。

- 姿勢定位能力の障害には，筋力低下や関節可動域制限などの機能障害の左右差に加えて，空間に対する自己身体の垂直方向における認識能力（垂直認識）の障害などが関与すると考えられます。PD患者は垂直認識の正確さが低下しており，その認識の障害は姿勢不安定性や歩行障害と関連することが報告されています[10]。

- 姿勢定位に影響する機能障害や自己身体の垂直認識を修正するための運動療法を行うことが望ましいと考えられます。自己身体の垂直認識を修正するための練習を行う際には閉眼などにより視覚を遮断して，固有感覚や前庭感覚への依存度が高い状態で，対象者に正しい方向をフィードバックしながら，空間に対して垂直方向に姿勢を定位する練習を行います。

7 予測的姿勢制御能力の評価および介入

- ヒトが日常生活において平衡を保持する上で，様々な随意運動や重心移動に先行する予測的な姿勢制御能力は大変重要な役割を果たしています。たとえば上肢を90度まで挙上する際，上肢を挙上するための三角筋前部線維に先行して，上肢を挙上した際に平衡を失わないようハムストリングスや脊柱起立筋が働きます。

- PDでは予測的な姿勢制御能力が障害されており，様々な随意運動に伴い平衡を失い，転倒したり，転倒しそうになったりします。たとえば，開き戸を手前に引いて開けようとした際に後方に平衡を失うような場合などが該当します。

- 予測的姿勢制御能力の評価，介入を行う際には，表2に示すような肢位と随意運動課題を組み合わせて対象者に実施してもらいます。

表2 ▶ 予測的姿勢制御能力の評価，介入における課題の例

肢 位	・坐位 ・立位 ・歩行
課 題	・上肢の挙上 ・リーチ（上下・左右・前後） ・引き出しを引く ・扉を開ける ・物を持ち上げる，拾う ・ボールを投げる，蹴る ・風船をつく ・手を大きく振る（前後・左右） ・衣服の着脱 ・随意的に前後・左右に重心移動する ・随意的に前後・左右，段の上にステップする

8 二重課題条件下における平衡保持能力の評価および介入

◉ ヒトは通常，日常生活において自己の平衡を保持することに注意を向けていることはほとんどなく，他のことに注意を向けながら平衡を保持しています。そのため，平衡障害に対するリハビリを行う際に，先述のような各要素の評価，介入を単独で行った後に，認知課題などを第二課題として課しながら平衡保持する能力の評価，練習を行います。二重課題下における平衡保持の練習を通して，注意をあまり向けない自動性の高い平衡保持能力の改善をめざします。

◉ 第二課題としての認知課題には引き算やしりとり（例：100から7ずつ引き算），短期記憶課題（例：501202479などの数字を練習前に提示し覚えておいてもらう）などを用います。

◉ PD患者は平衡障害を呈し，また疾患早期からワーキングメモリー機能や遂行機能などの前頭葉機能が低下するため，二重課題下における姿勢不安定性が強くなります。また，PD患者は二重課題下における平衡保持において，平衡保持ではなく第二課題を優先し平衡保持を二の次にしてしまう傾向にあるため，二重課題下での練習を行う際には平衡保持にも第二課題にも注意を適切に配分するよう配慮して行う必要があります。

文献

1) Youn J, et al：Falling Direction can Predict the Mechanism of Recurrent Falls in Advanced Parkinson's Disease. Sci Rep. 2017；7(1)：3921.
2) 「パーキンソン病診療ガイドライン」作成委員会，編：パーキンソン病診療ガイドライン2018. 日本神経学会，監. 医学書院，2018.

3）Tomlinson CL, et al：Physiotherapy versus placebo or no intervention in Parkinson's disease. Cochrane Database Syst Rev. 2013；(9)：CD002817.

4）Yitayeh A, et al：The effectiveness of physiotherapy treatment on balance dysfunction and postural instability in persons with Parkinson's disease：a systematic review and meta-analysis. BMC Sports Sci Med Rehabil. 2016；8：17.

5）Horak FB, et al：The Balance Evaluation Systems Test (BESTest) to differentiate balance deficits. Phys Ther. 2009；89(5)：484-98.

6）Goetz CG, et al：Movement Disorder Society-sponsored revision of the Unified Parkinson's Disease Rating Scale (MDS-UPDRS)：Process, format, and clinimetric testing plan. Mov Disord. 2007；22(1)：41-7.

7）Jöbges M, et al：Repetitive training of compensatory steps：a therapeutic approach for postural instability in Parkinson's disease. J Neurol Neurosurg Psychiatry. 2004；75(12)：1682-7.

8）Li F, et al：Tai chi and postural stability in patients with Parkinson's disease. N Engl J Med. 2012；366(6)：511-9.

9）Shvetsov AY, et al：Mechanisms of cervico-vestibular-oculomotor disorders at the early stages of Parkinson's disease. Bull Exp Biol Med. 2011；152(1)：22-4.

10）Schindlbeck KA, et al：Disturbance of verticality perception and postural dysfunction in Parkinson's disease. Acta Neurol Scand. 2018；137(2)：212-7.

───── 岡田洋平

2章 パーキンソン病の運動療法，作業療法，言語療法，摂食嚥下訓練

Q15 作業療法とは？

- 人の日常生活に関わるすべての諸活動を「作業」と呼び，その作業を通して「その人らしい」生活の獲得をめざし支援していくことが作業療法の目標である。
- パーキンソン病（PD）は慢性・進行性の経過をたどるため，重症度や，そのときどきの状態に応じた長期的な関わりや，患者ごとに作業療法プログラムの内容を選択・構成して介入することが大切である。
- 患者・家族に対しては，長期の経過をたどる病期に応じた心理的サポートを行い，その際は患者のニーズに合わせて就労へのサポートも行う。
- 患者のニーズや楽しく取り組める活動も考慮し，QOLの向上を図れるような内容を検討し，患者が意欲を持って主体的に活動が行えるよう支援する。

1 「作業療法」の定義

- 日本作業療法士協会では「作業療法は，人々の健康と幸福を促進するために，医療，保健，福祉，教育，職業などの領域で行われる，作業に焦点を当てた治療，指導，援助である。作業とは，対象となる人々にとって目的や価値を持つ生活行為を指す」と定めています[1]。

2 「作業」の定義

- 人の日常生活に関わるすべての諸活動を「作業」と呼び（表1）[2]，その作業を通して「その人らしい」生活の獲得をめざし支援していくことが作業療法の目標です。

表1 ▶ 作業の定義

日本作業療法士協会	日常生活の諸動作や仕事，遊びなど人間に関わるすべての諸活動をさし，治療や援助もしくは指導の手段となるもの
世界作業療法士連盟	人が自分の文化で意味があり行うことのすべて

（文献2より作成）

◉ 作業療法士は，障害のある人が，その人その人の状態と折り合いをつけながら，活き活きとした生活を送れるよう，仕事，遊び，日常生活などの活動（作業）を通し，豊かな生活づくりを支援し介入を行います。

3 作業療法の目的

◉ 作業療法では，基本的な運動能力から社会の中に適応する能力の維持や改善をめざし（表2）[2]，「その人らしい」生活の獲得を「作業」を通して行っていきます。

表2 ▶ 作業療法の目的

対　象	目　的
1. 基本的能力	生命の維持と基本動作等，日常生活に必要不可欠な心身機能を回復・改善・維持することと，失った身体構造を補完する
2. 応用的能力	対象者の個々の日常生活に必要とされる活動能力を回復・改善・維持する
3. 社会的能力	対象者が暮らす在宅・地域内での社会的活動，就労などの社会参加に必要な能力を回復・改善・維持する
4. 環境資源	活動および参加に必要な環境を回復・改善・調整・維持する
5. 作業に関する個人特性	生活再建に関わる作業に影響を与える心身機能以外の個人特性の把握・利用・再設計

（文献2より作成）

4 パーキンソン病（PD）のリハビリテーション

◉ 2018年の日本神経学会「パーキンソン病診療ガイドライン」では，運動療法が身体機能，健康関連QOL，筋力，バランス，歩行速度の改善に有効であることが示されています。また外部刺激，特に聴覚によるリズム刺激がPD患者の歩行障害に対して効果的と報告があり，運動療法・聴覚によるリズム刺激といった，音楽療法のリハビリを推奨しています[3]。

◉ 作業療法については，作業療法の介入にて3カ月，6カ月の観察期間で日常生活動作（activities of daily living：ADL）が改善し，介護者の負担を減らせたという報告[3]や，運動機能やQOLに対して有効性を示唆する報告もあるので推奨される，としています[4]。

5 PDの作業療法の目標

- 日常生活の活動能力を維持し，二次的障害の予防に努め，長期にわたり健康的な生活を営むことができるように支援していきます。具体的には，生活活動の自立を促し，固縮や振戦による二次的合併症の予防，活動時における全身耐久性の維持・改善を図っていきます。また，自助具の工夫，環境の改善によりADL能力の維持をめざしていきます。
- 患者・家族に対しては，長期の経過をたどる病期に応じた心理的サポートを行い，その際には患者のニーズに合わせて就労へのサポートも行います。

6 症状に合わせた作業療法[5)6)]

1）固縮

- 筋の緊張を低下させるようなポジショニングを施行します。たとえばベッドやマット上で，仰臥位で四肢を伸展させ頸部の過伸展を防ぐような枕を使用し，リラックスした姿勢を保持します。

2）ROM

- 筋緊張を可能な限り低下させた後に，他動運動で関節可動域（range of motion：ROM）訓練を行います。その際，可動域制限がある場合はその原因として，筋の緊張，筋の短縮，靱帯の硬化，関節の骨化など種々の原因があることを認識した上でゆっくりとストレッチを行います。

3）筋力

- 日常生活を積極的に行い，筋力維持に努めていきます。
- 筋力強化は，主動作筋に対して軽度な抵抗を加えて実施します。その際，拮抗筋の筋緊張に注意を配り，抵抗や姿勢に配慮し，運動方向と距離が明確になるような目標を明示して，リズミカルでタイミングの取りやすい活動を選定します。サンディング，セラバンド，重錘バンドを利用し筋力強化を行っていきます。
- 力が十分入りきるまでに時間を要することを念頭に置きトレーニングを実施します。

4）上肢機能

- 上肢機能の改善には，四肢の屈筋の筋緊張を低下させることが重要です。振戦や固縮の影響を受けるため，実施する姿勢や訓練道具，負荷量の調整が大切です。

- その際，両上肢の同時使用や反復運動，リズムに合わせた作業遂行能力向上を考慮したプログラムを選択するとよいでしょう。例として，棒体操，ボール投げなどの粗大運動，上肢・体幹のストレッチ，手拍子やメトロノーム，音楽などの聴覚的刺激を入力しながら関節の屈曲・伸展を取り入れた運動，また書字動作訓練[7]を行うことも有効であり，視覚的な目標設定を置いて実施することでうまく遂行することができます。
- また巧緻性向上には，ペグの上下反転動作や，紐結び等の細かな協調動作を患者の状態に合わせて選定し実施します。

5) ADL

- ADLの自立は患者のQOLを高める上でとても重要で，ADLが困難になってきた際は，その要因を考慮しADL訓練を実施することが大切です。
- ADL障害は，PDの主要徴候，精神・心理状態，認知機能，治療薬剤の影響で起こります。また，起き上がり・立ち上がり・歩行といった基本動作に困難さがある場合も介助を必要とする場面が増えてきます。
- 動作上では可能でも，時間がかかりすぎたり，日内変動（ウェアリングオフ現象，オン・オフ現象）のために介助を必要としたりする場合もあるので，実際の場面において「何を」「どのように行っているか」を丁寧に評価して介入を行っていきます。例として，更衣動作でのボタンのはめ・はずし動作，上衣更衣動作の上肢の伸展困難，靴下や靴を履くときの足元へのリーチ動作困難などに対しては，動作の姿勢や手順・方法の指導，衣類の工夫や自助具の提案を行い，安全・安楽に実施できるよう指導を行います。

6) 精神機能面[5)6)]

- アクティビティやレクリエーションはうつ傾向の心理状態を改善し，身体・精神機能の維持・改善にもつながります。患者に合わせたアクティビティの選定，用具や環境の調整と遂行補助にて達成感のある作品づくりを指導します。マクラメ編みやネット手芸，革細工など，体幹の伸展を促しリズムの良い四肢の交互運動が適しています。
- グループ活動を通して新たな関係づくりの場を提供し，楽しみながら作業療法に取り組めるように工夫します。

7) コミュニケーション[8)~11)]

- 書字やパソコン，スマートフォンやタブレット，50音表など口頭以外でのコミュニケーション手段を紹介し，その方法を習得します。
- Yes-Noが表示できる時期までは，積極的に介入を行っていきます。

7 病態像に合わせた作業療法介入

1) 初期段階（Hoehn & Yahr 重症度分類1〜2度[8]〜[11]）

①治療方針

◎ この段階では，ADLにほとんど支障をきたさないので，外来で薬物治療などを行いながら作業療法を行います。その際は，先を見据えた対応をし，手段的日常生活動作（instrumental activities of daily living：IADL）遂行，仕事の継続，予測される二次障害の予防を考慮します。

②介入手段

生活指導

◎ 規則正しい生活や活動的なライフスタイルの促進，長時間の同一姿勢は避けるなどの活動低下予防と身体機能改善への情報提供，家事や仕事などを行う場面での動作方法の提供，作業環境の調整や福祉用具の導入，既存の用具への工夫，振戦が利き手に強く出現し，IADL遂行の妨げになる場合は利き手交換や自助具導入を検討，また配偶者や介護者への関わりを行っていきます。

ホームプログラムの指導

◎ 運動，転倒への不安の予防，身体機能の維持・改善，バランス・筋力・関節可動性を改善するトレーニング等，廃用症候群を予防することを目的とした体操を指導します。

2) 中等度以上（Hoehn & Yahr 重症度分類3〜4度）

①治療方針

◎ 症状の進行によりADLが障害され，日常生活に介助が必要となる段階です。入院治療によって薬物コントロールや運動療法が行われる時期となり，ADL・IADLの維持・改善をめざし，限られた動作でも可能な活動を実施します。

◎ 体幹・上肢機能の維持・向上，社会参加の促進をめざしていきます。

◎ 会話が困難になってきた場合は，コミュニケーション手段の提供を行います。

◎ また退院後は，活動や社会参加を促すために，IT機器の活用や介護保険での通所リハビリを利用して外出の機会をつくるようにします。

②介入手段

二次的な障害の予防

◎ 前傾姿勢など屈曲傾向となる筋へのストレッチや，転倒予防，バランス・歩行の制限の予防を目的に，自宅で行える機能的な課題の指導を行います。リズムに合わせた運動や，身体を大きくゆっくりと最大限まで動かす活動を実施します。その際，意欲的に取り組めるよう目標を持ったり，声かけを行うなど，一緒に行い実施します。

日常生活の介助量軽減

- 廃用性の機能低下の改善，ADL・IADLの維持・改善を図るため遂行困難な動作への対策を考えていきます。

- 動作負荷を減らせるような移動支援用具の導入，転倒防止の手すりなどの設置，自助具や福祉機器などの利用も有効です。

- 会話や書字の代替手段としてコミュニケーション関連機器の導入を図り，携帯用会話装置やIT機器を活用しやすくするための設定をして使えるように訓練を行います。

心理支持的なアプローチ

- 家庭内の役割を担えるような環境整備や，外出・社会的交流の機会を提供します。

- 成功感が味わえるアクティビティを提供し，意欲を持って楽しんでリハビリが行えるよう働きかけていきます。

家族への指導

- 介助方法や動作指導などを行い，在宅療養の場合は，それが実施できているかを確認します。

3) 進行期 (Hoehn & Yahr 重症度分類5度)

①治療方針

- この段階は，すべてのADLに介助が必要な時期となります。拘縮や褥瘡など身体的，二次的合併症とともに知的低下や精神症状を予防し，介助量軽減，療養環境改善，QOLの維持とともに介護する家族への配慮も大切です。

②介入手段

身体機能の維持

- 臥床は極力避け，積極的に車椅子坐位やギャッジアップをして坐位保持の訓練，ROM訓練や良肢位保持を行います。誤嚥，褥瘡，廃用症候群を予防する介入が中心となります。

日常生活の介助量軽減

- ベッドや車椅子の適合，住宅改修の提案，ホームヘルパーや訪問入浴の利用などを可能な範囲で行い，介助者の負担を軽減します。

- 緊急時に呼び出せるような，コールスイッチの工夫を行います。

心理支持的なアプローチ

- 文字盤による会話促進，コミュニケーション能力維持のためのIT機器活用の工夫を行います。

家族への指導

- 介護者の負担軽減のための介入や，褥瘡や関節拘縮を予防するための情報提供を行います。

8 おわりに

◉ PDの作業療法では，病態像と患者のニーズ・楽しく取り組める活動（作業）を考慮してプログラムを選択・構成し，長期的な関わりを行っていきます。

◉ 作業療法士は，患者自身が自分の状態に折り合いをつけながら，仕事・遊び・日常生活などの活動（作業）を通じて，活き活きとした豊かな生活が送れるよう支援し，介入を行っていきます。

文献

1) 日本作業療法士協会：作業療法ガイドライン（2018年度版）. [http://www.jaot.or.jp/wp-content/uploads/2018/07/OTguideline2018-0.pdf]
2) 日本作業療法士協会：作業療法ガイドライン（2012年度版）. [http://www.jaot.or.jp/wp-content/uploads/2013/08/OTguideline-2012.pdf]
3) パーキンソン病診療ガイドライン作成委員会，編. パーキンソン病診療ガイドライン2018. 日本神経学会，監. 医学書院, 2018, p87-9.
4) 今井富裕：神経内科治療の最新動向—作業療法関連の新知見. 北海道作療. 2016；33(4)：168-74.
5) 浅井憲義, 他：作業療法学全書, 改訂第3版, 第4巻, 作業治療学1, 身体障害. 日本作業療法士協会, 監, 菅原洋子, 編. 協同医書出版社, 2008, p210-20.
6) 田中勇次郎：身体障害作業療法学. 改訂第2版. 長崎重信, 編. メジカルビュー社, 2013, p350-60.
7) 保田由美子：書字障害に対する音リズム刺激の効果—純粋アキネジアの一症例の経験を通して. 第40回日本作業療法学会, 2006, p267.
8) 宮口英樹, 他：作業療法学全書, 改訂第3版, 第11巻, 作業療法技術学. 3, 日常生活活動. 日本作業療法士協会, 監, 酒井ひとみ, 編. 協同医書出版社, 2016, p223-46.
9) 聖マリアンナ医科大学病院リハビリテーション部作業療法科：OT臨床ハンドブック増補版. 三輪書店, 2007, p89-104.
10) 山口　昇, 他：身体機能作業療法学. 第2版. 医学書院, 2016, p352-9.
11) 内藤泰男：日常生活活動の作業療法. 藤井浩美, 他編. 中央法規出版, 2014, p173-81.

—— 保田由美子，林　明人

2章 パーキンソン病の運動療法，作業療法，言語療法，摂食嚥下訓練

Q16 言語療法とは？

- ▶ 言語聴覚士（ST）は，パーキンソン病（PD）に対するリハビリテーション訓練として，言語訓練（発声，構音など），嚥下訓練，高次脳機能訓練など，幅広い領域に関わる。
- ▶ PDの発話障害は，音声や構音などで特徴的な症状を示す。
- ▶ PDの発話障害に対する言語療法は，訓練の長期効果や症例数の不足などにより，エビデンスとしてはいまだ不十分とされているものの，近年では，Lee Silverman Voice Treatment（LSVT®LOUD）に有効性が示されている。
- ▶ PDに対する言語療法は，有効な治療手段のひとつであり，機能訓練から社会参加までを視野に入れ，個々の症状に適した言語療法の提供により，コミュニケーション機能の改善や生活の質（QOL）の向上を図る必要がある。

1 言語療法の必要性

- 言語聴覚士（speech-language-hearing therapist：ST）は，パーキンソン病（PD）に対するリハビリテーション訓練として，言語訓練（発声，構音など），嚥下訓練，高次脳機能訓練などを行います。本項では，主にPDのコミュニケーションについて示していきます。
- PDの治療は薬物療法を中心に行われますが，そのほかに，デバイス補助療法（device-aided therapy）として，わが国では脳深部刺激療法（deep brain stimulation：DBS）やL-ドパ・カルビドパ配合経腸用液（levodopa-carbidopa intestinal gel：LCIG，デュオドーパ®）などが実施され，これらの治療法と合わせてリハビリが提供されています。しかし，薬物療法の言語機能への影響は明らかではなく，DBSにおいても，言語機能の悪化を示す報告が散見されています。
- いくつか報告がありますが，PDのおおむね6〜9割に音声や構音などの発話の障害を認めるとされ，コミュニケーションに影響を与えています。かつて言語療法の効果は低いとされてきましたが，近年，特に発声訓練で効果が示されてきています。

◎ コミュニケーションの障害は，生活の質（QOL）に影響を与えるとされ，機能訓練から社会参加までを含め，言語機能だけではなく，コミュニケーションとしての関わりにおいて，言語聴覚士による支援が必要とされています。

2 PDの発話障害とは？

1）臨床的特徴

◎ 小池の報告[1]では，PDの運動障害性構音障害の特徴がまとめられており，PDの発話障害は，運動低下性構音障害（hypokinetic dysarthria）と呼ばれ，多くの場合，声の変化がまず出現し（声量低下や気息性嗄声など），声の高さはやや高めで，大きさや高さの変化域が小さいことから抑揚に乏しく，発話速度の加速や音・音節の繰り返しを認め，構音では各構音器官の運動域が制限されることにより，子音の弱音化による発話明瞭度の低下を引き起こすとされています。

◎ 三枝の報告[2]においても，同様に，PDにおける音声・構音障害の臨床的特徴がまとめられています。

◎ 基本的には，身体症状と同様に「幅」の障害であり，胸郭や声帯の可動域低下などにより声量低下や気息性嗄声，各構音器官の運動域低下による発話明瞭度の低下など，発声や構音に関わる器官の運動距離が短くなることで発話の症状を示し，音域の「幅」が低下することにより，抑揚のない単調な発話が聴取されています。

◎ また，各構音器官の運動性は障害されていないことが多く，動作の繰り返しなどにより，徐々に発話の症状が出てくるのも特徴的とされています。

◎ 発話障害の病態生理については，身体症状と同様であると考えられている一方で，薬物療法の言語機能への影響の不明確さから，いまだ明らかとはなっていません。

◎ 中西らの報告[3]では，PDの障害評価とリハビリの実際がまとめられており，コミュニケーションにおいて，構音障害の重症度はHoehn & Yahr重症度分類の重症度と必ずしも一致しないとされ，個々の症状や重症度に合わせたアプローチが必要であるとしています。言語症状の発症早期では，症状が顕在化する前では自覚に乏しい場合も多く，早期からのリハビリ介入が重要となります。

2）言語機能の臨床的評価

◎ 巨島の報告[4]では，構音障害の評価として，発話明瞭度と声（voice：大きさ・高さ・持続時間・性質），構音（articulation：音素の置換・歪み・省略・付加），韻律（prosody：高低・抑揚・大小・速度・リズム）を評価するとしています。

◎ PDの言語機能評価と特徴を**表1**[1)2)4)]に示します。PDでは，動作の繰り返しにより

表1 ▶ PDの言語機能評価と特徴

評価項目		特　徴	
構音器官の運動機能	・各構音器官の運動域 ・運動の繰り返し　　　　　など	・運動域の制限 ・口輪筋の振戦，仮面様顔貌 ・動作の繰り返しによる運動距離の低下　　　　　　　　　など	
音　声	・声量 ・持続時間（発声・呼気） ・声質（粗糙性・気息性・無力性・努力性）　など	・声量低下 ・気息性嗄声 ・声の震え　　　　　　　など	
構　音	・置換　　・省略　　・鼻音化 ・歪み　　・付加　　　　　　など	・各構音器官の運動域制限による子音の弱音化 ・発話明瞭度の低下　　　など	
韻　律	・抑揚　　・高さ ・リズム　・発話速度　　　　など	・話声位の上昇 ・発話の加速 ・起声困難 ・不適当な間 ・音／音節の繰り返し ・声の大きさ／高さの変化域が小さく抑揚がない　　など	

（文献1，2，4より作成）

発話の症状が出てくる場合が多く，スクリーニングでは異常の判別は難しい場合もあるので注意が必要です。

- 日本言語聴覚士協会生涯学習システムワーキンググループの調査報告[5]では，運動障害性構音障害の検査としていくつかの検査バッテリーがありますが，標準失語症検査（Standard Language Test of Aphasia：SLTA）補助テスト，標準ディサースリア検査（Assessment of Motor Speech for Dysarthria：AMSD）などが用いられることが多いです。

- また，使いやすいようにアレンジして使用したりオリジナル検査を作成することもあり，多くの施設が複数の検査を組み合わせて実施し，音響分析などの客観的評価機器の使用は行っていない施設がほとんどであったとしています[5]。

- 情報共有の部分で課題は残りますが，早期からの言語症状の把握，また症状進行段階に合わせたリハビリ介入が必要となってきます。

3 言語療法とその有用性について

- パーキンソン病診療ガイドライン[6]では，PDのリハビリは有効であるとされています。

- しかし，PDに対する言語療法の訓練効果については，特に日常会話への般化が困難であり，いまだ十分なエビデンスが確立されていないのが現状です。

- 近年では，Ramigらの報告[7]による，Lee Silverman Voice Treatment（LSVT®LOUD）という発声発語訓練法がPDに対する有効性を示しています。

1) LSVT®LOUDとは？[8]

- LSVT®LOUDは，認定講習会を受講し，資格を有したセラピストにより提供される，音声を標的化した行動学的アプローチです。
- Foxらの報告[8] では，LSVT®LOUDの治療プロトコル，LSVT®プログラム特有の原理，LSVT®LOUDのアウトカムデータがまとめられています。
- LSVT®LOUDは，声量改善と日常会話への般化を目標としており，60分のセッションを週4日/4週間/計16回実施するプロトコルとなっている発声発語訓練法です。
- LSVT®プログラム特有の原理として，①target（振幅），②mode（集中的な，高い努力），③recalibration（再校正）を掲げています。LSVT®の集中的な方法が，神経可塑性や運動学習の原理に一致しているとされ，訓練期間中から訓練終了後も自主訓練を継続することで，訓練効果の維持を図っています。
- LSVT®LOUDのアウトカムデータとして，2つの無作為化比較試験（randomized controlled trial：RCT）に加えて，24カ月の訓練効果の持続，生理学的変化として発話中の胸郭の可動域拡大，声門下圧の上昇，声帯の内転圧の改善などの報告，音声産生系への変化として母音の質の改善，子音での口腔顔面運動の改善，舌の強度や運動性の改善，発話速度の改善，表情の変化，嚥下時の口腔通過時間の減少などの報告，また，ポジトロン断層撮影法（positron emission tomography：PET）による脳機能の変化の報告などをまとめています。
- わが国での報告例は多くはなく，わが国の実情に合わせた検討も期待されます。

2) PDに対する言語療法は有用か？

- Russelらによるシステマティックレビューの報告[9] では，音声を標的化した19論文において，LSVT®LOUDの報告例が最も多く，その有効性を示しています。そのほかにも呼吸調節や声域拡大（pitch variation）訓練，プッシング法（pushing exercise），音楽療法，voice choral singing therapy（VCST），呼吸訓練（respiratory exercise therapy：RET）などがPDに対して有効性を示していましたが，訓練の長期効果については課題が残るとしました。
- Cochrane Libraryより，Herdらによるメタアナリシスの報告[10] においても，LSVT®LOUDに有効性を示していましたが，症例数の不足などにより，PDに対する言語療法の有効性を示すエビデンスとしては不十分であるとしました。
- Atkinson-Clementらによる声量と声域での2つのメタアナリシスの報告[11] においても，LSVT®LOUDや呼吸訓練で有効性を示していましたが，同様に，言語療法の有効性を示すエビデンスとしては課題が残るとしています。
- これらのことから，PDに対する言語療法では，LSVT®LOUDに有効性が示され

ているものの，特に訓練の長期効果や症例数の不足などにより，いまだエビデンスが不十分であるという現状があります。

◉ 西尾の報告[12]では，臨床的有効性がある程度認められている音声言語訓練手技について，LSVT®LOUD以外の訓練法では，ペーシングボードを用いた発話速度の調節法，遅延聴覚フィードバック(delayed auditory feedback：DAF)法，プロソディー訓練(バイオフィードバック法)，拡声器などの方法をまとめています。

◉ 言語機能の重症度と言語療法の介入項目を**表2**[1)3)12)13)]に示します。コミュニケーションとしての関わりの中で，個々の症状に適した言語療法を提供することでQOLの向上を図っていくことが重要であり，STの役割は大きいと考えられます。

4 PDの認知機能について

◉ 鈴木ら[14]は，PDで認められる主な認知機能障害として，遂行機能障害，注意障害，記憶障害，視覚性認知機能障害などをまとめています。PDの発症早期から認知機能低下を認める場合があり，軽度の場合，改訂長谷川式簡易知能評価スケール(Hasegawa Dementia Rating Scale-Revised：HDS-R)やMini-Mental State Examination(MMSE)などでは症状を拾い上げられない場合もあり，評価の際には注意が必要になります。

表2 ▶ 言語機能の重症度と言語療法の介入項目

言語機能の重症度		言語療法の介入項目
軽度	・機能低下の予防 ・自己認識への働きかけ	・発声訓練(LSVT®LOUDなど) ・呼吸訓練 ・リラクゼーション ・構音器官の運動訓練　　　　　　　　　　　など
		➡ ・声の変化が先行して出現することが多い ・早期の場合，自覚症状に乏しいことも少なくない
中等度	・積極的な機能訓練 ・日常会話への般化	・発声訓練(LSVT®LOUDなど) ・呼吸訓練 ・リラクゼーション ・構音器官の運動訓練 ・構音訓練(プロソディー訓練など) ・外的キュー(ペーシングボードなど)　　　　　など
		➡ ・構音の誤りが出現する(子音の歪みなど) ・各構音器官の運動の可動域制限 ・発話明瞭度の低下などを伴う
重度	・コミュニケーション手段の再検討	・補助・代替的コミュニケーション(augmentative and alternative communication：AAC) ・拡声器，コミュニケーションボード，Yes／Noなど　　など
		➡ ・口頭でのコミュニケーションに制限がある ・嚥下障害や認知機能低下を伴うことも多い

(文献1，3，12，13より作成)

Q16 言語療法とは？　**103**

◉Barnishらによる PD における認知機能および明瞭度とコミュニケーションとの関連についてのシステマティックレビューの報告[15]では，認知機能と明瞭度の両者が PD の日常的コミュニケーションに関連しているとしており，コミュニケーションとしての関わりの中では，PD の認知機能障害についても配慮する必要があります。

5 おわりに

◉PD に対する言語療法については，いまだ十分なエビデンスが確立されていませんが，その中でも，近年では LSVT®LOUD に有効性が示されています。
◉高いエビデンスのある訓練法がすべての患者に適しているとは限らず，患者とのコミュニケーションの中で，個々の症状に適した言語療法を提供することが重要です。

文献

1) 小池三奈子：パーキンソン病に対する言語療法. MED REHABIL. 2007；76：53-8.
2) 三枝英人：パーキンソン病診療 Q&A. パーキンソン病における声とことばの障害（音声障害と構音障害）. Fronti Parkinson Dis. 2013；6(4)：232-6.
3) 中西亮二, 他：パーキンソン病の障害評価とリハビリテーション. Jpn Rehabil Med. 2013；50(8)：658-70.
4) 巨島文子：摂食・嚥下障害, 構音障害—診察の進め方とスクリーニング, 検査. Medicina. 2014；51(7)：1238-41.
5) 川岸 惠, 他：運動障害性構音障害の現状報告. 言語聴覚研. 2006；3(2)：85-8.
6) 「パーキンソン病診療ガイドライン」作成委員会, 編：パーキンソン病診療ガイドライン 2018. 日本神経学会, 監. 医学書院, 2018.
7) Ramig LO, et al：Comparison of two forms of intensive speech treatment for Parkinson disease. J Speech Hear Res. 1995；38(6)：1232-51.
8) Fox C, et al：LSVT LOUD and LSVT BIG：Behavioral Treatment Programs for Speech and Body Movement in Parkinson Disease. Parkinson Dis. 2012；2012：391946.
9) Russell JA, et al：Targeted exercise therapy for voice and swallow in persons with Parkinson's disease. Brain Res. 2010；1341：3-11.
10) Herd CP, et al：Speech and language therapy versus placebo or no intervention for speech problems in Parkinson's disease. Cochrane Database Syst Rev. 2012；(8)：CD002812.
11) Atkinson-Clement C, et al：Behavioral treatments for speech in Parkinson's disease：meta-analyses and review of the literature. Neurodegener Dis Manag. 2015；5(3)：233-48.
12) 西尾正輝：パーキンソン病に伴うディサースリアの訓練・治療. ディサースリア臨研. 2014；4(1)：31-7.
13) Keus SH, et al：Evidence-based analysis of physical therapy in Parkinson's disease with recommendations for practice and research. Mov Disord. 2007；22(4)：451-60.
14) 鈴木由希子, 他：パーキンソン病の認知機能障害. 老年精医. 2014；25(11)：1218-21.
15) Barnish MS, et al：Roles of Cognitive Status and Intelligibility in Everyday Communication in People with Parkinson's Disease：A Systematic Review. J Parkinsons Dis. 2016；6(3)：453-62.

——— 酒井　譲, 林　明人

2章 パーキンソン病の運動療法, 作業療法, 言語療法, 摂食嚥下訓練

Q17 摂食嚥下訓練とは?

- ▶ 摂食嚥下障害は, パーキンソン病 (PD) 患者における予後決定因子かつQOL阻害因子である。
- ▶ 摂食嚥下障害はPDに高率に合併し, 病識に乏しく, 不顕性誤嚥が少なくない。
- ▶ 先行期から食道期の各期に障害がみられる。
- ▶ 身体的運動障害とは必ずしも関連しない。
- ▶ PD進行期に薬剤の副作用の影響を受ける。特にジスキネジア, 口腔乾燥, オフ症状が摂食嚥下障害に影響する。
- ▶ 自律神経症状としての食事性低血圧では失神により食物で窒息するリスクがある。
- ▶ オン時間帯に摂食できるように投薬調整を行うことが必要である。
- ▶ 早期発見と廃用予防, 病態に応じたリハビリテーションは有効である。
- ▶ 随意咳の減弱に対する呼気筋力訓練は, 誤嚥予防に有効である。
- ▶ 姿勢調整, メトロノームによるリズム訓練は, エビデンスがある介入方法である。

1 パーキンソン病 (PD) の摂食嚥下障害の全体像は?

- ● 摂食嚥下障害は, PD患者における重大な予後決定因子であり, かつ, QOL阻害因子でもあります。
- ● PD患者の死因のうち, 日本では肺炎・気管支炎が約40%[1], スウェーデンでは24%との報告があります。肺炎・気管支炎の原因の多くが誤嚥性肺炎であることはよく知られています。
- ● 一方, 米国での32年間のPD患者の追跡で, 肺炎発症は10倍増加しており, 肺炎 (誤嚥性肺炎が主) は長期の経過をたどるPDにおいて, QOL阻害因子にもなっていると考えられます[2]。また, 摂食嚥下障害と発語障害の重症度はPDのQOLと関連すると報告されています。
- ● 摂食嚥下障害の発症はPD患者の50〜90%にみられます[3]。特徴としては, 先行

期から食道期の摂食嚥下の各期に障害がみられ，Hoehn & Yahr重症度など身体的運動障害とは必ずしも関連しません[4]。
- 摂食嚥下障害の自覚に乏しく，むせのない誤嚥（不顕性誤嚥）が少なくありません[5]。
- また，抗PD薬の長期投与の副作用としてのジスキネジア，口腔乾燥，治療域が狭くなることによるオフ症状（図1）[6]が摂食嚥下機能に影響することは，他の神経内科疾患にはみられない特徴です。

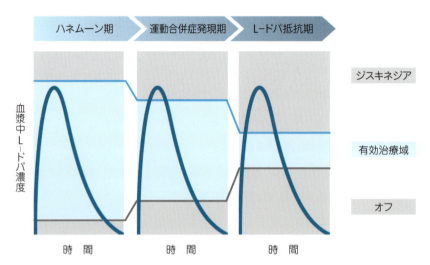

図1 ▶ 抗PD薬の副作用としてのジスキネジア，オフ症状の変動
有効治療域が狭くなることによるオフ症状がPD患者の摂食嚥下機能に影響する

（文献6より改変）

2 摂食嚥下障害の要因は？

- 摂食嚥下障害に関連する要因は以下の通りです。
  ①認知障害・うつ症状
  ②錐体外路症状：振戦・寡動・強剛・姿勢反射障害・姿勢異常（斜め徴候）による摂食動作や嚥下運動の異常
  ③嚥下運動の協調（連携）運動障害
  ④嚥下関連器官における感覚障害
  ⑤自律神経障害　など

3 摂食嚥下障害の病態は？

- 摂食嚥下運動は随意運動，反射運動，自律運動のすべて，つまりそのプロセスにおいて，先行期から食道期のすべてが障害されます。

- 以下，各期における主な所見を示します（図2）[7]。
  ① 先行期・認知期：うつ症状や認知障害による摂食障害，上肢の振戦・強剛，斜め徴候による摂食動作の障害。
  ② 口腔準備期：すすりのみ，舌のポンプ運動とジスキネジア，舌運動と咀嚼運動の緩慢，嚥下運動のためらい，顎の強剛，流涎，口腔乾燥，舌圧の低下。
  ③ 咽頭期：嚥下反射の遅延，咽頭蠕動の緩慢・減弱，喉頭蓋の運動障害，喉頭挙上運動の緩慢・減弱，喉頭蓋谷や梨状窩への食物などの貯留，喉頭侵入・誤嚥。
  ④ 食道期：上部食道括約筋の機能不全，食道蠕動の減弱，胃食道逆流。
- また，摂食嚥下障害の病態として以下の所見がみられます。
  ① 姿勢：首下がり・頸部筋の強剛による口腔・咽頭の移送障害が起こります。
  ② 悪性症候群：急性増悪であり，摂食嚥下障害は必発です。
  ③ 呼吸との関連：呼気加速の減弱があり，随意咳の呼気加速と嚥下造影（video-fluorography：VF）上の誤嚥は関連があり[8]，嚥下後の吸気や無呼吸時間が短い場合に，気道侵入のリスクが高まります。
  ④ 自律神経障害：特に食事性低血圧では，失神時に食物で窒息するリスクがあります。
  ⑤ 抗PD薬の副作用としてのジスキネジア，口腔乾燥，オフ症状は摂食嚥下障害に影響を及ぼします。

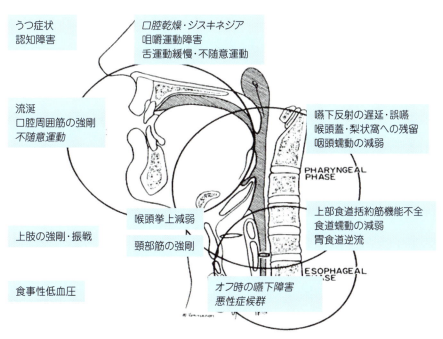

図2 ▶ PDの摂食嚥下障害
抗PD薬の副作用に関連するものはイタリックで示した

（文献7より作成）

4 摂食嚥下障害の対策は？

1）評価

- 前述のように，PDでは自覚のない摂食嚥下障害が多く，突然の肺炎や窒息で入院することがあります。まずは，嚥下障害の発見が重要です。
- 標準的評価法としてはVFと嚥下内視鏡（videoendoscopy：VE）があります。その前段階のスクリーニングでは，反復唾液嚥下テスト（Repetitive Saliva Swallowing Test：RSST），改訂水飲みテスト（Modified Water Swallow Test：MWST）のほかにMunich Dysphagia Test-Parkinson's Disease（MDT-PD）などがあり，PDの嚥下スクリーニングテストの有用性が報告されています。
- また，流涎のある患者では唾液の不顕性誤嚥，不顕性の喉頭侵入，喉頭蓋谷や咽頭後壁の感覚低下など，流涎が嚥下障害の指標のひとつとして有用との報告があります。

2）原疾患と関連した対処方法

- 原疾患の運動症状への対処：投薬調整とリハビリテーションにより，摂食嚥下関連筋の強剛，不随意運動，首下がりや姿勢障害の軽減，上肢運動障害の改善を図ります。ただし，抗PD薬が，嚥下障害の改善をもたらさないことも少なからずあります。

3）投薬と摂食嚥下障害の関係

①ウェアリングオフ現象が強い場合

- ウェアリングオフ現象が強い場合は，オン時に経口摂取ができるように，食前に抗PD薬を服用するよう投薬調整を行います（図3）。一方，服薬困難のために口腔・咽頭残薬が認められることがあり（図4），薬剤効果判定は慎重に行わなければなりません。最近，非経口薬のロチゴチン貼付薬で，嚥下障害の改善を認めた報告があり，また，アポモルヒネ注射薬もレスキューとして試みることができます。

②L-ドパの効果

- L-ドパの効果としては，最近のメタアナリシスでは，L-ドパによる嚥下障害改善効果についてのエビデンスは得られていません[9]。単にL-ドパ投与や調整だけでなく，リハビリと併用することが必要と考えられます。

4）流涎対策

- 流涎に対するB型ボツリヌス毒素の唾液腺への注射の無作為化比較試験（randomized controlled trial：RCT）では，プラセボに対して有意に流涎を改善させました[10]。ただし現時点では，わが国での流涎に対する注射での診療報酬

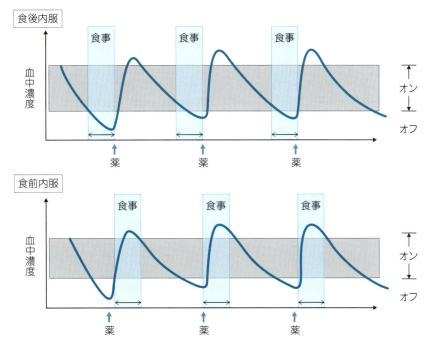

図3 ▶ L-ドパの投薬調整：食後から食前投与へ

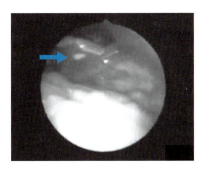

図4 ▶ 治療薬の咽頭残留（➡）
（カラー口絵参照）

は認められていません。

5）手術療法の影響

- 脳深部刺激療法（deep brain stimulation：DBS）のシステマティックレビューでは，刺激部位の比較や片側・両側刺激の比較なども含め，摂食嚥下障害に関して有意な臨床的効果は確認できていません[11]。

5 有効性が報告されている摂食嚥下訓練は？(表1)

● 廃用を予防し，嚥下機能評価とPDの特徴に応じた訓練を行うことにより，摂食嚥下機能をより良い状態に維持することは可能です．以下，最近の介入研究を紹介します．

① 食形態調整・姿勢調整の介入におけるRCTでは肺炎予防は蜂蜜＞ネクター＞顎引きの順でしたが，認知症合併例では介入効果は得られにくいです．

② メトロノームを用いたリズム訓練において，クロスオーバー試験で短期効果が認められました．

③ 発話訓練としてエビデンスレベルの高いLee Silverman Voice Treatment（LSVT®LOUD）が摂食嚥下障害に対しても有効です（pilot study）．

④ 呼吸訓練：随意咳の呼気加速とVF上の誤嚥は関連があり，呼気筋力訓練を行うことにより呼気加速が増加し，VF上の誤嚥が減少しました（RCT）（図5）[12]．

表1 ▶ 嚥下リハビリのエビデンス

食形態調整・姿勢調整の介入	肺炎予防効果は蜂蜜＞ネクター＞顎引きの順	RCT	Logemann JA, et al:J Speech Lang Hear Res. 2008;51(1):173-83.
メトロノームによるリズム訓練	短期効果を確認	クロスオーバー試験	Nozaki S, et al:Deglutition. 2012;1(2):400-12.
Lee Silverman Voice Treatment (LSVT®LOUD)	摂食嚥下障害にも有効	pilot study	El Sharkawi A, et al:J Neurol Neurosurg Psychiatry. 2002;72(1):31-6.
呼気筋力の訓練	呼気加速が増加，VF上の誤嚥が減少	RCT	Troche MS, et al:Neurology. 2010;75(21):1912-9.
ビデオによるフィードバック訓練	有効	システマティックレビュー	van Hooren MR, et al:Parkinsonism Relat Disord. 2014;20(8):800-7.

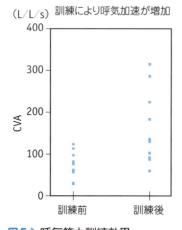
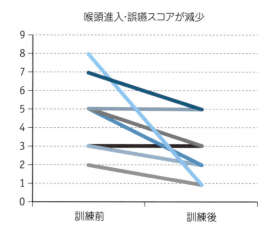

図5 ▶ 呼気筋力訓練効果
CVA：cough volume acceleration

（文献12より改変）

6 おわりに

◉ PDの摂食嚥下障害は多彩な症状を呈しますが，廃用予防とともにその特徴をとらえた介入を行うことにより，有効なリハビリの効果を得ることができます。また，患者は病識に乏しいことが多く，長期にわたって食生活を支えていくためには患者と家族のサポートが必要です。定期的な評価とリハビリの継続が重要となります。

文献

1) Nakashima K, et al：Prognosis of Parkinson's disease in Japan. Tottori University Parkinson's Disease Epidemiology (TUPDE) Study Group. Eur Neurol. 1997；38 Suppl 2：60-3.

2) Plowman-Prine EK, et al：The relationship between quality of life and swallowing in Parkinson's disease. Mov Disord. 2009；24(9)：1352-8.

3) Leopold NA, et al：Laryngeal deglutition movement in Parkinson's disease. Neurology. 1997；48(2)：373-6.

4) Nilsson H, et al：Quantitative assessment of oral and pharyngeal function in Parkinson's disease. Dysphagia. 1996；11(2)：144-50.

5) Bird MR, et al：Asymptomatic swallowing disorders in elderly patients with Parkinson's disease：a description of findings on clinical examination and videofluoroscopy in sixteen patients. Age Ageing. 1994；23(3)：251-4.

6) Olanow CW, et al：Drug insight：Continuous dopaminergic stimulation in the treatment of Parkinson's disease. Nat Clin Pract Neurol. 2006；2(7)：382-92.

7) 野﨑園子, 他編著：DVDで学ぶ神経内科の摂食嚥下障害. 医歯薬出版, 2014, p8-18, 121.

8) Pitts T, et al：Voluntary cough production and swallow dysfunction in Parkinson's disease. Dysphagia. 2008；23(3)：297-301.

9) Menezes C, et al：Does levodopa improve swallowing dysfunction in Parkinson's disease patients? J Clin Pharm Ther. 2009；34(6)：673-6.

10) Ondo WG, et al：A double-blind placebo-controlled trial of botulinum toxin B for sialorrhea in Parkinson's disease. Neurology. 2004；62(1)：37-40.

11) Troche MS, et al：Swallowing and deep brain stimulation in Parkinson's disease：a systematic review. Parkinsonism Relat Disord. 2013；19(9)：783-8.

12) Pitts T, et al：Impact of expiratory muscle strength training on voluntary cough and swallow function in Parkinson disease. Chest. 2009；135(5)：1301-8.

———— 野﨑園子

2章 パーキンソン病の運動療法，作業療法，言語療法，摂食嚥下訓練

Q18 ブラッシュアップ入院とは?

A

▶ブラッシュアップ入院とは，緩徐進行性であるパーキンソン病（PD）の症状の推移に合わせて，定期的に短期間での入院を勧め，内服薬の調整に加えて，適切なリハビリテーションを見直すために行う入院のことである（筆者による造語で2006年から提唱）[1]。

▶ブラッシュアップ入院でのリハビリは，言い換えると「オーダーメイドリハビリテーション」を推進することである。

▶ブラッシュアップ入院では，その時点でのPD患者個人に適したリハビリを行い，入院時および退院後のリハビリの目標や介入方法を明確にするとともに，医療者と患者本人と介護者で共有することを目的とする。

1 ブラッシュアップ入院の必要性

◉パーキンソン病（PD）は緩徐進行性であると同時に，その症状は画一的ではなく，個々の患者によって異なっています[2)3]。したがって，その訴えや症状に対するリハビリテーションも異なってくるのは当然のことです。

◉PDの患者に適したリハビリの目標をより具体的に立て，介入方法を選択することが求められます。また，エビデンスがあるからといって患者が継続できないような介入方法では何の意味もなくなってしまいます。その患者に合わせて「楽しく継続できる」介入方法を選択することが必要です。

2 ブラッシュアップ入院を上手に活用するために

◉医師，リハビリの療法士，患者本人，介護者で，ブラッシュアップ入院の意味を含めて情報を共有することが大切です。

◉退院の際にも，より具体的な目標を示して，そのための在宅あるいは介護サービス（デイサービスなど）でも行えるようにすることを勧めます。

◉ 具体的なリハビリ方法などは，できるだけ視覚化することを推奨します。

◉ 以下に具体的な症例についての一部を提示しますので，参考として下さい。

3 症例紹介

1) 患者

◉ 1998年に発症。78歳男性。

◉ Hoehn & Yahr (HY) 重症度分類3〜4度。

◉ 今回の入院：20XX年5月X日〜6月X日（12日間）。

2) 今回の入院で行ったこと

◉ 幻覚をなくし，動きを良くするための薬剤調整。

◉ リハビリ：立位バランス・歩行訓練，寝返り訓練など。

◉ 今後の治療プログラムの作成など。

3) 服用薬について変更した点

◉ 今回，入院の原因となった幻覚をなくすために，アマンタジン（シンメトレル®）などの幻覚を起こしやすい薬剤を中止しました。ドネペジル（アリセプト®）を加え，さらにL-ドパ/カルビドパ水和物（メネシット®）を1日4.5錠から9錠に増量しました。薬剤の変更により幻覚はなくなり，動きも良くなっています。

4) 日常生活動作 (ADL) について

①入院時

◉ ひとりで立っているのがやっとで，歩くとすぐにすくみ足が出現，転倒しやすい状態でした。

②退院時

◉ 薬剤変更とリハビリにより，起立もスムーズに行えるようになってきています。監視下でひとりで歩くこともできるようになっています。

5) 入院中に行ったリハビリ

◉ まず，現在の状態を判定しました。HY 4で介助がないと歩行できず，転倒しやすい状態でした。

◉ 歩行は前かがみで，腕振りがなく，足がすくんで前に出ない状態が多くみられました。バーセルインデックスは100点満点中40点でした。

Q18 ブラッシュアップ入院とは？　**113**

- そこで，体幹のストレッチ・立位バランス・歩行訓練を中心に行いました．

6) 具体的なリハビリ

①目標
- 日常生活の中で，家の中をひとりで歩いて移動できるようになり，トイレにも行けるようになることが目標です．

②実際の方法
- 寝返りなど体幹のストレッチ，立位バランスや歩行訓練です（図1，2）．

7) 家族あるいは介護者へのアドバイス

- 今は，ひとりでも歩行できる状態ですが，まだ不安定です．転倒の可能性が考えられますので，横でみてあげることが必要です．
- 歩く際に焦ってしまうこともあるため，焦らずに時間に余裕を持って，励ましてあげて下さい．また一緒に喜んで，ほめてあげて下さい．
- そうすることによって，ADLの改善が期待できます．

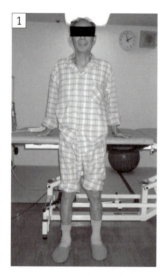
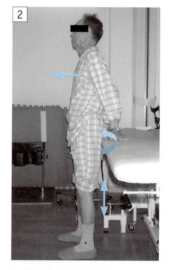

1のように台に対して後ろ向きに立ちます．2の3つのポイントを意識して体を伸ばします

1. お尻の穴を絞めます
2. 胸を張ります
3. 膝を伸ばします

図1 ▶ 丸まった姿勢を直す運動

体を捻ることで寝返りや歩行中の方向転換が行いやすくなります

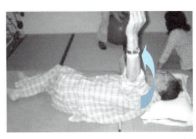

胸を張りながら腕を後ろに開きます。目線はいつも開くほうの手のひらです

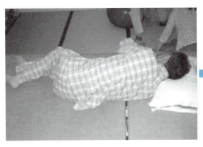

横向きに寝て腕を前方に伸ばします

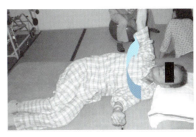

反対側も行いましょう

図2 ▶ 体を捻って伸ばす運動

4 ブラッシュアップ入院とトータルケア

- ブラッシュアップ入院では，定期的なリハビリを適切に行うために症状・病態の把握を行い，内服薬やリハビリでどのような介入が必要か決定していきます。患者に合わせたオーダーメイドリハビリテーションを行うことがトータルケアにつながります。
- 医師，リハビリの療法士，患者本人，家族あるいは介護者による情報の共有化により，PDのトータルケアとして，医療と介護と福祉を含めた連携をとっていくことが重要です。
- リハビリの介入方法の評価は，有効性のエビデンスだけではなく，継続できるかどうか，患者の意欲を保ち楽しく取り組めるようにすることが重要です。PD患者に対して，医療の現場だけでなく，介護の分野においても適切なリハビリを行うことができるように連携したPDのトータルケアを構築することが望まれます。

文献

1) 林 明人：パーキンソン病に効く音楽療法CDブック．マキノ出版，2012．
2) Jain SS, et al：Parkinson's disease and other movement disorders. Rehabilitation Medicine：Principles and Practice. 3rd ed. Delisa JA, et al, ed. Lippincott Williams & Wilkins；1998. p1035-56.
3) Keus SH, et al：Evidence-based analysis of physical therapy in Parkinson's disease with recommendations for practice and research. Mov Disord. 2007；22(4)：451-60.

―――林 明人

2章 パーキンソン病の運動療法，作業療法，言語療法，摂食嚥下訓練

Q19 回復期リハビリテーション病棟でのリハビリとは？

- ▶ パーキンソン病（PD）に対するリハビリテーションの有用性は明らかである。
- ▶ 入院による集中的なリハビリはPDの運動障害，ADLおよびQOLを改善し，この効果は長期間持続する。
- ▶ 進行期PDの増悪では一次的な障害に加えて廃用などによる二次的な障害が複合的に影響するため，運動機能だけでなくADL全般の改善を目的とした総合的なリハビリを行う必要がある。
- ▶ 回復期リハビリ病棟ではリハビリに適した環境が整備され，充実したリハビリスタッフが配置されている。集中的に複合的なリハビリを行うだけでなく，病棟生活を含めた総合的なリハビリを提供している。
- ▶ 回復期リハビリ病棟での総合的なリハビリは，進行期PDの増悪で低下した運動障害の改善およびADL，QOLの向上に有用である。この効果の長期持続にはリハビリの継続が必要である。
- ▶ リハビリにより，進行期PDの増悪により低下した運動障害や嚥下障害を改善し，その後の経過での転倒，誤嚥性肺炎を予防することは，ADL，QOLを保つ上で有用であると考えられる。
- ▶ PDの増悪は回復期リハビリテーション病棟入院料の対象疾患に含まれておらず，対象疾患外での入院となる。

1 パーキンソン病（PD）の入院でのリハビリテーション

- PDの入院，外来，在宅でのリハビリおよびホームエクササイズの有効性は広く認められています。入院では外来通院や在宅に比べて総合的なリハビリを行うことができます。
- 進行期PDの患者はリハビリがより必要であるにもかかわらず，頻回の外来通院が難しく，そのため入院での集中的なリハビリの有用性が高いと考えられます。
- PDの薬物治療，外科的治療は大学病院などの急性期病院で行われることが一般的

ですが，こうした医療機関では入院での総合的なリハビリの提供は難しく，PDの治療を進める上での課題となっています。

◉ 入院でリハビリを行うにあたっては，リハビリ以外の時間を過ごす病棟の生活環境を整える必要があります。

◉ 転倒などの事故の予防が大切である一方で，リハビリの効果を発揮するためには病棟での行動の制限はなるべく控える必要があります。

◉ 社会生活を続けている患者も少なくないので，入院に伴ういろいろな負担や制約を考慮し，患者の重症度に応じた介入方法の選定が重要です。

2 入院でのリハビリは有用である―メタアナリシスでの検証

◉ Goodwinら (2008)[1] やMovement Disorder Society (Foxら，2011)[2] により，PDに対するリハビリのエビデンスがメタアナリシスで分析・検討され，入院でのリハビリの効果が示されました。

◉ PDに対する入院でのリハビリにより，種々の運動障害の改善や日常生活動作 (activities of daily living：ADL)，生活の質 (quality of life：QOL) の向上が得られます。

3 入院でのリハビリの効果の最近の研究―無作為化比較試験 (RCT) での検証

◉ Monticoneら[3] は進行期のPD患者 (介入群：32例) に対して移乗・バランス・歩行訓練，動作訓練，認知動作訓練，作業療法などを組み合わせた複合的なリハビリ (multidisciplinary rehabilitation) を，対照群 (32例) には一般的なリハビリを，各々1日90分，8週間，入院により施行しました。リハビリ前，終了時，12カ月後にパーキンソン病統一スケール (Unified Parkinson's Disease Rating Scale：UPDRS) part 3, Berg Balance Scale (BBS)，機能的自立度評価法 (Functional Independence Measure：FIM)，パーキンソン病質問票-39 (Parkinson's Disease Questionnaire：PDQ-39) で評価しました。経時的効果，各リハビリ群間の効果，経時・群間の相互の影響を考慮した効果の比較で，複合的なリハビリを行った患者では上記すべての評価において有意な改善を認めました。さらに1年後においても効果の継続がみられました (表1)[3]。

◉ Frazzittaら[4] は1日3時間，週5日，4週間の複合的・集中的リハビリ (multidisciplinary intensive rehabilitation) を施行し，運動障害，バランス障害，ADL，QOLの著明な改善を報告しました。さらに1年の経過によるPDの運動障害の進行が軽減され，1年後のリハビリ介入でも再び改善がみられています。また，抗

表1 ▶ リハビリの効果の経過を含めた評価

	群	リハビリ前*	リハビリ後* （8週後）	12カ月後*
一次的効果				
MDS-UPDRS-part 3（0-132）	experimental	83.0（15.3）	40.8（13.4）	37.3（12.7）
	control	83.0（14.3）	65.4（12.5）	65.7（14.8）
二次的効果				
BBS（0-56）	experimental	38.8（9.0）	50.2（4.5）	51.5（2.8）
	control	37.7（10.0）	40.8（3.9）	35.8（3.3）
FIM（18-126）	experimental	68.8（10.1）	109.2（6.9）	115.4（5.2）
	control	70.1（8.3）	90.3（8.5）	90.6（7.8）
PDQ-39				
活動性（0-100）	experimental	50.6（23.2）	26.8（12.0）	20.2（12.3）
	control	51.1（20.5）	40.9（15.3）	35.5（11.5）
ADL（0-100）	experimental	47.1（19.2）	21.3（9.5）	11.7（5.9）
	control	47.7（17.2）	40.9（8.6）	36.6（15.3）
情動（0-100）	experimental	43.0（18.4）	20.6（12.1）	15.8（8.4）
	control	41.0（16.6）	35.4（11.8）	35.5（11.5）
スティグマ（0-100）	experimental	31.3（19.4）	11.0（10.8）	10.7（9.0）
	control	31.6（16.6）	25.9（16.2）	26.6（11.8）
社会的支援（0-100）	experimental	30.7（18.5）	10.9（16.5）	8.6（12.6）
	control	31.9（15.7）	21.1（11.3）	26.3（12.2）
認知（0-100）	experimental	35.5（19.5）	21.2（10.5）	15.6（11.8）
	control	35.2（14.4）	31.6（10.7）	31.1（13.7）
コミュニケーション（0-100）	experimental	31.7（18.6）	23.0（23.0）	21.6（22.1）
	control	31.7（16.3）	31.4（15.5）	31.0（16.8）
身体的不快（0-100）	experimental	36.9（18.8）	15.7（11.6）	10.9（10.5）
	control	36.9（16.6）	29.9（11.1）	31.3（18.3）

＊：平均値（標準偏差）
†：平均差（標準誤差）
n＝70（35×2）

PD薬を減量できた症例もありました。

◉ Morrisら[5]はPT，OTによる45分間のリハビリを2週間連日で行い，運動障害，バランス障害，QOLの改善を認めました。このうち歩行とQOLの改善は3カ月間持続しました。

表1 ▶ 続き

平均差 リハビリ後[†] （8週後）	平均差[†] （12カ月後）	F値（p値） 経時的効果	F値（p値） 群間効果	F値（p値） 経時／群間 相互影響効果
−24.5（3.2）	−28.3（3.4）	235.55（$p < 0.001$）	40.16（$p < 0.001$）	41.70（$p < 0.001$）
9.3（1.0）	15.6（0.8）	23.27（$p < 0.001$）	69.74（$p < 0.001$）	29.05（$p < 0.001$）
18.9（1.9）	24.8（1.7）	378.92（$p < 0.001$）	109.03（$p < 0.001$）	58.09（$p < 0.001$）
−14.1（3.4）	−15.4（3.0）	34.36（$p < 0.001$）	13.26（$p = 0.001$）	4.72（$p = 0.012$）
−19.6（2.2）	−24.9（2.9）	44.20（$p < 0.001$）	57.06（$p < 0.001$）	12.23（$p < 0.001$）
−14.8（2.9）	−19.8（2.5）	27.70（$p < 0.001$）	20.76（$p < 0.001$）	13.03（$p < 0.001$）
−14.9（3.4）	−15.8（2.6）	18.34（$p < 0.001$）	14.70（$p < 0.001$）	7.50（$p = 0.001$）
−10.2（3.4）	−17.7（3.1）	19.90（$p < 0.001$）	17.06（$p < 0.001$）	6.90（$p = 0.002$）
−10.4（2.6）	−15.4（3.2）	12.99（$p < 0.001$）	13.18（$p = 0.001$）	5.19（$p = 0.008$）
−8.4（4.8）	−9.4（4.9）	2.91（$p = 0.061$）	3.14（$p = 0.081$）	2.57（$p = 0.084$）
−12.2（2.8）	−20.3（3.7）	21.70（$p < 0.001$）	22.88（$p < 0.001$）	7.32（$p = 0.001$）

（文献3より改変）

◉ Monticone，Frazzitta，Morris らは，いずれも入院で集中的にリハビリを行うことの有用性を示しています。

4 回復期リハビリ病棟とは？

- 回復期リハビリ病棟は日本固有のリハビリ医療のシステムです。2000年4月の診療報酬改定で「回復期リハビリテーション病棟入院料」として新設され，同時期に介護保険制度が創設されています。
- 疾患の急性期に続く回復期のなるべく早い時期から専門的，集中的なリハビリを行うことで障害の大幅な改善をめざし，できるだけ多くの患者の家庭・社会復帰を図ることを目的につくられたシステムです。
- 充実したリハビリの提供を目的として，リハビリスペースの広さだけでなく病室の広さや廊下幅まで定められ，医師，リハビリスタッフ，看護師，社会福祉士などの人員も十分配置されています。
- 2017年現在，全国に1,725病棟，7万7,102病床が登録され，全国平均では既に厚生労働省が目標としている10万人当たり50床の目標を超えた約60床が登録されています。

5 回復期リハビリ病棟のリハビリの特徴は？

- PT，OT，STによる専門的なリハビリを1日3時間，365日，休みなく提供することができます。さらに病棟でのリハビリ看護に基づいた24時間の生活リハビリによりADLの改善を進めます。
- 住宅改修などによる生活環境の整備，介護に当たる家人に対する介護訓練，栄養指導，在宅でのリハビリの継続を含めた介護・社会福祉サービス計画の作成，身体障害者認定の申請など，家庭や社会生活への復帰に向けた総合的な医療を提供します。

6 回復期リハビリ病棟でのPDのリハビリの効果

- わが国独自の医療システムである回復期リハビリ病棟でのリハビリの効果についても検証が進められています。
- 加世田ら[6)7)]はパーキンソニズムの増悪を認めた進行期PD患者（31例）に対して，回復期リハビリ病棟に1カ月間入院させ，PT，DT，STによるリハビリを1日2時間，週に6〜7日，行いました。入院時と退院時にUPDRS，FIMで評価し，すべての患者のUPDRS（part 4以外）とFIMの運動項目，総合点で明らかな改善を認めました。退院後の効果の持続には，通院，通所でのリハビリなどの継続が有用でした。さらに患者によっては抗PD薬の減量が可能でした（**表2**）[6)]。
- 筆者らもパーキンソニズムの増悪がみられた進行期PD病患者（17例）に対して，

表2 ▶ 患者背景と評価

HY	3度 (n=7)		4度 (n=18)		5度 (n=6)	
性別 (男/女)	5/2		8/10		2/4	
年齢 (歳)	63.1±14.9		70.4±6.5		74.3±6.2	
罹病期間 (年)	4.6±2.5		9.6±6.4		14.3±8.2	
MMSE	26.9±2.5		25.1±5		23.0±12.3	
	入院時	退院時	入院時	退院時	入院時	退院時
運動FIM	52.0±14.3	63.0±13.8*	47.2±13.5	56.3±14.3*	30.5±10.6	30.7±9.3
認知FIM	26.0±4.2	27.6±3.1	25.0±5.1	27.2±5.1	21.7±8.3	22.5±7.1
総合FIM	78.0±16.6	90.6±15.6*	72.3±18.0	83.5±18.8*	52.2±15.2	53.2±13.0
UPDRS part 1	1.7±1.9	1.7±1.9	2.5±2.6	2.3±2.4	3.0±2.9	2.4±2.3
UPDRS part 2	17.0±4.7	15.7±4.8	21.3±7.1	19.8±6.5	27.6±5.7	26.2±7.1
UPDRS part 3	34.5±11.4	31.8±11.3	41.7±14.5	37.8±15.3	49.8±17.0	49.0±17.6
UPDRS part 4	0.2±0.4	0.2±0.4	1.5±1.7	1.2±1.3	2.4±2.6	2.0±1.7
UPDRS総計	53.3±16.6	49.7±17.1	66.6±22.2	61.2±22.6	82.6±17.4	79.6±19.6
BBS	40.0±10.6	47.4±8.7	27.0±10.9	32.2±10.3	11.3±9.0	15.3±10.5

HY：Hoehn & Yahr重症度分類
*：$p < 0.05$

(文献6より改変)

回復期リハビリ病棟への入院により1日平均2.6時間，週に7日，平均83.5日間，PT，OT，STによるリハビリを行い，入院時，退院時，退院約1年後にUPDRS，FIMで評価しました。すべての患者のUPDRS (part 2，3) とFIMの運動項目で著明な改善を認めました。また，1年後の効果の持続には通院，通所などによるリハビリの継続が有用でした (図1，2)。

◎ 必要に応じて，嚥下内視鏡検査 (videoendoscopy：VE)，嚥下造影検査 (videofluorography) などで嚥下の評価を行い，STの嚥下訓練により嚥下障害の改善を図ります。

◎ 薬物治療だけでは治療効果が十分得られない進行期PD患者の増悪に対する治療手段として，回復期リハビリ病棟でのリハビリは有用です。

◎ 進行期PD患者のうち年間に約2%が急性増悪を呈し，そのうちの (年間) 約12%が転倒による骨折や誤嚥性肺炎を合併しています。これらの合併症により直接の運動能力の低下のみならず，パーキンソニズムの増悪をきたすことも少なくありません。リハビリにより増悪した運動・嚥下障害を改善し，転倒や誤嚥性肺炎のリスクを軽減することは進行期PD患者のADLを保つ上で有用であると考えられます。

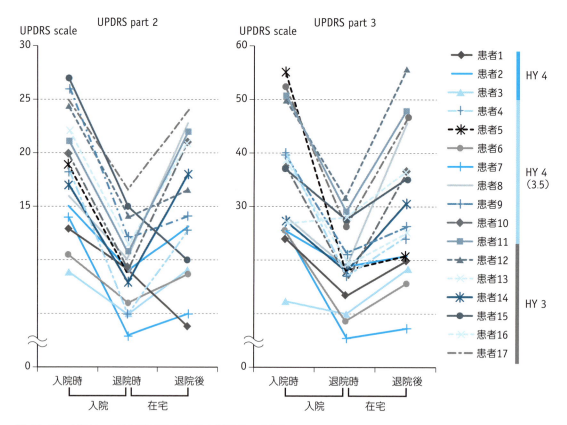

図1 ▶ リハビリによるUPDRSの改善と退院後の経過

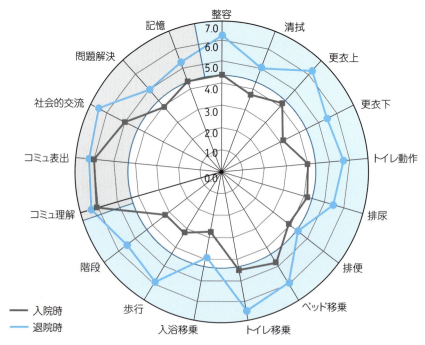

図2 ▶ リハビリによるFIMの改善

7 回復期リハビリ病棟でのPDのリハビリの問題点

- 回復期リハビリ病棟入院料には入院対象疾患が定められていますが，PDの増悪は対象疾患に含まれていません。このため一部制限がある対象外疾患としてリハビリをしています（表3）。
- PDの増悪を回復期リハビリ病棟入院料の入院対象疾患とする提案が進められていますが，さらなるエビデンスの蓄積が必要であると考えます。

表3 ▶ 回復期リハビリ病棟の入院対象疾患

	疾　患	発症から入院までの期間	病棟に入院できる期間
1	脳血管疾患，脊髄損傷，頭部外傷，くも膜下出血のシャント手術後，脳腫瘍，脳炎，急性脳症，脊髄炎，多発性神経炎，多発性硬化症，腕神経叢損傷等の発症または手術後，義肢装着訓練を要する状態	2カ月以内	150日
	高次脳機能障害を伴った重症脳血管障害，重度の頸髄損傷および頭部外傷を含む多部位外傷		180日
2	大腿骨，骨盤，脊椎，股関節もしくは膝関節の骨折または二肢以上の多発骨折の発症後または手術後の状態	2カ月以内	90日
3	外科手術または肺炎等の治療時の安静により廃用症候群を有しており，手術後または発症後の状態	2カ月以内	90日
4	大腿骨，骨盤，脊椎，股関節または膝関節の神経，筋または靱帯損傷後の状態	1カ月以内	60日
5	股関節または膝関節の置換術後の状態	1カ月以内	90日

文献

1) Goodwin VA, et al：The effectiveness of exercise interventions for people with Parkinson's disease：a systematic review and meta-analysis. Mov Disord. 2008；15；23(5)：631-40.
2) Fox SH, et al：The Movement Disorder Society Evidence-Based Medicine Review Update：Treatments for the motor symptoms of Parkinson's disease. Mov Disord. 2011；26 Suppl 3：S2-41.
3) Monticone M, et al：In-patient multidisciplinary rehabilitation for Parkinson's disease：A randomized controlled trial. Mov Disord. 2015；30(8)：1050-8.
4) Frazzitta G, et al：Effectiveness of intensive inpatient rehabilitation treatment on disease progression in parkinsonian patients：a randomized controlled trial with 1-year follow-up. Neurorehabil Neural Repair. 2012；26(2)：144-50.
5) Morris ME, et al：A randomized controlled trial of movement strategies compared with exercise for people with Parkinson's disease. Mov Disord. 2009；24(1)：64-71.
6) Kaseda Y, et al：Therapeutic effects of intensive inpatient rehabilitation in advanced Parkinson's disease. Neurol Clin Neurosci. 2017；5(1)：18-21.
7) 加世田ゆみ子，他：パーキンソン病・パーキンソン症候群に対する入院リハビリテーション（リハ）の効果—短期入院集中リハの有用性. リハ医. 2017；54(6)：455-63.

— 杉田之宏

3章 パーキンソン病の音楽療法

Q20 リハビリテーションとしての音楽療法とは？

- ▶ 音楽を用いたリハビリテーションや音楽療法は，患者からの関心も高い。
- ▶ 音楽療法には，音楽の持つリラクゼーションやヒーリング効果のみならず，リズムを利用した音楽療法がある。
- ▶ パーキンソン病（PD）の歩行障害やうつ傾向が音楽療法により改善する。
- ▶ 外部刺激，特に音刺激を用いた介入方法が有効で，パーキンソン病診療ガイドラインにおいても，音リズム刺激の歩行に対する効果が推奨されている。
- ▶ 患者の嗜好を反映した音楽が症状に変化をもたらす可能性も示唆されている。
- ▶ 定期的かつ適切なリズム刺激がADL改善に重要である。
- ▶ 音楽療法は，リハビリのひとつのアイテムとして適切に利用することにより，様々な形で臨床の場に役立つことが可能である。

1 そもそも音楽療法とは？

- 音楽療法（music therapy）は，「音楽のもつ生理的，心理的，社会的働きを用いて，心身の障害の軽減回復，機能の維持改善，生活の質の向上，問題となる行動の変容などに向けて，音楽を意図的，計画的に使用すること」と定義されています[1]。
- 音楽療法は，昨今多くの関心を集め，医療福祉の分野でもそのニーズが高まっていますが，音楽療法の領域は幅広く，そのレベルも様々です。
- 誰もが日常的に，音楽で快感を得るような音楽健康法に近い広義の音楽療法もありますが，「医学的リハビリテーション」としての音楽療法は，治療の視点を有しています。音楽という治療を施行し，どのように変化したのか，何らかの評価法で，そのエビデンスや効果を判定しなければなりません。
- パーキンソン病診療ガイドライン2018の中でも，「外部刺激により運動症状が改善」し，特に「聴覚によるリズム刺激」が最も効果的であること，また音楽療法が「家族や社会とのコミュニケーションの手段」ともなりうることが注目されています。
- パーキンソン病（PD）の治療法では薬物療法が中心ですが，薬効も長期に及ぶと減

弱し，副作用も現れることから根治的治療法とは言えません。そのため運動療法が併用して行われていますが，運動を円滑にし，促進するツールとして音楽の導入が注目され，治療法としての成果を挙げています[2)3)]。

◉ PDのリハビリにおいて，evidence based medicine（EBM）に基づく報告では，運動療法についてその意義や症状の改善例が数多く報告されています。中でも運動を伴う活動的音楽療法は，自然な形で身体運動を誘発しやすく，一般的な運動訓練と比較して効果が得られやすい上に，運動面のみならず情動面にも効果が認められています[4)]（**表1**）。

表1 ▶ 音楽療法における患者のQOL向上の目的

身体的目的	・日常生活動作（activities of daily living：ADL）や心肺機能に働きかける活動の継続 　→安全な日常生活を獲得するための全身の運動能力の維持・回復
精神的目的	・患者が現在の自己を認める ・将来への不安の軽減 ・心的ダメージの回復
社会的目的	・心的距離の近い他患と互いを受容・共感・援助し合う 　→コミュニケーション能力の向上 　（※集団セッションの場合）

2 外部刺激を利用したリハビリ

◉ 歩行に関して，視覚刺激や音刺激を利用した歩行訓練が有効との報告があり，一定の規則的な目印（視覚刺激）やメトロノームの音（聴覚刺激）により，すくみ現象の改善もみられます[5)]。

◉ 視覚的キューは歩行開始時における歩行の振幅の正確性に影響し，聴覚的キューは歩行のタイミングを維持し，方向転換時の非対称性を減じます[4)]。

◉ 聴覚・視覚・触覚の合図を含むリズム刺激の検討では，聴覚によるリズム刺激が最もPDの歩行障害に対して効果的と言われています。

◉ 音リズム刺激による機序として，PDで障害される内的なキュー（内的リズム形成）に対して，外的なキュー（外的リズム刺激）である音リズムで刺激することで，歩行リズムの形成が安定化するとされています。

◉ PDでは大脳基底核から補足運動野への経路の障害のため内発性随意運動系に障害が出現しますが，外界よりリズムが感覚入力されることで外発性随意運動系が働き，随意運動がスムーズに行われることから，メトロノームの使用による歩行訓練では多くの効果が立証されています[6)]。

◉ リズムに合わせた歩行練習では，自分のペースでの歩行練習よりも歩行速度や歩行率

などにおいて有意に改善します。さらに，キューイング（cueing）プログラムを施行して，歩行速度やステップ長，バランス能力，すくみ足の重症度の改善がみられます[5]。

3 歩行障害に対する音楽療法の活用

- リズムは運動性を備えており，音や音楽の存在によって身体運動を誘発しやすいため，活動的音楽療法の効果が確かめられています[7]。
- 音楽を聴くだけでも歩行障害や嚥下障害が改善する場合もあります。これは，音楽という外的リズム刺激による内的リズム形成障害への効果と考えられています。
- 歩行訓練をせずに音楽を聴くだけでも歩行が改善します。歩行障害を示すPD患者に対してテンポ120bpmに設定したリズム刺激を聴かせるだけの音楽療法（毎日最低1時間，計3〜4週間，自宅で聴くだけ）でも，歩行速度が有意に向上します[8]。
- 音楽を聴くのをやめても効果が持続する場合もあると言われています[7]。
- 歩行速度・歩幅の変化は，通常時の歩調より速いリズム刺激により改善する傾向があり，小刻み歩行への有効性が示唆されます。
- すくみ足，加速歩行に対しては，通常歩行時の歩調と等しい，あるいは遅いリズム刺激により改善します。これは，自身の歩調とのリズムの同調に対する意識化がリズム刺激によって促進されることで起こるものです。
- 患者の通常歩行時における歩調の調査，および提供する音楽のテンポの増加/減少の決定のために，具体的な歩行障害症状の判断が必要となります。それらに基づく意図的なリズム刺激によって，症状の変化をもたらすことができるでしょう。

4 精神面への効果

- 音楽によるドパミン放出の改善で，歩行リズムのみならず，精神面に対する効果も期待できます[9]（**図1**）[10]。
- 合唱，発声練習，リズム運動は，構音障害のみならず，動作緩慢や意欲などの情動面，日常生活の質の改善，活動性の向上にも有効と言われています[5]。
- 歩行訓練をせずに音楽を聴くだけでも，歩行速度が有意に向上し，さらにうつ傾向についても有意な改善がみられます[8]。
- PDの症状のひとつとして表情の乏しさが挙げられますが，音楽療法を行うことにより，表情やコミュニケーション能力の改善も期待できます。
- また，病気が見つかったからといってそれまでの生活を大きく変える必要はなく，それまでの趣味はできるだけ続けるとよいでしょう。カラオケは，大きな声を出すことでストレス解消にもなり，リハビリとしてもお勧めです。

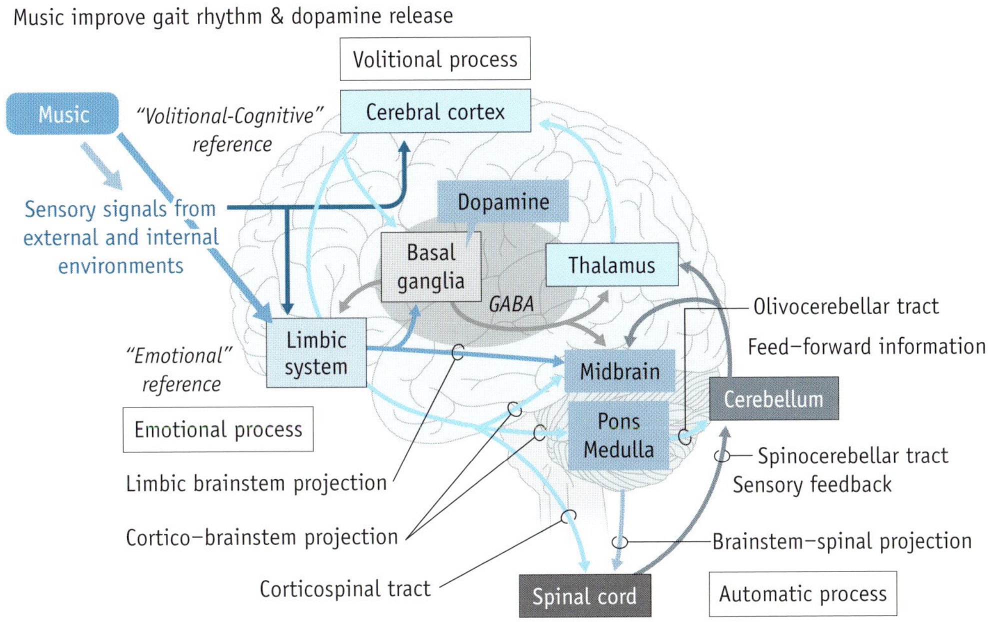

Music improve gait rhythm & dopamine release

Volitional process

Music

"Volitional-Cognitive" reference

Cerebral cortex

Sensory signals from external and internal environments

Dopamine

Basal ganglia

GABA

Thalamus

Olivocerebellar tract

Feed-forward information

Limbic system

"Emotional" reference

Emotional process

Midbrain

Cerebellum

Pons Medulla

Limbic brainstem projection

Cortico-brainstem projection

Spinocerebellar tract
Sensory feedback

Corticospinal tract

Brainstem-spinal projection

Spinal cord

Automatic process

図1 ▶ 音楽療法の効果のメカニズム（林の仮説）　　　　　　（文献10より改変）

5　音楽療法を効果的なリハビリにするために

- ◉ PDは比較的早期から運動学習が進まない側面があり，発症早期からリハビリ指導を開始し，自主練習の習慣化を図ることが大切です。
- ◉ リハビリで重要なことは継続性で，毎日のリハビリで廃用症候群を防ぐことが望ましいです。
- ◉ リハビリは，身体的なアプローチによるサポートと精神的なサポートの面を有します。特に精神的なアプローチは患者のQOLに大きく影響するため，患者の意欲を保ち，楽しく取り組めるようにすることが必要です。
- ◉ 音楽療法によりもたらされた無動・寡動症状の変化について，音楽による情動の喚起が神経回路の活性化をもたらし，その反応が黒質線条体におけるドパミン反応に影響を与えている可能性も示唆されています[11]。
- ◉ 患者本人にとって心地良い音楽は腹側被蓋野や腹側線条体前面におけるドパミンの放出を促進するとの先行研究の結果から[12]，嗜好を反映することで歩行障害症状に変化をもたらす可能性が高いです。
- ◉ 嗜好の反映は，音楽という個別性の高いツールでこそ適用しうる方法です。特にPDの多くを占める高齢者では生活史をふまえた選曲は重要と言えます。
- ◉ 単に"音楽が楽しい"というだけではなく，音楽療法とされる本質は，「治療を達成するための音楽活動，もしくは音楽の科学的応用である」(Carter S, 1982) こと

です。音楽療法の前後で，きちんとした評価が必要であり（**表2**），患者の認知レベルや身体面，精神面を把握しておくとよいでしょう。きちんとした評価をすることで連携職種との共通理解が進み，現場の業務もスムーズになります[13]。

- PDのリハビリでは，体を「伸ばす」「ひねる」という動作も大切で，最近ではタンゴなどのダンスも注目されています。音楽に合わせて楽しく，気持ち良さを感じながら体を動かすとよいでしょう。

- 好きな音楽を聴くと脳内ドパミン放出が促進されます。また，好きな音楽がかかることを期待するだけでも尾状核のドパミンが増え，実際にその音楽を聴くと側坐核のドパミンが増えることも報告されています（**図2**）[14]。このことは，特にPDに対する音楽療法の効果を示唆するものであり，今後さらにPDのリハビリで音楽療法が広く活用されることが期待されます。

表2 ▶ 音楽療法施行前後の評価項目例

認知・遂行	活動内容の理解，取り組み，注意・集中，問題の対処，変更の対処
感覚・運動	移動機能，姿勢保持，身体的耐久性，目的動作の協応性，感覚機能
心理面	ストレス耐性，感情のコントロール，音楽活動への興味関心，意志・意欲
社会技能	参加・交流，基本的配慮，表現・意思表示，協調性

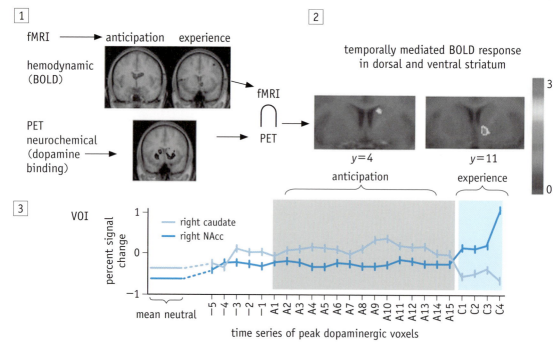

図2 ▶ 好きな音楽を期待すると尾状核のドパミンが増え，実際に聴くと側坐核のドパミンが増える
（カラー口絵参照）　　　　　　　　　　　　　　　　　　　　　　　　　　　　　　（文献14より引用）

文献

1) 日本音楽療法学会 HP. [http://www.jmta.jp/about/outline.html]
2) 吉井文均：リハビリテーション技術　パーキンソン病に対する音楽療法. J Clin Rehabil. 2005；14(11)：1037-9.
3) de Dreu MJ, et al：Rehabilitation, exercise therapy and music in patients with Parkinson's disease：a meta-analysis of the effects of music-based movement therapy on walking ability, balance and quality of life. Parkinsonism Relat Disord. 2012；18 Suppl 1：S114-9.
4) 村井靖児：音楽療法の基礎. 音楽之友社, 1995, p70-3.
5) 中馬孝容：パーキンソン病に対するリハビリテーション. Jpn J Rehabil Med. 2016；53(7)：524-8.
6) 板東　浩, 他：新しい音楽療法─実践現場よりの提言. 篠田知璋, 監. 音楽之友社, 2001, p88-9.
7) 久永欣哉, 他：パーキンソン病のリハビリテーション. Jpn J Rehabil Med. 2012；49(10)：738-45.
8) 林　明人：パーキンソン病に効く音楽療法CDブック. マキノ出版, 2012.
9) 林　明人：パーキンソン病の非薬物療法マネジメントと最新リハビリテーション．神経治療. 2017；34(6)：S174.
10) Takakusaki K：Neurophysiology of gait：from the spinal cord to the frontal lobe. Mov Disord. 2013；28(11)：1483-91.
11) Pacchetti C, et al：Active music therapy in Parkinson's disease：an integrative method for motor and emotional rehabilitation. Psychosom Med. 2000；62(3)：386-93.
12) Menon V, et al：The rewards of music listening：response and physiological connectivity of the mesolimbic system. Neuroimage. 2005；28(1)：175-84.
13) 板東　浩：音楽療法の現状. 日補完代替医療会誌. 2008；5(1)：27-36.
14) Salimpoor VN, et al：Anatomically distinct dopamine release during anticipation and experience of peak emotion to music. Nat Neurosci. 2011；14(2)：257-62.

――――――――――――――――― 権藤英美里, 林　明人

3章 パーキンソン病の音楽療法

Q21 神経内科医が実践している音楽療法とは？

- ▶ 音楽療法には，集団，個人，訪問などの形態がある．患者の症状や状態に応じた音楽療法を選択して行う．
- ▶ 運動症状に対する音楽療法の効果には，歩行，構音障害，動作緩慢の改善など，非運動症状に対する効果には，うつや疲労の改善，低血圧の改善などがある．
- ▶ 音楽療法は，パーキンソン病（PD）の全経過を通じて継続できる治療であり，多職種が連携して行うことができる治療法である．

1 神経内科における音楽療法の位置づけ

- 音楽療法の必要性は少しずつ医療者にも認識され，2004年に「神経難病における音楽療法を考える会」（代表世話人：近藤清彦医師）が，2008年に「日本音楽医療研究会」（会長：呉 東進医師）が設立され，それぞれ年に1回の総会を開催し，医療者と音楽療法士が共に音楽療法の症例や研究を報告する場ができました．
- Thaut[1]が，リズムによる聴覚刺激法（rhythmic auditory stimulation：RAS）を用いた歩行訓練の有用性を報告したあと，わが国でもパーキンソン病（PD）の歩行に音楽が有用との報告がなされました[2〜4]．
- 2011年の日本神経学会ガイドラインにおいては，クリニカル・クエスチョン「運動症状の非薬物治療」のリハビリテーションの項目で，「外部刺激，特に聴覚刺激による歩行訓練で歩行は改善する（グレードA）」のあとに，「また，音楽療法も試みるとよい（グレードC）」という記載がなされました[5]．新ガイドライン[6]では，リハビリテーションの中で「理学療法」，「作業療法」，「言語訓練」に続き，「音楽療法」の項目が単独に設けられており，その活用がさらに期待されています．

2 音楽療法はどこで受けられるか，誰が行うか

- 音楽療法を行う音楽療法士が国家資格の国もありますが，日本はそうではありません。日本音楽療法学会が独自の認定制度をつくり，規定の教育を受け経験を積んだ人を試験によって学会認定音楽療法士として毎年輩出し，2017年現在，全国で約3,000人とされます。しかし，音楽療法は診療報酬としての点数が認められていないこともあり，PDを対象とした音楽療法を実施している医療機関は少ないのが現状です。

- 筆者のクリニックでは，1999年の開業以来，音楽療法をPDのリハビリのひとつとして取り入れていますが，目的や役割は患者個人によって異なります。重症度や問題症状により，どのような音楽療法を行うかは主に医師が決定し，実際の音楽療法は音楽療法士が他のリハビリスタッフと連携（多職種連携）しながら行います。

3 PDにおける音楽療法の種類―重症度や症状に応じた選択

- 音楽療法には「音楽を聴く」受動的音楽療法と，「歌唱」「体を動かす」「演奏する」などの能動的音楽療法があり，実際の現場ではこれらを組み合わせて行います。グループで行う集団音楽療法と個人音楽療法があり，集団音楽療法には人数により大集団（20人程度），小集団（数人）の音楽療法があります。

- 初期から中期の比較的軽度のPD患者には，病気の共有や情報交換ができる大集団音楽療法を勧めます。認知機能が低下してきた場合は，小集団音楽療法を勧めます。進行期で小声やすくみ足など薬剤抵抗性の症状に焦点を当てて行う場合は，症状に合わせた個人音楽療法を行います。来院が難しい患者には訪問音楽療法を行います。

- 音楽療法はPDの初期から進行期のどの病期にも可能であり，長期継続して行える治療，ケアになりえます。最近では，地域の保健所における難病教室の一環としての音楽療法の依頼も増えており，より多くの患者に体験してもらうことができるようになりました。

4 当院での音楽療法プログラム（表1）

- 当院で行っている音楽療法について，形態別にそのプログラムを紹介します。

1）大集団音楽療法（20人程度）

- 月1回，時間は約40〜50分。理学療法士（physical therapist：PT），言語聴覚士（speech-language-hearing therapist：ST）が一緒に参加し，体操，呼吸・発声，

表1 ▶ PDの音楽療法の形態の特徴，プログラム，期待できる効果

形　態	大集団	個　人	小集団	訪　問
人　数	20人前後	1人	4～8人	1人
頻度・時間	月1回・50分	月1回・40分	月2回・40分	往診時・20分
適応患者	通院患者全般	小声・すくみ足が目立つ患者	認知機能低下が目立つ患者	来院困難患者（寝たきり）
プログラム	・歌唱，合奏，体操，鑑賞などを組み合わせて行う ・PT・STと行う	・個々の問題（小声，すくみ足）に応じ，具体的な訓練 ・OTと行う	・二重課題や楽器活動で脳を活性化，回想を促す ・OTと行う	・口腔機能訓練，頸部のマッサージ ・看護師，介護者も共に行う
期待できる効果	・運動症状（動作緩慢,肺活量）の悪化を防ぐ,非運動症状（うつ，低血圧，疲労）の改善 ・患者同士の交流	・音楽聴取時の歩行 ・早口が改善 ・声量の増加 ・声に対する自信の回復	・認知機能の改善 ・身体機能の維持 ・非言語的コミュニケーション	・口腔ケアによる肺炎予防 ・多職種連携の場になる ・介護者のリラックスになる

歌唱，鑑賞，楽器活動などのプログラムを組み合わせて行います。

①導入：肩や首のストレッチを行いながら，音楽療法へと誘います。オリジナルの曲や，リラックスできるクラシックの小曲を用います。

②体操：PTの指導で，ストレッチ，バランスや歩行訓練を音楽に合わせて行います。ストレッチではゆったりした曲を，歩行訓練ではリズム感のある曲を使用します。テンポを調節できる曲を用い，患者の動きに合わせ伴奏してもらいます。

③呼吸・発声：PD患者は呼気が弱いために小声となっている場合が多く，STが歌やリズムを用い「長い声」「大きな声」「抑揚のある声」の出し方を指導します。

④歌唱：あまり訓練的になりすぎず，③の呼吸・発声訓練の成果を確かめながら，季節の童謡やなじみの唱歌などを歌います。合唱・輪唱でハーモニーを感じるのもよいでしょう。何回かにわけて完成することで達成感が得られ，また次回参加しようという意欲につながります。

⑤鑑賞：疲労を避けるためにも，5～10分程度の鑑賞を設けています。スタッフやゲストの生演奏，楽器の得意な患者が演奏を披露することもあります。

⑥楽器活動：曲に合わせ楽器でリズムを刻むことで，障害されている内的リズムを是正する訓練となります。手の巧緻性が悪いと楽器操作が難しいため，楽器の選択には注意が必要です。集団セッションでは合奏する楽しみを感じることもできます。

2) 個人音楽療法

◉ 月に1回約40分。プログラムは音楽療法士が考案し，作業療法士（occupational therapist：OT）とともに行います。

①小声，早口などが問題となる患者

- 小声は筋固縮，呼気量の減少，声帯の内転障害によるもので，歌唱の訓練で肺活量が増加することや，声帯の内転が改善されることが報告されています[7]。個人セッションでは，患者に合った音域や曲での歌唱訓練が可能です。早口はリズム障害であり，アクセントをつけて歌う，大きな声で歌うことで発話速度が適正になります。音読，朗読などもよいでしょう。

②すくみ足が問題となる患者

- 歩行訓練にはリズムのはっきりした曲を用い，楽器で等拍をとる練習やメトロノームや伴奏に合わせて歩行練習をします。訓練中は一時的にすくみが改善するものの，日常生活に汎化することが難しく，すくみ足に対する音楽療法はさらなる工夫が必要です。

3) 小集団音楽療法

- 数人（4～8人程度）で行い，家族も積極的に参加して頂きます。セッションの目的は，認知機能，身体機能の維持，他人との非言語的コミュニケーションです。プログラムは，体操，呼吸・発声，歌唱，楽器活動など，集中力の問題もあり30～40分と時間を短めに設定します。

①導入：日時や季節などの見当識を確認しながら，始まりを意識してもらいます。

②体操：OTの指導で行います。大集団セッションの体操とは異なり「音楽に合わせ身体を動かす」ことを目的とします。また二重課題（dual task）として，「頭と手を使う」「手と足を使う」などを意識し，脳の活性化を目的とします。

③歌唱：認知機能の低下とともに困難となりますが，好きだった曲や昔流行した曲であれば歌えることも多いため，選曲も大切です。時代にまつわる話を引き出すこと（回想）で「昔の良い時代を思い出す」，「懐かしい気持ちになる」でしょう。どのような曲が好きであったかを本人や家族などに聞いておくとよいでしょう。

④楽器活動：認知機能が低下し，歌うことができなくなっても，楽器活動は末期まで可能です。演奏可能な楽器や奏法を工夫すれば合奏も可能で，他人との非言語的コミュニケーションが成り立ちます。

⑤手話ソング：手話を記憶する訓練のほか，手指の機能改善にもつながります。

4) 訪問音楽療法

- 寝たきりで来院困難の状態の患者には，訪問で行います。好きだった曲や思い出の曲を，介護者と一緒に歌うのもよいでしょう（声は出なくてもよいです）。歌う前に頸部や肩などのマッサージ，口周囲筋のタッピングを行い，呼気を確認しながら発声を促します。介護者自身も歌うことでストレス発散ができます。

5 PDのどのような症状に効果があるか(表1)

- 我々は大集団音楽療法を2年間継続し，音楽療法を行っていない患者に比べ，動作緩慢のスコアや肺活量が悪化しないことを報告しました[8]。非運動症状への効果として，QOLやうつ症状を悪化させない，疲労緩和効果の可能性を報告しました。

- 個人音楽療法は薬物が効きにくいすくみ足や小声にもある程度の効果があります。最長発声持続時間(「あー」とできるだけ長く言い続けて，持続時間を測る検査)や声量がセッションのあとで改善します。声の自覚的評価であるVoice Handicap Index(VHI)の点数が改善し，自信回復につながる例もあると思われます。

- 筆者は，訪問で行う音楽療法は神経難病ケア(緩和ケア)としての役割があることを報告しました[9]。QOLの向上という共通の目標のもと多職種ケアチームで行い，音楽療法士も一員として参加します。住み慣れた自宅で行う音楽療法は，患者・家族，医療・介護に関わるスタッフが一堂に集まることも多く，音楽療法士が中心となり，患者の状態や，介護者の不安や悩みなどを皆で共有できる場となります。

- 保健所における音楽療法では，携わる保健師達に「音楽療法に期待すること」をアンケート調査したところ，「他者との交流，日常とは違う心身の活性化，口腔ケア機能の向上，歌うことのリラックス効果や楽しみ」などを挙げてくれました。

6 音楽療法実施における注意点

1) 多職種連携による観察，評価を

- PDは，薬の切れている時間は動きが悪く疲労しやすい，また自律神経症状が強く起立性低血圧などを起こしやすいため，集団で行う音楽療法は，音楽療法士1人だけでなくリハビリスタッフや看護師など複数のスタッフで行うのがよいと思われます。

- 多職種が音楽療法に参加することで客観的な評価が得られ，音楽療法士の質の向上につながります。

2) 音楽療法士がいない施設では

- 音楽療法士はまだ十分な数に満たないため，音楽療法士が常勤する医療機関は少ないですが，音楽の知識がある医療者(医師，看護師，リハビリスタッフ)が，日本音楽療法学会が行う学術大会や研修会などに参加するか，外部の音楽療法士からのアドバイスを受けながらであれば行うことができると思われます。

3) 楽しみながら行えるプログラムを

◉ 音楽療法の良い点は，楽しみながら長く継続できることです。童謡，唱歌などが多すぎると幼稚な感じを与えるため，選曲や伴奏等の工夫で良質な音楽を提供することも忘れないようにするべきかと考えます。音楽療法で使用する曲の例をまとめたので参考にして下さい（**表2**）[10]。

表2 ▶ 当院の音楽療法で使用する曲と具体的な内容

活　動	目的の症状	使用曲	具体的な内容
体　操	動作緩慢，歩行	• 三百六十五歩のマーチ[10]	一定のリズムの刺激に合わせてPTが大きな動きで見本を示し，模倣する
		• 線路は続くよどこまでも	リズムに合わせた手拍子，足踏みをPTの合図によって切り替える
	姿勢，バランス	• 黒田節[10]／富士山	歌詞をイメージした大きな動きで，PTが体幹のストレッチ・姿勢・バランスを指導
呼吸・発声	発声	• 荒城の月	STの指導で，曲のフレーズに合わせて長い息を吐く，ブレスで息を吸う練習
	構音，嚥下	• 青い山脈[10]	1行ずつ歌に合わせて「パ」「タ」「カ」「ラ」*で歌う
歌　唱	言葉の抑揚	• 川の流れのように	声域が広いので，声の高低を意識して歌う
		• とんび	声の高低に手をつけて歌う（高い声のところは手を高く，低いところは低く）
	小声	• 二人は若い	「あな〜た」「な〜んだい」のセリフを意識して呼びかけるように大きな声で歌う
		• たき火	「あたろうか」「あたろうよ」のセリフを意識して会話するように1音ずつはっきり歌う
		• 森の熊さん	歌詞の掛け合いを使って（相手より）大きな声を出すことを意識する
	言葉の加速，すくみ	• ドレミの歌	「ド」「レ」「ミ」のフレーズごとに呼びかけるように歌うことで速くならない
		• うさぎのダンス	「タラッタ　ラッタ　ラッタ」と，休符をしっかり意識することで速くならない
		• カエルの歌	ペーシングボードを使用して1音ずつはっきり歌う
楽器活動	集中，注意，認知	• 箱根八里	リズムに合わせて楽器をならす，途中でリズムを変える
		• あめふり	分担奏（ピッチピッチ，チャプチャプ，ランランランとそれぞれ別の楽器で分担）
		• 鯉のぼりとこいのぼり	交互奏（2曲を1行ずつ交互に歌う，それぞれ異なる動作をつけて歌う）
	歩行の加速，すくみ	• オー・シャンゼリゼ	サビの部分は拍の頭，それ以外は拍の裏で手拍子あるいは楽器をならす
		• 星のフラメンコ	「合いの手」のところで，タンバリンなどの楽器をならす
		• ジングルベル	一部を3・3・7拍子でならす，一部を等拍でならす

＊：咀嚼や嚥下に関与する筋肉をトレーニングする口腔体操に使用される4つの言葉「パ」「タ」「カ」「ラ」のこと

（当院音楽療法士の小川尚子氏との共同作成）

7 今後の展望

◉ 神経内科医からみたPDの音楽療法について，筆者のクリニックでの実践をもとに紹介しました。家族や介護者とともに，楽しく長く継続でき，薬物療法，外科治療のみでは治療困難な歩行，小声，認知機能に対し，どんな病期にも試みる価値がある治療と思われます。音楽療法がPDの標準的治療のひとつとして，評価されることを期待します。

文献

1) Thaut MH, et al：Rhythmic auditory stimulation in gait training for Parkinson's disease patients. Mov Disord. 1996；11(2)：193-200.
2) 林　維菊, 他：パーキンソン病の歩行障害に対する音リズム刺激の効果の検討. 運動障害. 1998；8(1)：1-7.
3) 林　明人, 他：医学的音楽療法―基礎と臨床. 日本音楽医療研究会, 監, 呉　東進, 編著. 北大路書房, 2014, p128-40.
4) Satoh M, et al：Training in mental singing while walking improves gait disturbance in Parkinson's disease patients. Eur Neurol. 2008；60(5)：237-43.
5) 「パーキンソン病治療ガイドライン」作成委員会, 編：パーキンソン病治療ガイドライン2011. 日本神経学会, 監. 医学書院, 2011.
6) 「パーキンソン病診療ガイドライン」作成委員会, 編：パーキンソン病診療ガイドライン2018. 日本神経学会, 監. 医学書院, 2018, p87-9.
7) 羽石英里：パーキンソン病のための歌による発声リハビリテーション. 春秋社, 2011, p58-70.
8) 服部優子, 他：パーキンソン病に対する音楽療法―UPDRS, QOL, 呼吸機能に及ぼす長期効果の検討. 臨神経. 2006；46(12)：1014.
9) 服部優子：訪問音楽療法―神経難病患者に対する実践. 日在宅医会誌. 2012；13(2)：138-44.
10) 服部優子, 他：レジデントのためのパーキンソン病ハンドブック. 山本光利, 編著. 中外医学社, 2014, p166-15.

― 服部優子

3章 パーキンソン病の音楽療法

Q22 音楽療法士が実践している音楽療法とは?

- ▶音楽療法士(セラピスト)は，患者本人や家族，そして患者と関わる医療職種と連携をとり，患者の状況や希望により音楽療法が適用か，音楽療法で何ができるかを確認した上で実施する。
- ▶患者の歩行状態に応じて，リズムの種類やテンポを調整し，歌唱や楽器演奏などを活用して歩くことで，すくみ足や小刻み歩行の軽減，歩きはじめの転倒予防に働きかける。
- ▶患者の歩行に合った音楽テープの作成や，各患者が共に楽しめるダンスや歌唱の場をつくることで，リハビリテーションが苦痛なく継続できる環境を提案する。
- ▶生活環境に合ったリズム形態の提案や，疲労度に合わせた音楽の活用にて，日常生活に無理なく音楽を取り入れる方法を提案する。
- ▶構音障害の重症度に合わせたリズムの活用により，発話明瞭性の維持や向上に働きかける。
- ▶簡単な吹奏楽器や発声練習により，声域や音声強度の維持や向上とともに，気分の改善にもアプローチする。
- ▶歌唱時には，息継ぎのタイミングや音域を調整することで歌いやすくしたり，思い出の曲や季節の曲，そのときの気持ちに合った曲を歌うことで気分の改善や，共に歌うことで他者との交流を通して不安なく構音障害の治療に取り組めるようにする。
- ▶音楽を聴いてゆったりしたり，楽しいことをイメージしたり，また，心地良い楽器の振動を体に感じることで，深い呼吸やリラクゼーションを誘発し，ストレスや不安，緊張の軽減に働きかける。

1 リズムを活用した歩行練習

- パーキンソン病（PD）の特徴のひとつに内的なリズム形成障害があります。PD患者は歩行においてもリズム形成が困難で，特有のすくみ足や小刻み歩行が出やすい傾向があります。
- 音楽のリズム刺激により，リズムを司る大脳基底核が刺激され，歩行のリズムが整えられ，歩行機能が改善されます。音楽のリズムの活用は歩行だけでなく，上肢運動においても改善が報告されています。

1) 個々の歩行障害の重症度に合わせたリズムの活用

- 歩行練習にリズムを活用するには，それぞれの患者の歩行に適したリズム刺激が必要となります。
- 日常生活へ応用するには，刺激はなるべく少ない状態での効果が望まれるため，どの程度の刺激により症状が軽減されるか，評価する必要があります。たとえば，すくみ足の症状があり，聴覚刺激に加え視覚的なリズム刺激も必要な場合は，音楽療法士（以下，セラピスト）自身が患者の前方から足踏みしながらリズム刺激（リズムを強調できるようなオートハープなどを演奏しながら）を提供することにより，視覚的および聴覚的なリズム刺激により歩行が促進するか評価します。
- セラピストは，個々の患者がどの程度のリズム刺激があれば歩行が円滑にいくか（たとえば，音のみの刺激ではどうか，音がない状態ではどのような変化がみられるか，など）を観察し，その都度，必要な刺激を提供できるようにします。

2) 歩きはじめの自己歌唱の活用

- 患者自らリズムをとり，歌を歌うことができる場合は，歩きはじめる前に，歌いながら足踏みをする習慣をつけるとよいでしょう。そうすることにより，すくみ足による歩きはじめの転倒リスクの予防ができます。
- 曲は，個々の患者が思い出しやすく歩行に適した2拍子か4拍子の簡単な好みの曲を，患者が事前にセラピストに相談して選んでおくとよいでしょう。
- 歩きはじめるときは，いきなり足を出さずに，その曲を心の中で歌う（mental singing），もしくは小声で歌いながら足踏みをします。歌と足の調子が十分に合い，歩行前の準備（リズム形成）が十分にできたら歩きはじめます。
- 慣れるまで根気がいりますが，焦らず，再生装置の必要がない自己歌唱の手法を習慣化することで，すくみ足による歩きはじめの転倒リスクの予防へとつながります。

3) リズムを活用した歩行練習 — 適切なテンポ設定

- PDの小刻み歩行やすくみ足は，日常生活を阻害する大きな要因です。歩きはじめにすくみ足や小刻み歩行がない場合は，100bpmより少し早めの110bpmの歩行とすることで，ステップ所要時間のばらつきの軽減が報告されています[1]。

- セラピストはまず，個々の患者のテンポで歩きはじめ，患者の歩調に同調させてから，必要に応じて適切なテンポへ調整しながら歩行練習を実施することで，安定した歩行の維持が期待できます。

- 歩きはじめにすくみ足や小刻み歩行がある場合，セラピストは，歩く前にベーステンポ（小刻み歩行の出ている歩調）より遅くした適切なテンポのリズム刺激を患者に聴いてもらい，そのリズムに合わせてその場で足踏みし，患者が十分に慣れてから歩きはじめるとよいでしょう。

- 直線歩行が安定すれば，セラピストは曲がり角などの方向転換，扉，ガタガタ道の通過など，個々の患者のすくみ足が出やすい場所でも，安全に安定して歩行が継続できるかテンポを調整しながら確認するとよいでしょう。

4) 生活環境に合ったリズムの形態（聴覚・視覚・触覚）

- リズムの形態（聴覚・視覚・触覚）は，動作が複雑な場合，そしてすくみ足や小刻み歩行の症状がある場合は，聴覚によるリズム刺激が最も有効であると報告されています。また，視覚刺激よりも聴覚刺激のほうが持続効果が長く，刺激がなくなったあともその効果が残るという研究が報告されています[2]。

- しかし，症状が軽く，リズム刺激をより柔軟に日常生活に取り入れたいときは，視覚や触覚によってリズム刺激を取り入れることが可能です。

- たとえば，騒音がある場面では光でリズムを感じ取る視覚刺激によるメトロノーム，また，明るい場面では振動でリズムを感じ取る触覚刺激によるメトロノームも選択可能です。

- セラピストは，スマートフォンのアプリケーションなども活用し，症状の有無，動作の複雑性，生活場面により，光や振動などの使いやすいリズム形態を提案するとよいでしょう。

5) リズムの持続効果とリハビリテーションの頻度

- PDでは内的なリズム形成が困難であるため，個々のリズムの"持ち越し効果"に応じた定期的な専門職種の介入とともに，普段から生活の中に，リズムを上手に取り入れることが望まれます。

- Nieuwboerらは，3週間の聴覚によるリズム刺激を主としたホームプログラムを

実施した結果，プログラムを終了した3週間後も，その効果がほぼ継続されていたと報告しています[3]。

- 症状が軽い場合，セラピストの指導のもと，携帯できるメトロノームやそれを内蔵するスマートフォンのアプリケーションなどを活用し，安全な場所にて，その日の歩調（歩行時のリズムの速さ）に応じてリズムを活用した歩行練習に取り組むとよいでしょう。
- 聴覚リズムの持続効果は個々の患者により異なるため，リハビリスタッフや看護師はセラピストに介入の頻度を相談し，安全にリズムを生活に取り入れる方法を工夫するとよいでしょう。

6) リハビリを「楽しみながら」継続するために―曲の活用（二重課題の効果）

- PDのリハビリは長期にわたる継続が必要であるため，「楽しい」要素を上手に取り入れることが望まれます。リズムを活用した歩行練習を実施する際，そのリズムをベースにした曲を加えることで，歩行練習へのモチベーションを高めることができるでしょう。
- 選曲は2拍子または4拍子で，個々の患者の嗜好に合った曲，そして軽快で情動を強く刺激しすぎない曲（たとえば「三百六十五歩のマーチ」「明日があるさ」など）が挙げられます。
- 曲により，情動を強く刺激してしまった場合（思い出し泣きなど）は，いったん歩行練習を中止し，思い出した記憶や今の気持ちについて言語化する機会を設けたほうがよいかどうか，セラピストに相談しましょう。
- 日常生活の中でも「楽しみ」ながら歩行練習できるように，リハビリスタッフはセラピストに相談し，個々の患者の歩調に合わせた好みの曲でリズムを強調させたオーダーメイドの音楽テープを活用するとよいでしょう。
- 小集団での「楽しみ」の取り入れとして，患者の能力に応じてリハビリ向けに考案された社交ダンスなどの要素を導入することで，持久力やバランス力とともに，意欲や社会性など生活の質の改善が期待できます。

7) 二重課題の留意点

- 音楽を聴きながら，もしくは踊りながらの「ながら」運動は，「二重課題」の要素が加わり，「楽しい」半面，注意をそらしやすく安全性の低下を誘発しやすくなります。
- 研究では，社交ダンスをベースとした音楽運動と歩行をベースとした音楽運動を比較した際，歩行ベースの音楽運動のほうが歩行機能が改善したという報告，また，携帯オーディオプレーヤーでの音楽を「聴きながら」の歩行練習は，二重課題の要素が加わり注意をそらしやすいという報告があります。また，音楽を「聴きながら」

のリハビリは，単純な反復運動には影響を及ぼしませんが，意味処理を要するような複雑な活動には課題の注意をそらしやすい，という報告があります。

- リハビリ時の音楽の活用は，「楽しい」反面，注意をそらしやすくなるため，活用時にはリハビリスタッフはセラピストによく相談して，個々の患者能力に合った安全で「楽しい」リハビリを提案してもらいましょう。

8) リハビリを継続するために——易疲労性への対応

- PD患者は疲れやすいことが活動性を低下させる大きな要因のひとつです。
- リハビリを長期的に継続するには，精神的な苦痛を避け，疲労時は頑張りすぎないことが大切です。
- 受動的にリズムが強調された音楽テープ（テンポ120bpm）を聴くだけでも歩調，重複歩，歩行速度が向上するという研究報告があります[4]。疲労時は無理して体を動かそうとせず，受動的に好きな曲（できれば2拍子または4拍子）を聴くだけ，もしくは聴きながら指でリズムを刻むだけでも，リズムを体で感じることが可能です。
- リハビリスタッフはセラピストに相談しながら，患者が疲れているときは無理をせず，心地良く長期的にリハビリに取り組めるよう，患者の興味・関心や好みに応じた方法を模索しましょう。

2 構音障害に対するアプローチ

- PDの発話の障害は運動障害性構音障害（dysarthria）と呼ばれ，声が小さく，加速言語がみられたり，声を長く出せなかったり，子音（特に/k/と/g/）の弱音化により発話が不明瞭になりやすい傾向があります。

1) リズムを活用した発話練習

- 構音障害のあるPDに対するアプローチのひとつとして，リズムに合わせて声を出す発話練習があります。Thautらは，より重度の構音障害では単調なリズムでの発話練習が，より軽度の構音障害では単語のプロソディー（韻律）・パターンに合ったリズムでの発話練習が，明瞭性の向上を促進すると報告しています[5]（表1）。
- Kotzらは拍子と言語理解の関連性について，ワルツなどの3拍子の曲ではなく，

表1 ▶ 発話の明瞭性の向上が期待できる構音障害に対するリズムの活用法

重度の構音障害	単調なリズムで発話練習
軽度の構音障害	単語のプロソディーに合わせたリズム・パターンで発話練習

行進などで用いられるような2拍子の曲において，文章や意味情報の理解が向上したと報告しています[6]。

- セラピストは個々の患者の能力に応じて，楽しみながら発話練習に取り組めるように，ゴロの良いことわざや，早口言葉，または俳句など，興味が持てる題材を見つけ，個々の的確なテンポの拍子やリズム・パターンで発声する習慣をつけることで，発話の明瞭性の維持・向上が期待できるでしょう。

2) 簡単な吹奏楽器を活用したアプローチ

- 声をより大きく長く出すために，吹奏楽器を用いた口腔運動や呼吸訓練が効果的です。特に，ハーモニカやソプラノリコーダーなどのシンプルな吹奏楽器は，より純粋に呼吸器に働きかけることが可能です。セラピストに相談して，患者の能力，音域，趣向に合わせて難易度を調整し，吹きやすい曲の調（キー）を提案してもらいましょう。
- さらに，小集団での合奏や個々の演奏会に参加する機会をつくることで，曲が吹けた達成感を共有することができ，音声強度とともに気分の改善が期待できるでしょう。

3) 歌唱によるアプローチ

- 以前のように思うように声が出ないと感じる曲でも，息継ぎのタイミングの工夫，そして個々の患者の声域に合ったキーを探すことで声が出やすくなります。
- 出しにくい子音などに対しては，セラピストに相談して，個々の患者の歌いにくい子音を的確に歌いやすい箇所に盛り込んだオリジナルの曲の歌唱や，歌いにくい子音や母音を盛り込んだ発声練習をするのも効果的です。
- 歌唱は，発声や発音によるコミュニケーション能力の向上だけではなく，そのときの気分に合った曲を歌うことにより自然に気持ちを表すことができる投影性や，個々の様々な時代や思い出に関連する曲や季節の曲などを一緒に歌うことで，その場の人と人との間に共有体験を誘発しやすくします[7]。
- 歌いやすい曲のレパートリーを増やし，可能であれば，自分のペースで歌える仲間とカラオケを楽しめる環境をつくることで，発話の明瞭性や音声強度とともに，気分の改善が期待できるでしょう。

4) 小集団の効果

- Elefantらは，週に1回の集団音楽療法による歌唱において，発話時のプロソディーとともに気分の改善を報告しています[8]。
- 集団の音楽療法参加による日常生活での健康状態についての猪股らによるアンケート調査では，コミュニケーション能力の向上とともに，睡眠の改善，情報交換の場

や「辛さや悲しみをわかち合える友人ができた」という報告があります[9]。

- 音楽独自の特性を個々の患者の状態に応じて的確に活用することにより，地域の中で，社会的な孤立を防ぎ，辛さや悲しみをわかち合える病とともに生きる仲間同士が安らぎ，気軽に病に対する情報交換ができ，共に頑張れる場づくりのきっかけとなり，活動性や社会性の向上，情緒の安定が期待できるでしょう。
- 小集団で実施できる場合，エッグシェイカーなどの小さなリズム楽器を活用したエッグ・パスという活動では，みんなでリズムを感じながら楽しく歌唱できます。これは，グループで円になり，1人1個のエッグシェイカーを持ち，リズムを刻みながらパスしていきます。リズムに合う歌を歌いながらパスしていくことで，集団による一体感を味わいながら発話の明瞭性，音声強度，声域などの改善も期待できます。

5) 小集団の留意点

- 羽石らは，集団と個別を比較した際，個別訓練にて効果がみられたケースでも小集団訓練では悪化がみられたケースがあると警告しています[10]。
- 構音障害があると，他者とコミュニケーションをとる際，言いたいことがうまく伝わらないのではないかという不安，そしてもどかしさから来るストレスを感じることがあります[10]。
- 集団の訓練に参加するときは，事前にPDの特性や易疲労性に精通した言語聴覚士や音楽療法士などの専門職種に相談することで，個別のアプローチのほうが効果的か，どのようなメンバー・人数なら集団のアプローチが効果的かなど，個々の患者の，現在のコミュニケーション能力に応じた環境を提案してくれるでしょう。

3 リラクゼーションによる緊張の緩和

- ストレス，不安，緊張は，PDのふるえ（振戦）の要因のひとつでもあります。
- Schlesingerらは，中等度から重度の振戦を有するPD患者らに対し，イメージ誘導のリラクゼーション，音楽によるリラクゼーション，そしてセルフ・リラクゼーションを実施した結果，イメージ誘導と音楽によるリラクゼーションでは，ストレスや緊張から来る振戦が軽減したと報告しています[11]。
- 特に，ゆったりした穏やかな音楽を聴きながらのイメージ誘導（個々の患者の好きなこと・場所・季節などのイメージ）は，深い呼吸を促し，リラクゼーションを誘発する効果があります。
- 可能であれば，坐位より床に寝ころんだ姿勢でのリラクゼーションのほうが，重力の負荷がより少なく心身の緊張がほぐれやすいでしょう（表2）。

表2 ▶ リラクゼーションを誘発しやすい楽器の活用と期待される効果法

エナジーチャイムなどの共鳴が長く続く楽器	焦る気持ちを落ち着かせ，心をゆったりさせる
ウィンドーチャイムなどの心地良い音色の楽器をあらゆる場所から鳴らす	三半規管が刺激され体のバランスを調整する
クリスタルボウルなどを活用した母音のトーニング（発声）	体の様々な部位の共鳴を感じることができる

4 まとめ

◉ PDのリハビリにおける音楽の活用は，歩行障害，構音障害，気分の改善，仲間づくり，リラクゼーションに有効です。

◉ PDのリハビリは，本人が主体的に長期にわたり参加することが必要であるため，音楽を上手に活用し，楽しみながらリハビリを継続することが重要です。

◉ PDのリハビリへの音楽の活用では，個々の患者の生活特性やニーズ，機能障害の重症度や様々な症状を十分に考慮した多職種の専門職が互いに連携し合うことが重要です。

◉ PDの特性とその治療に対する医学的知識，それらに対する音楽の影響についての研修を受けた専門職種，もしくは音楽の素養を持った音楽療法士が，他専門職と互いに連携し合うことで，留意点を考慮し，より効果的な音楽の活用が期待されるでしょう。

文献

1) Hausdorff JM, et al：Rhythmic auditory stimulation modulates gait variability in Parkinson's disease. Eur J Neurosci. 2007；26(8)：2369-75.

2) Lim I, et al：Effects of external rhythmical cueing on gait in patients with Parkinson's disease：a systematic review. Clin Rehabil. 2005；19(7)：695-713.

3) Nieuwboer A, et al：Cueing training in the home improves gait-related mobility in Parkinson's disease：the RESCUE trial. J Neurol Neurosurg Psychiatry. 2007；78(2)：134-40.

4) 林 明人：パーキンソン病のリハビリテーション（音楽療法を含めて）. Fronti Parkinson Dis. 2009；2(4)：236-9.

5) Thaut MH, et al：Auditory rhythmicity enhances movement and speech motor control in patients with Parkinson's disease. Funct Neurol. 2001；16(2)：163-72.

6) Kotz SA, et al：Can rhythmic auditory cuing remediate language-related deficits in Parkinson's disease? Ann N Y Acad Sci. 2015；1337：62-8.

7) 山根 寛, 他：ひとと音・音楽―療法として音楽を使う. 青海社, 2007.

8) Elefant C, et al：The effect of group music therapy on mood, speech, and singing in individuals with Parkinson's disease--a feasibility study. J Music Ther. 2012；49(3)：278-302.

9) 猪股千代子, 他：音楽療法がパーキンソン病患者の健康状態に与える効果に関する評価研究―ケアリングの視点から作成したアンケート調査を通して. 日音楽療法会誌. 2008；8(2)：154-63.

10) 羽石英里, 他：個別・小集団を組み合わせたパーキンソン病のための歌唱・発声訓練の効果—日本語版VHIと気分の変化についての検討. 音声言語医. 2009；50(1)：50.

11) Schlesinger I, et al：Parkinson's disease tremor is diminished with relaxation guided imagery. Mov Disord. 2009；24(14)：2059-62.

阿比留睦美

4章 地域での連携

Q23 PD Cafeとは?

A
- ▶ Hoehn & Yahr(HY)重症度分類1〜3度のパーキンソン病(PD)患者のための運動教室である。
- ▶ 保険外での活動である。
- ▶ 医療従事者と患者が共につくる場である。
- ▶ PD患者がインストラクターになることもある。
- ▶ 強みを活かして主体性を引き出せる場となる。
- ▶ 根治療法が確立されるまで動ける身体づくりをめざす。

1 パーキンソン病(PD)の運動療法の必要性

- 近年,PDの治療において薬物療法と同等に運動療法が重要であるということが知られはじめています。また,発症初期に運動療法を開始することで,神経保護,神経可塑性および変性の進行抑制の可能性が動物を用いた多くの検討により示されています[1]。しかし,PDに対する運動療法の介入のタイミングはHY 3以上が最も多いと言われています[1]。
- 筆者が所属していた神経難病の専門病院では,PDの発症早期から運動療法を実施していました。1カ月の短期集中による運動療法の入院コースもあり,プログラム前後に行う身体機能評価では,歩行能力などで有意な改善がみられる結果も得られていました。
- 薬物療法と運動療法を適切に組み合わせることにより,病気の進行に伴う身体機能の低下を予防することができ,PD患者の日常生活動作(activities of daily living:ADL)やQOLを維持することが可能です。

2 運動療法の継続の難しさ

◎ 病院では入院患者を優先して，外来患者を見続けることが難しいケースが多いため，PD患者を外来にて継続的に見ていくことは難しいです。神経内科クリニックにリハビリテーション科がそもそもない地域も多く，整形外科クリニックでは神経難病を見ることが難しいなどの声も多く聞かれます。

◎ 介護保険ではHY 3以上の人に対して要介護認定がされるため，介護保険でのリハビリサービスをPD発症初期から受けることは難しいです。そのため，リハビリの集中的な入院プログラムを終了した多くのPD患者が，自宅に帰ったあとに自主トレーニングで運動療法を行えていないのが現状です。

◎ プログラム終了後の身体機能評価の結果も，自主トレーニングにて運動療法を継続できているPD患者は結果が維持できているのに対して，行えていない患者は身体機能が少しずつ落ちていくことが認められました。

◎ 現状の医療保険・介護保険制度だけでは運動療法を継続することがなかなか難しい状況が把握されました。自主トレーニングにて運動療法を継続できていない患者へヒアリングを行うと，「運動をする場所がない」「1人では運動が続かない」「ワンパターンの運動で飽きてしまう」などの声が聞かれました。

3 PDの運動継続プログラム―PD Cafe

◎ 日本には国民皆保険制度があり，病気になると病院に行って医療を受けるというのが自然の流れです。病院から退院したPD患者から「病院を退院すると1人では運動を続けることができません。病院でなんとかできないのですか？」という声が多く聞かれました。医療保険制度の中では継続的に見続けることが難しい現状であり，病院で仕組みをつくっても自宅がある地域に帰ると運動が続かず，身体機能の低下が予想されました。

◎ そこで，PD患者とともにつくり上げたものがPDの運動継続プログラムです。Parkinson diseaseの頭文字をとって「PD」，PD患者の誰もが来やすい場をめざす意味で「Cafe」とし，「PD Cafe」と名づけました。PD Cafeでは要介護認定や難病指定を受ける前のHY 1~2を主な対象としました。2013年4月から東京都小平市の市民体育館にて月1回の頻度で開催しました。毎月20人程度のPD患者が集まり，運動やお話しをしています。

◎ PD Cafeには，運動の場，仲間づくりの場，情報共有の場の3つの要素があります。PD Cafeで行っている運動（図1）には，理学療法士とPD患者が共に考案した基礎運動メニューがあります。そこでは日常生活の困りごとやPD患者に起こりうる

PD Cafe 基礎運動メニュー18項目

座

上
① 骨盤前後運動
② 骨盤左右運動
③ フェンス体操
④ 体の回旋
⑤ 体の側屈
⑥ ぎゅーストン
⑦ 肩甲骨回し
⑧ 宝塚体操
⑨ 腕のばし
⑩ グーパー

下
① 膝裏のストレッチ
② 足組
③ 足ステップ
④ 足首体操
⑤ 指ストレッチ

立
① 横ステップ
② 前ステップ
③ 後ろのばし

2016年4月10日　基礎運動メニュー17項目
2018年1月17日　メニューへ説明追加 18項目に
※ 運動は無理なく安全に行いましょう
17項目で今の症状に合ったものを選びましょう

骨盤左右運動
骨盤の左右の動きが硬くなりやすい傾向です。硬くなると歩くときに足を振り出しにくくなります。バランスを崩したときに左右の動きがあると転倒予防になります

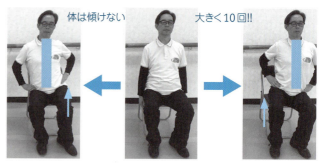

背筋を伸ばして座ります　　体は傾けずに骨盤だけで左右に上げます

腕のばし
歩いているときに腕が揺れていないと指摘されることがあると思いますが、腕を大きく振る体操です。歩きも大きくなります

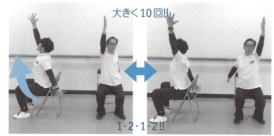

交互に大きく手を振ります　　後ろに行く手も大きく引きます！

指ストレッチ
すくみ足や歩きが小さい方の足先を見ていると硬い方が多い印象があります。指先は忘れられがちですが、しっかりとストレッチしましょう

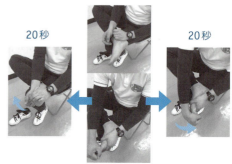

① 片足を組みます
② 足首から足先まで伸ばします

ゆっくり20秒かけて伸ばしましょう

図1 ▶ PD Cafe基礎運動メニュー

　　身体機能低下の予防のための運動を18項目に絞っています。
- 運動を継続できない理由のひとつとして「だんだん自己流になってきてしまっている。この運動は私にあっているのか？ 何のための運動なんだろう」というものがありました。そのため、1つひとつの運動に関して何のための運動なのか、どこを動かしているのか、などの要点を説明することで動機づけを行っています。基礎運動メニューのほかに歩き方なども行っています。
- 米国で開発された運動療法であるLee Silverman Voice Treatment (LSVT® BIG)の治療プログラムを終了した人向けには復習会も行っています。
- 運動を継続できない理由としては「1人では継続できない」という要因が大きいで

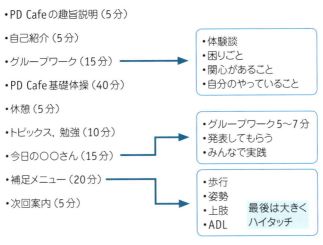

図2 ▶ PD Cafe定例会の流れ

す．図2にある通り，PD Cafeでは運動だけを行うのではなく，情報交換のための「グループワーク」があります．ここでは，日々の生活の悩みをPD患者同士で共有します．医療従事者も，病院などの医療機関では聞けない患者の生の声を聞くことができ，大変勉強になります．

- 「今日の○○さん」というコーナーでは，PD患者が自宅で行っている日常生活の工夫や実際に行っている運動を紹介し合っています．当事者が実践していることを当事者同士で話し合うため，とても説得力があります．一例ですが，自宅の狭い廊下ですくみ足になってしまう患者は，毎朝大股で歩く運動を行うとすくみ足が軽減するということを共有してくれました．それを聞いた参加者には，自宅の運動メニューとして取り入れた人も多くいました．

- 医療機関では医療従事者から一方的に教えてもらうという受け身の姿勢ですが，PD Cafeでは参加型の場をつくることで能動的に運動を取り込み，運動の継続を促しています．

4 運動指導ではなくファシリテーション

- 筆者が病院に勤務している際に，PD患者から「同じ病気の人と知り合いたい．もっと病気についていろいろと話したい」という声が多く聞かれました．また，Julianne Holt-Lunstadら[2]は高齢者対象の調査の中で，「より強い社会関係を持つ人々は，弱い社会関係を持つ人々より生存の可能性は50％増す」と述べています．

- また，和島[3]によると，高齢者の運動教室の参加継続理由について（複数回答），「健康に役立つから（143人，61.6％）」「仲間と一緒に過ごせて話せるから（120人，

51.7％）」「教室の内容や雰囲気が楽しいから（104人，44.8％）」などが挙げられています。このことから，運動教室への継続参加には運動という目的以外にも，人とつながることができるような工夫が必要と考えられます。

- そのためPD Cafeでは，図3に示すように，運動指導ではなく対話を大切にしたファシリテーション（発言や参加を促したり，話の流れを整理したり，参加者の認識の一致を確認したりすることで相互理解をサポートし，グループや参加者の活性化・協働を促進させること）を行っています。運動指導では，講師と参加者が一方通行のコミュニケーションとなってしまい，コミュニティが形成されない場合が多いのですが，ファシリテーションを行うことで参加者が主体的に参加できるようになり，うまくコミュニティが形成されるのです。

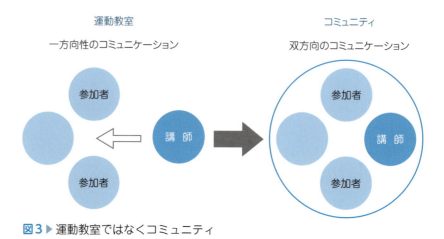

図3 ▶ 運動教室ではなくコミュニティ

5 PD Cafeを通じて見えてきたこと

- 運動指導ではなくファシリテーションを通してコミュニティという枠組みで運動教室を行うことで，PD患者とともにつくり上げる場ができてきました。そうした中でたくさんの「本当の声」を聞く機会が得られました。
- PD Cafeを開始した当初は，所属していた病院の近くで開催していたこともあって，退院後に来るPD患者が多かったため，発症初期からリハビリを受けたことのある患者が多い印象でした。しかし，口コミにより徐々に異なる医療機関に通っている患者も訪れるようになりました。
- PDと診断されて数年経っているにもかかわらず，一度もリハビリを受けたことのない患者がこれほど多いのかと思い知らされました。また，PD Cafeの参加者にヒアリングしていくうちに，現在のPD患者の現状が見えてきました。リハビリを

受けたことがある患者の中で，HY 1〜2の患者は介護保険の要支援サービスでリハビリ特化型のデイサービスへ通うか，スポーツジムなどを利用しています（図4）。

- デイサービスやスポーツジムに通う場合も，そこの職員やスタッフはPDについての知識がない場合が多く，専門的に運動を指導してほしいという患者のニーズはとても高いです。HY 3以上の場合は介護保険で，訪問リハビリのサービスを毎週自宅で受けることができ，また，訪問マッサージのサービスも多くの人が利用しています。
- このような場合もPDを専門にしているセラピストに見てほしいというニーズは聞かれます。リハビリを受けたことがない患者に関しては，そもそも病院やクリニックなどにリハビリ科がなかったり，リハビリ科があるにもかかわらず「身体機能がまだ良いから」という理由で，リハビリの処方が出ない患者も多くみられます。運動療法により早期から介入することの意義が，医師を含めた多専門職種，患者自身の認識まで届いていないのではないかと思われます。
- PD CafeにはPD医療従事者や関連職種の見学者も多く訪れるため，PD CafeはPDに対する早期からの運動介入が有効なことをPD患者とともに啓発していく役割も担っていると考えています。

6 強みを活かして主体性を引き出す患者参加型の場

- PD患者の中には，仕事や趣味などで自分自身の強みを持っている人が多くいます。
- 現在，PD Cafeでボイストレーナーとして「パーキンソン病のボイストレーニング」

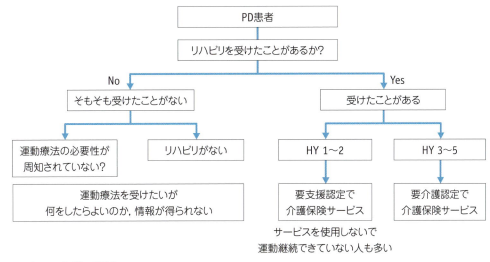

図4 ▶ PD患者の現状

を行っているPD患者は，ナレーションの仕事やボイストレーナーとして，声に対して多くの経験を積んでいました。PDを患ってから，自身の経験を活かせないかとPDの経験と掛け合わせてボイストレーニングを開発・研究しています。当事者の経験から生まれるボイストレーニングはPD患者にとても好評で，説得力もあります。

◎ ダンスを趣味で行っている人の経験から，運動教室の一部でダンスを皆さんに教えてもらって練習することですくみ足予防を促したり，それぞれの強みを活かして主体性を引き出す場をつくっています。

◎ PD Cafeはただ運動を行う場ではなく，当事者同士がお互いに助け合うことで運動継続を促す場となっています。

7 互助型運動教室の可能性

◎ 超高齢社会が到来し，医療保険・介護保険制度だけでは限界です。医療者の一方通行のコミュニケーションではなく，双方向のコミュニケーションをとり，当事者同士がコミュニティを形成できる環境をつくることで，お互いがお互いを支え合う互助の場ができます。

◎ 運動を軸として互助を促すことで，PD Cafeでは様々な自主企画が生まれています。PDで60歳以下の若い人々はまた違った悩みがあり，それを共有する場をつくりたいと若年性PD患者がPD Cafe Greenという名前で活動しています。

◎ また，もっと運動をする機会をつくりたいということから卓球大会を定期的に開催したり，運動教室以外にも話せる場をつくることにより，運動の継続を意識したいということから交流の場を開催したりと，PD患者が主体的に活動を行っています。

◎ 運動を軸としてコミュニティを形成し，患者が主体的に行動するサポートをすることにより，医療保険・介護保険などの制度外で患者同士で良くなっていく仕組みが構築できる可能性を日々感じています。

8 PD Cafeの今後

◎ 2013年に東京都小平市で始まった活動も，2018年3月現在では東京/世田谷区，神奈川/横浜市，川崎市，山梨/甲府市，愛知/名古屋市，広島/呉市の全国7拠点で展開しています。

◎ 基本的にはPD患者と医療従事者・関連職種が共同で運営しています。理学療法士などのリハビリ専門職以外にも，音楽療法士，整体師，鍼灸師，ピラティスインストラクター，ヨガインストラクターなど様々な職種が関わり，場をつくっています（図5）。

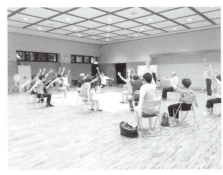
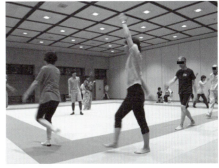
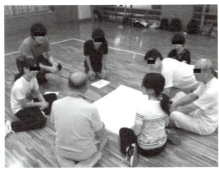
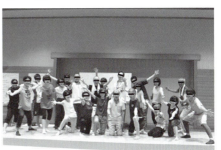

図5 ▶ PD Cafeの活動の様子

- 筆者が病院に所属していたときは西洋医学的な側面でリハビリを行っていましたが，現在は多くの人々とディスカッションを行い，PD患者へのアプローチを考案しています。
- PD Cafeがより広まることで，多くの職種がフラットな状態でディスカッションを繰り広げ，PD患者へのより良いアプローチが生まれることを期待しています。

文献

1) 羽鳥浩三, 他：パーキンソン病の最新のリハビリテーション. Mod Physician. 2012；32(2)：213-6.
2) Holt-Lunstad J, et al：Social relationships and mortality risk：a meta-analytic review. PLoS Med. 2010；7(7)：e1000316.
3) 和島英明：行政が実施する介護予防教室への参加の意味と参加継続の方策―神奈川県Y市の介護予防教室の参加者と運営スタッフの調査から. [file://Users/ogawajunya/Downloads/32206A178.pdf]

――小川順也

4章 地域での連携

Q24 地域での連携とは？

- ▶超高齢社会において，パーキンソン病（PD）の患者数は今後ますます増加すると考えられる。
- ▶病期が進行して遠方への外出や通院が困難となった患者や，その家族を支えるために，「地域包括ケアシステム」の構築が必要である。
- ▶神経内科医のみでPD診療をすべてカバーできる地域は少ないと思われるが，神経内科以外の他科医には，PDは特殊な病気であるという認識が根強い。
- ▶地域の在宅診療医や，訪問看護師，ケアマネジャー，介護福祉士，薬剤師，ソーシャルワーカー等を対象に，定期的な勉強会や意見交換会を開催することが有用である。
- ▶神経内科医と在宅診療等，他科医の連携をシームレスに行い，地域全体で診療の質を担保するために，それぞれの地域に見合ったシステムづくりが必要であり，我々医療従事者には，そのイニシアチブをとることが求められる。

1 パーキンソン病（PD）患者の増加

- ●PDの歴史は，1817年に英国のジェームズ・パーキンソンが発表した「AN ESSAY ON THE SHAKING PALSY」という著書に記載された6症例に始まるとされ，今からおよそ200年も前のことになります。
- ●その後，フランスのシャルコーの提唱によってパーキンソン病と呼ばれるようになり，中脳黒質の神経細胞脱落が証明され，パーキンソニズムの原因がドパミンの欠乏によることがわかり，治療薬としてL-ドパ製剤の有用性が確立し，様々な治療薬が開発されて現在に至っています。
- ●近年では，脳深部刺激療法（deep brain stimulation：DBS）やL-ドパ・カルビドパ配合経腸用液（デュオドーパ®，L-ドパ持続経腸療法）等，治療の選択肢も広がりをみせ，さらには2018年度にも治験が始まるとされる人工多能性幹細胞（induced pluripotent stem cell：iPS cell）による治療にも期待が寄せられてい

ます。しかし，このように治療が発展した現在でも，残念ながらPDは完治できる病気ではありません。

- 日本におけるPDの有病率は10万人当たり約150人（およそ1,000人に1.5人）とされていますが，65歳以上では，1,000人（100人に1人）と大幅に上昇することがわかっています[1]。現在，PDの患者数は全国で20万人に達すると推定され，国の難病対策である厚生労働省特定疾患治療研究対策事業の対象疾患の中でも，潰瘍性大腸炎についで2番目に多く，高齢化が進むにつれて，今後も増加することが見込まれます。

2 PDの病期の進行と通院困難

- PD患者は，近年では神経内科医のいる病院や診療所に通院していることが多いと思われます。しかし，都市部以外では神経内科医が不足しているため，地方に住む患者は都市部の大病院でPDの診断を受け，遠方から通い続けることも多いようです。

- 一方，PDの重症度分類では，Hoehn & Yahr（HY）重症度分類が一般的によく使われ，HY 1～5まで5段階に分類されますが，姿勢反射障害がみられるHY 3以上の重症度になると，転倒や骨折のリスクが増えます。

- 日常生活に部分的な介助が必要なHY 4では，1人での通院が困難となります。車椅子や寝たきりでの生活となるHY 5では，通院が不可能となる可能性が高くなります。

- 発症後，10年で約60%，15年で約80%の患者はHY 3以上の状態になるという国内データもあり[2]，病期の進行とともに通院困難となるPD患者が多くなるのが現状です。診断を受け，長い間通院し慣れ親しんだ神経内科医のいる病院に通えなくなることは，患者や家族にとって，とても不安で心細いことでしょう。

3 地域包括ケアシステム―多職種連携

- 近年，諸外国においても類をみないスピードで進行している超高齢社会対策として，「地域包括ケアシステム」の構築へ向けて，各自治体等で様々な取り組みがなされています。

- 「地域包括ケアシステム」とは，重度の要介護状態となっても住み慣れた地域で自分らしい暮らしを人生の最期まで続けることができるよう，住まい・医療・介護・予防・生活支援が一体的に提供されるシステムのことです。

- 「地域包括ケアシステム」の構築には，保険者である市町村や都道府県が中心となり，医療や介護，福祉等の各関連機関が包括的かつ継続的に連携することが必要とされます。近年では，様々な職種がそれぞれの専門性を高めて技術やサービスを高

- 度化しており，もはや，どの職種も独力ですべての問題を解決することは不可能であり，多職種連携は必要不可欠です。
- 多職種連携コンピテンシー（「多職種連携が得意な人」の行動の特徴）を心がけることで，「私が思う良い治療・ケア・サービス」に固執することなく，患者や家族を中心に据えた，より良い多職種連携をめざすことが大切であると思われます（図1）[3]。

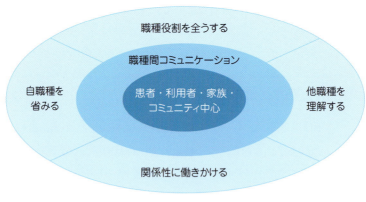

図1 ▶ 多職種連携コンピテンシーの全体像　　　　　　　　（文献3より引用）

4　地域特性に応じたシステムづくり

- 人口が横ばいで75歳以上の人口が急増する大都市部や，75歳以上の人口の増加は緩やかであるが人口は減少する町村部等，高齢化の進展状況には大きな地域差が生じています。
- そのため，疾患の種類や割合，さらには，医療や看護，介護，福祉等のサービス充足度の多寡およびその必要性も地域ごとに異なり，それぞれの地域の自主性や主体性に基づき，地域の特性に応じてシステムをつくり上げていくことが必要です。
- このような地域特性に応じたシステムづくりは，PD診療においても各地で実践されています。たとえば，東京都の順天堂医院では医局出身の神経内科医による在宅療養支援診療所との連携システムにより，入院患者が安心して自宅に帰ることができ，入院期間短縮も実現しています。
- 一方，北海道には14支庁中2番目に高齢化が進み，東京都の約3倍の面積に1/45程度の人口が暮らす空知支庁という地域があります。PDを専門とする医師はクリニック勤務医ただ1人という状況の空知支庁では，この医師が中心となり，診療圏内すべての公立病院との医療連携を構築することで，必要度に応じて入院の受け入れが可能となっています。また，患者の自宅訪問を行う保健師からの情報をもとに，医療関係者相互の協議・連携を実施しています[4]。

- 前者は神経内科の人材が豊富な都市部の大学病院ならではのシステムづくりであり，神経内科医を在宅医療が可能なレベルまで一般化する試みであると言えます。後者は神経内科医の少ない地域のシステムづくりであり，他科医，さらには保健師・ケアマネジャー・ヘルパー・ソーシャルワーカー等のパラメディカルにPD診療やケアを拡大していく方向性であると考えられます。

5 船橋市のケース―ふなばし神経難病サポートネットワーク

- 筆者の勤務地である船橋市は，千葉県北西部の葛南地域に位置し，中核市としては最大の人口約60万人を擁する大都市ですが，現在，病院勤務の常勤神経内科医は筆者1人だけです。また，クリニックや在宅療養支援診療所の神経内科医も数少なく，神経内科の過疎地とも言える地域です。
- そのような状況ですので，船橋市のPD患者は，病初期には，東京都内や千葉市，浦安市等近隣都市の大病院に通院し，病期の進行により通院困難となった場合に，船橋市内での転医通院先を探すことが多いのが特徴です。
- 一方，船橋市保健所の訪問活動を通して，地域住民からの神経難病医療に関する相談が多く，個々の神経内科医も地域連携について問題意識を持っていることが明らかになりました。
- 2013年から，保健所を中心に，神経内科医・医師会・介護支援専門員協議会・訪問看護連絡協議会・ソーシャルワーカー連絡協議会等のメンバーによる話し合いを重ね，2015年2月には，神経難病の診断から通院・在宅医療に加え，必要に応じた入院までをシームレスに行い（図2）[5]，患者が住み慣れた地域で安心して療養でき

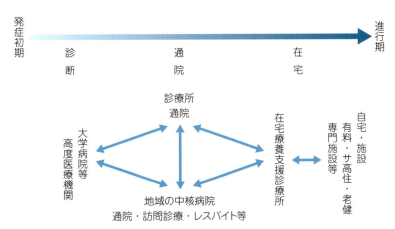

図2 ▶ PD患者の診断から，通院・在宅療養（レスパイト入院含む）までをシームレスに行う診療体制

（文献5より引用）

る支援体制を構築することをめざし，「ふなばし神経難病サポートネットワーク」を発足させました。

- まずは，神経難病の中でも，最も患者数の多いPDに焦点をあて，市内全域の他科医をはじめ，医療・看護・介護の多職種が参加する勉強会を定期的に開催し，顔の見える関係を築くところから始めました。
- また，神経内科医と他科医をつなぐツールとして，「ふなばしパーキンソン地域連

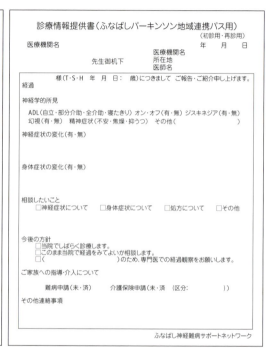

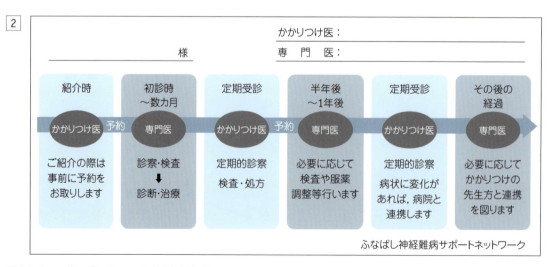

図3 ▶ ふなばしパーキンソン地域連携パス
1：左：専門医→一般医用，右：一般医→専門医用
2：患者用

携パス」の作成・導入の試みを開始しています（図3）。これは，近年各地で用いられている，認知症地域連携パスを改変したものであり，神経内科医と他科医との間で，PDの患者を紹介・逆紹介するときに使用する診療情報提供書を地域で共通の書式にする試みです。

◉ PDの病期や状態，問題点や依頼内容等を簡潔に記載できるようにし，神経内科医でなくても苦手意識を持たずに，PD診療の導入ができることを目的としています。また，患者用のパスも作成し，神経内科医と他科医が協力して診療を行うことを示すことで，患者に安心感を与えることをめざしています。

6 おわりに

◉ 地域連携の工夫としては，以上で述べた以外にも様々な方法が考えられると思いますが，今後，ますます加速する超高齢社会において，限られた医療・介護・福祉資源を地域の特性に合わせて，いかにうまく配分・連携・機能させていくか，我々の果たすべき使命について常に自問自答することが求められています。

文献

1) 葛原茂樹：Parkinson病をめぐる最近の話題と治療の進歩. 日内会誌. 2009；98(9)：2131-40.
2) Sato K, et al：Prognosis of Parkinson's disease：time to stage Ⅲ, Ⅳ, Ⅴ, and to motor fluctuations. Mov Disord. 2006；21(9)：1384-95.
3) 日本医師会：地域包括ケアと多職種連携─指導者用ガイドブック. [http://dl.med.or.jp/dl-med/jma/region/mdc/workbook2.pdf]
4) 宇川義一, 他：パーキンソン病治療の医療連携をめぐって─地域におけるパーキンソン病医療連携の取り組み. Fronti Parkinson Dis. 2010；3(1)：5-12.
5) 星野将隆：パーキンソン病と上手につきあうために. 難病と在宅ケア. 2015；21(8)：47-50.

———— 星野将隆

4章 地域での連携

Q25 地域での取り組みとは?

A
- ▶当院は診療所であり，大学病院などでパーキンソン病（PD）と診断された後の患者など，難病リハビリテーションを中心に地域の受け皿を担っている。外来・訪問を通じて切れ目のないフォローアップと，包括的リハビリ（理学療法，作業療法，言語療法）を個別に提供している。
- ▶当院における外来リハビリの具体的取り組みを紹介する。主にストレッチやバランス訓練，歩行訓練，認知機能への理学療法アプローチを取り上げる。
- ▶リハビリ以外の取り組みとして，患者以外でも参加可能な「ジョギング教室」を毎日開催することで有酸素運動を楽しく安全に行っている。地域住民との交流や患者同士のピアカウンセリングの場にもなっており，家族ぐるみで進行予防に関心を向けることも目的としている。
- ▶加速する高齢社会とPD患者の増加という来るべき将来へ向けて，当院の地域連携と地域包括ケアシステムへの具体的な取り組みを紹介する。

1 当院のパーキンソン病（PD）患者に対する外来リハビリテーションの取り組み

1）概要

- 外来患者の概要はHoehn & Yahr（HY）重症度分類1～3度で，実施頻度は週1回60分の介入が平均的です。HY 3でもリハビリが初めてという患者も稀ではありません。このときには既に立派な二次的機能障害を合併しています。
- 運動療法の実施にあたっては薬物療法での良好なコントロールが土台となり，動きやすいオン期に行うことが基本となります。患者ごとに違う能力やニーズなど，その人の生活全体をQOLを含めて評価し，個々の状況に応じた包括的なリハビリプログラムの提供に努めています。
- 1人のセラピストが外来・訪問を兼務しており，外来時の担当者が訪問でも継続して担当できるフォローアップ体制を構築しています。取り組みのひとつとして，初回評

価前の診察待ち時間を利用して，問診形式の「Motor, Activities of Daily Living (ADL), Sleep, Autonomic, Cognition and others (MASAC) –Parkinson Disease31 (PD31)：MASAC–PD31」を記入して頂く取り組みを始めています。

- MASAC-PD31は，Movement Disorder Society-sponsored revision of the Unified Parkinson's Disease Rating Scale (MDS-UPDRS) では評価できないレム睡眠行動障害，嗅覚，疲労感など，多彩な運動および非運動症状を包括的に比較的短時間でスクリーニングできるので有用です。

- しかし，PDの嚥下障害の程度については患者自身の自覚が乏しく，必ずしも重症度や臨床症状と相関しないとされており[1]，問診だけの判断には注意が必要です。

2) 当院のリハビリプログラム

- 当院の具体的リハビリプログラムの第一はストレッチです。介入にあたってはすべての動作の基本となる正しい立位姿勢の維持を図ることは重要と考えており，特徴的な前傾姿勢で短縮されやすい筋を中心に，異常姿勢を可能な限り予防することに努めています。

- 筆者は特に股関節伸展可動域に注目しています。それは歩行リズムの生成に重要な役割を果たすとされる中枢パターン発生器 (central pattern generator：CPG) は，末梢からの感覚入力もその活動を賦活させ，特にステッピング運動の発現には股関節伸展が強く関与する可能性が示唆されているからです[2][3]。

- アライメントの基本となる可動域を確保しつつ，それに付随する伸展筋力などを中心に生体力学的制限をつくらないように努めています。しかしPD患者では，それ以外の姿勢を構成する要素として感覚統合の障害も認められるため，日頃から鏡で姿勢をチェックする習慣をつけ，その感覚を学習して頂くことも重要です。

- また，静止立位におけるバランスの要素も考慮して訓練を実施することが必要ですが，「バランス訓練の取り組み」については後述します。姿勢異常を認める場合は，まず「プラットホームに真っすぐ寝られるのか」を評価していくことから始めています。

①HY 1～2の患者に対する追加プログラム

- HY 1～2の早期の患者には，それ以外の追加プログラムとして，後述する神経保護の観点からもダイナミックな全身運動となる有酸素運動を中心に展開し，身体機能全体の底上げを図っています。

- 具体例としては，患者の趣味を生かしたミット打ちのボクササイズやノルディックウォーキング，踏み台昇降，ジョギングなどです。また，早期からリハビリを取り入れた在宅生活に定着して頂くために個別のホームエクササイズを提供しています。

- その中で可能な患者は在宅での活動性の定量的評価ともなる「歩数計」の記録を行っ

ています。毎回提出して頂くことで在宅での活動状況が把握でき，フィードバックの時間を利用した鼓舞激励は，リハビリの要素に重要な"高いモチベーション"を保つのにも良い役割を果たしていると感じています。

◎ 最近では，在宅におけるすくみ足の出現回数など歩行障害の客観的評価として，「携帯歩行計」を用いた1日の連続記録に，その可能性を見出せることが報告されています[4]。

◎ 今後このような評価方法がますます発展することは，様々な歩行障害に対する薬やリハビリの効果をより客観的に評価できることにつながり，どのようなリハビリが歩行障害に有効かのエビデンス構築には不可欠であると考えられます。

② HY 3 の患者に対する追加プログラム

◎ HY 3の進行期には，姿勢反射障害の影響で転倒やすくみ足などの歩行障害が問題となってきます。また，ハネムーン期が終わりウェアリングオフ現象の影響が大きくなってくるのもこの時期に多く，「症状日誌」を用いて把握に努めています。

◎ 患者側がオン期に合わせて通院して頂くことも重要です。この時期はバランス訓練や方向転換，積極的に外部刺激（視覚・聴覚）を用いた歩行訓練で動作の最大化を図り，運動の再学習を根気強く継続して行います。

◎ リハビリ室を出ると動作が元に戻ることをよく経験しますが，PD患者でもスキーマ学習が可能で運動学習能力は十分に保たれている反面，健常者よりも余計に練習が必要であるとされています[5]。我々は動作の汎化という最大の目標に向けて根気強くサポートしていく必要があります。

3) バランス訓練の取り組み

◎ 日常生活では様々な環境においてバランスを取りながら多様な課題（task）を遂行する必要があります。可能な限り患者個々の問題となっている要因を，環境を含めて評価し特定することが重要です。

◎ PD患者では後方重心と前方への安定性限界の狭小化がみられますが，よく使用されるFunctional Reach Test（FRT）よりも筆者が重視している評価として，「静止立位からつま先立ち」を指示し，倒れそうならステップしてもよいように伝えることで，どの程度余裕を持って能動的に重心が中足骨頭を越えられるかの質を評価しています。

◎ 反対に**図1**のように「つま先を上げて踵立ち」を指示したときに，後方へはどのような反応をするかを評価しています。これはある程度の手技を要し，主に後方への姿勢反射障害をみるPull Testよりも行いやすく，より多くの情報をもたらす評価と考えられます。なぜなら内発的な随意運動の開始だけでなく，前後への安定性限界の広さ，予測的反応的姿勢制御をみることができるからです。

- また,「2ステップテスト」を前後で実施することも動的姿勢制御を評価する際に有用と考えており,その際にどちらの足から振り出すかも注目しています。振り出しやすい足を把握することが方向転換時や歩行開始時の指導にも生きるからです。
- 特に後方2ステップの低下は転倒リスクとも相関が高いと感じています。また,方向転換動作ではよく言われる「半円を描くように」と指導しても高齢者には理解されにくい印象です。そこで図2のように図の提示によるイメージを持ってもらい,次にセラピストの実際の行動を観察して頂いた上で,曲がるときに下肢をクロスさせて支持面を狭小化しないような動作を指導しています。症例によっては時計の針のように回るクロックターンも有効と感じています。

太極拳

- 最近では非従来型のリハビリとして太極拳が注目されています。Liら[6]は,太極拳がバランス障害の軽減と転倒発生率低下に効果があることを報告しています。
- 筆者が太極拳の資格取得を通じて考察したことは,軽く膝を曲げて動くという特徴

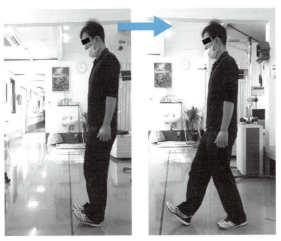

図1 ▶ つま先を上げて踵立ちからの反応

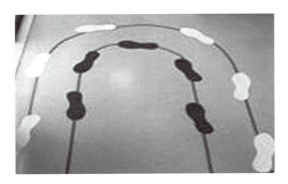

図2 ▶ 方向転換動作

的な動作により，下腿前傾位を維持した状態でゆっくりと踏み込む遠心性収縮活動を多く行う太極拳ならではの動作が，足関節ストラテジーや歩行時の足首を支点とするアンクルロッカー機能の改善など，何らかの良いメカニズムが働いているのではないかと推察しています。

- このような遠心性収縮訓練は加速歩行の予防にもつながる要素を秘めている可能性があり，バランス訓練にこのような要素を加えるのも有効ではないかと考えています。

4）歩行訓練

- 歩行訓練では，広く知られている歩行開始時の「せーのっ！」や，歩行中の「1（イチッ），2（ニッ）！」または「大きくっ！」などの端的な"聴覚刺激"や，床に線を引くなどの"視覚刺激"を活用して動作の最大化を図りながら実施しています。
- そのほかに，筆者らは"歩数のフィードバック"も効果的であると感じています。具体的には「今は○○歩でしたね。次は1歩縮まるように歩いてみましょう！」などと客観的な歩数を患者にフィードバックしてあげると，自らの歩行結果を理解しやすくゲーム性も生じて積極的な姿勢が生まれてくるのを実感しています。
- 筆者はさらに患者の歩行能力に応じ，上り坂を利用して「つま先で地面を蹴るように歩くこと」を指導しています。上り坂での姿勢制御の適応が前方への重心移動の改善に働き，二次的な筋力低下を起こしやすい腸腰筋などについて平地に比べ高い筋活動が促進でき，地面を蹴ろうという意識が自然と股関節・膝関節伸展につながることを経験するからです。それは先に述べたCPGを促通できる可能性にもつながります。
- 足趾での蹴り出し以上に大切なのは，それ以前の股関節・膝関節伸展という過程を促すことにあります。なぜならPDでは，toe-offの足関節底屈につながる股関節・膝関節伸展が明らかに機能していない症例が多いからです。足趾の使用経験はまた，PDで低下している把持力の改善にもなり，それが前方への安定性限界の拡大や歩行推進力の向上につながると考えます。
- 以上の事柄をふまえた自主トレーニングとして図3に示す練習を行っています。開

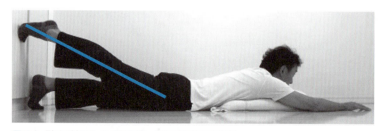

図3 ▶ 壁を利用した股関節・膝関節伸展訓練

始姿位は大腿前面を床に接地させ膝関節屈曲位で足趾を壁に当てます。次に膝関節を伸展させつつ壁を押しながら股関節を伸展させます。

- 脊柱起立筋を含めた股関節・膝関節伸展に関わる大臀筋・ハムストリングスを鍛えつつ，足関節底屈位での足趾伸展を形成します。矢状面で股関節と第五中足骨頭を結ぶラインを目安にするとよいでしょう。これが可能な症例は，立位から踏み台へステップし，ランジ位になった伸展脚の踵を上げるように地面をプッシュアップします。これをバランスが崩れないように繰り返し練習するとよいでしょう。

- また，踵から着くように指導することで，PDでもすくみに先行するすり足の出現をいくらか減少させる効果があると感じており，加速歩行など歩行障害の予防戦略としても注意を払うよう患者の歩行悪化がないことを確認した上で指導しています。

5) 二重課題

- 最近では外部刺激を利用した代償手段にとどまらず，二重課題下で認知機能にも働きかけたアプローチが報告されるようになってきています。これは1997年にLundin-Olssonが報告したStops walking when talkingに端を発し，「2つのことを同時に行う能力の低下」が転倒に関与するという報告から注目されるようになりました。

- PD患者でも話しかけると足が止まってしまう現象を臨床上認めることがあります。二重課題下の歩行訓練により，PD患者でも歩行スピードが向上し注意機能を高める効果が報告されています[7]。

- 訓練内容は「しりとりウォーキング」や「歩行中の語列挙」などが示されていますが，ポイントは課題の難易度調整で，難しすぎても歩行の自動性を崩壊させてしまうので患者の状況に応じて実施しています。いかに注意を外に向けて歩けるかが歩行の重要な要素であると考えます。

- これもやはり比較的早期の患者に適応があり，歩行補助具を日常的に使用していたり，TUGテスト（Timed Up & Go Test）で明らかな移動能力低下を認める患者には適応はないと考えます。

6) 認知機能障害の影響

- PD患者の認知機能障害は，歩行などの動的姿勢制御にも影響を与えていることが知られており，その特徴としてはワーキングメモリー（作業記憶）負荷時の視空間認知機能障害や，セットの変換（目的を達成するために今行っている動作を柔軟に変換すること）自体ではなく"変換後にそれを維持する能力の障害"などが報告されています[8]。

- これらの特徴をふまえた歩行課題を考えると，トレイル・ウォーキング・エクササ

イズ（注意機能検査である Trail Making Test を歩行エクササイズ版に改良したもの）[9]は，難易度設定も可変的でPDの認知機能障害に働きかける上で非常に参考になります。

◉ 総じて代償手段（外部刺激など）を利用して動作の最大化を図ること以外にも，認知機能を含めた神経システムへのアプローチも必要ではないかと考えており，そのためにはPD患者の認知機能障害の特徴を理解した上での課題提供が重要であると考えます。また今後は，さらにその訓練内容と有効性を検証していく必要があると感じています。

◉ これまで具体的な取り組みを紹介してきましたが，一番大切なことは患者個人の問題点の評価であり，上記の訓練をそのまま実践することではない旨を初学者には教示したいです。

2 ジョギング教室での取り組み─走行と有酸素運動に着目して

◉ ここでは冒頭のAnswerで述べた目的以外に，ジョギング教室で得られた興味深い発見を紹介します。それは歩行時に比べ一部のPD患者で前傾姿勢が一時的に改善し，歩行時は人とのすれ違いに立ち止まってしまう症例も，ジョギング中はスムーズに避けられる現象です。

◉ 走行動作については2004年，Suzukiらの報告によって，人の走行には歩行時では認められない前頭前野の活動が関与することが初めて示されました[10]。走行により，注意力や判断力などの認知機能が向上したり，二重課題を同時に行う成績が向上したりすることや，他の有酸素運動でもPDで問題となる補足運動野の脳容量が増えたり，脳由来神経栄養因子（brain-derived neurotrophic factor：BDNF）が増えることもわかっていますが，いずれも健常者での報告で肝心のPD患者での報告はありませんでした。

◉ しかし，2016年Duchesneは，機能的MRI（fMRI）を用いて有酸素運動により遂行機能の改善と一致する線条体での活性向上など，脳の機能的変化が生じることをPD患者で初めて報告しました[11]。有酸素運動は初期PD患者の体力向上だけでなく，日々の活動に役立つ運動能力の向上にも重要であることが示されました。

◉ 以上の知見をふまえると，先の興味深い現象は，走行時の前頭前野の活動向上がワーキングメモリーを含めた認知機能を向上させ，脳の機能的変化が生じることで歩行時に比べて人を避けるというtaskの遂行を可能にしているのかもしれません。

◉ さらに走行動作は歩行に比べて両脚支持期がないのが特徴ですが，その分，より高度な体幹の安定性（stability）が求められ，走行動作という手続き記憶の獲得過程で歩行よりも多くの脊柱起立筋を含む抗重力筋への運動単位が設定されていると思

われます。そのような機序も働き前傾姿勢が改善され，視野が広がったことも要因ではないかと考えていますが推測の域を出ません。走行動作はエルゴメーターなどの有酸素運動よりも歩行と関わりが深い運動のため，さらなる研究が望まれます。

3 当院における地域連携と地域包括ケアシステムへの取り組み

◉ わが国での高齢社会はますます加速しています。厚生労働省によると65歳以上の人口は，現在3,000万人を超えており（国民の約4人に1人），2042年の約3,900万人でピークを迎えます。

◉ このため2025年を目途に，可能な限り住み慣れた地域で，自分らしい暮らしを人生の最期まで続けることができるよう，地域の包括的な支援・サービス提供体制（地域包括ケアシステム）の構築を推進しています。

◉ PDは50～65歳の発症が多いですが，高齢になるほど発病率，有病率が増加することが知られています。今後のPD患者の増加は明らかであり，世界的にみても2015年から2040年にかけて2倍以上の1,420万人に増加すると推定されています[12]。それに備えるには"予防"という概念が重要で，現在の「進行してからのリハビリ」から「早期リハビリ」へのシフトが求められます。

◉ その根拠となる報告が，Frazzittaらによって，HY 1～1.5の早期PD患者に対する多職種による短期集中リハビリは症状の進行を遅らせるだけでなく薬の内服量を維持できることが，2年間という比較的長期のフォローアップ期間を設けた無作為化比較試験で初めて示されました。

◉ しかし，わが国においてはHY 1～1.5の時期からリハビリが処方されることは少ないのが現状です[13]。このような進行予防効果をより高いエビデンスにするには，黒質線条体細胞の変性が遅延することも長期の経過で提示される必要があるでしょう。

◉ その上でLee Silverman Voice Treatment（LSVT®BIG）などエビデンスの高いリハビリを早期から短期集中で実施し，地域のリハビリへとシームレスにつながり，継続的なフォローアップが受けられる地域連携と環境構築ができれば理想的です。

◉ また，終末期における呼吸ケアと吸引が実施可能な事業所の拡充は，PDのみならず難病患者を地域で支えていく上で急務であると実感しています。このような予防の観点からとらえた早期リハビリの実施と不足資源の拡充という地域づくりが，PD患者の社会的損失の軽減とより良い在宅療養につながるのではないでしょうか。

◉ 地域包括ケア時代のリハビリ職に求められる役割・任務とは何でしょうか？ これからは積極的に地域と関わっていくことが求められると考えられます。医療と介護・福祉をつなぐ役割を持つ保健所を中心に，難病患者に対する適切な在宅療養支援が行えるよう，地域の医療機関と連携したリハビリへの取り組みが行われています。

◉ しかし，地域でのPD患者における定期的な身体的ケアおよび不安や悩みなどに対する精神的ケアは十分とは言えないのが実状です。当院では保健所と連携し，地域での講演活動を行うことでPD患者や家族だけでなく，関係者や市民への病気の理解やリハビリに関する啓発活動を推進しています。また，地域の連絡協議会やケア会議を通じて多職種での意見交換や知識・技術などの情報共有を図り，地域のPDリハビリの向上と多職種での協働体制の強化に努めています。

◉ このような取り組みが地域連携の向上にもなり，ひいては地域包括ケアシステムの構築へとつながるものと考えられます。具体的な連携としては，誤嚥を疑う症例や胃瘻を勧めたいが経口摂取がやめられない，もしくは理解が得られにくい患者に対し，近隣病院と提携した嚥下造影検査（videofluoroscopic examination of swallowing：VF）を実施しています。

◉ 「経口摂取が危険です」と口頭だけで説明されても納得できない患者でも，実際に誤嚥をしている映像を目で確認できると受け入れがうまくいくことを経験します。

◉ このように近隣病院にカルテを作成しておき，定期受診をして普段から連絡を密に取ることで迅速な地域連携を可能にしているのです。このような"病院"と"地域"の医療機関が連携する「病診連携」も地域連携の鍵となるのではないでしょうか。

◉ 最後に，我々リハビリ職は患者の身体機能面の専門家だけにあらず，辛いことを打ち明けられる心のケアの専門家ともなれる存在でありたいと思います。若年性PDでは若くして人生設計の見直しや価値観の変換，自信の喪失などを経験します。仕事を持つ者では雇用継続の困難さを感じながら生きています。我々はこういった患者の心に寄り添った関わりもまた忘れてはならないと考えます。

文献

1) 日指志乃布, 他：パーキンソン病における嚥下障害. 臨神経. 2016；56(8)：550-4.

2) Zehr EP, et al：Regulation of arm and leg movement during human locomotion. Neuroscientist. 2004；10(4)：347-61.

3) Rossignol S, et al：Dynamic sensorimotor interactions in locomotion. Physiol Rev. 2006；86(1)：89-154.

4) 林 明人：パーキンソン病の最新リハビリ療法. 臨神経. 2013；53(11)：1046-9.

5) Soliveri P, et al：Effect of practice on performance of a skilled motor task in patients with Parkinson's disease. J Neurol Neurosurg Psychiatry. 1992；55(6)：454-60.

6) Li F, et al：Tai chi and postural stability in patients with Parkinson's disease. N Engl J Med. 2012；366(6)：511-9.

7) Yogev-Seligmann G, et al：A training program to improve gait while dual tasking in patients with Parkinson's disease：a pilot study. Arch Phys Med Rehabil. 2012；93(1)：176-81.

8) 大槻美佳：前頭葉・基底核の高次脳機能障害. 高次脳機能研. 2012；32(2)：194-203.

9) Yamada M, et al：Trail-walking exercise and fall risk factors in community-dwelling older adults：preliminary results of a randomized controlled trial. J Am Geriatr Soc. 2010；58(10)：1946-51.

10) Suzuki M et al：Prefrontal and premotor cortices are involved in adapting walking and running speed on the treadmill：an optical imaging study. NeuroImage. 2004；23(3)：1020-6.

11) Duchesne C, et al：Influence of aerobic exercise training on the neural correlates of motor learning in Parkinson's disease individuals. Neuroimage Clin. 2016；12：559-69.

12) Dorsey ER, et al：The Parkinson Pandemic-A Call to Action. JAMA Neurol. 2018；75(1)：9-10.

13) Frazzitta G, et al：Intensive rehabilitation treatment in early Parkinson's disease：a randomized pilot study with a 2-year follow-up. Neurorehabil Neural Repair. 2015；29(2)：123-31.（公益社団法人日本理学療法士協会，解説付き英語論文サイト，2015年12月4日掲載）

――――――――――――――――――――――――――――――――――――――― 竹部博晃

5章 パーキンソン病における介護・福祉・心理的サポートなど

Q26 カウンセリングと非運動症状への対応とは？

A

▶ パーキンソン病（PD）患者のうつ，不安，心理的諸問題の背景には，PD病態に加え，症状，治療の負担や，PD罹患に関連した心理・社会的問題がある。

▶ うつ，不安，心理的問題に対応するには，PD症状への最適治療に加え，疾病や利用できる社会資源の十分な説明が重要である。

▶ 心理的支援や心理療法はPD症状への十分な治療や説明を前提に行う。

▶ PD特有の心理的問題には，PD症状，予後，難病，PDであることへの負い目（スティグマ），仕事，経済，介護問題などが含まれる。

▶ 心理的支援目的で患者の訴えに共感し，受容し，支持的に対応する。また，諸問題に楽観的姿勢で臨むよう励ます。

▶ 介護者の心理，身体的負荷にも配慮する。

▶ 心理的支援はPD診断時点から行う。

▶ 家族性PDの患者・家族では，次世代への遺伝や保因者である可能性についての心の負担も問題となる。

1 パーキンソン病（PD）に伴ううつ

1）症状は？

- 一般的な"うつ"は，心が晴れ晴れせず，気が塞いで憂うつな状態を言います。このような状態が病的に持続する疾患のひとつがうつ病です。米国精神医学会による診断基準"Diagnostic and Statistical Manual of Mental Disorders, 5th edition（DSM-5）"では，①抑うつ気分，②興味，喜びの喪失，③食欲減退，④睡眠障害，⑤焦燥感・精神運動制止，⑥易疲労・意欲減退，⑦罪責感，⑧集中困難，⑨希死念慮などの症状のうち，①または②を含む5項目以上が，身体障害なく2週以上持続するものをうつ病と定義しています。

- PDに伴ううつは，意欲減退，自発性低下，易疲労を特徴とします（表1）。うつ病

(DSM-5) と比べて罪業感, 自責感, 罪業妄想は稀で, 自殺率は低く[1], うつ病相に並行する食欲不振や朝方気分が落ち込む日内変動, 早朝覚醒などは少ないです。

2) 病態は？

- PDに伴ううつ, 不安の病態には中枢セロトニン, ノルアドレナリン, ドパミン, アセチルコリン (ニューロンなどの変性・脱落) が関与すると考えられます (表1)。オフ時に生じるうつ, 不安にはドパミン系の関与が示唆されます。

- PD罹患に関連した心理・社会的困難が二次的にうつを生じさせる可能性もありますが, 影響は少ないです[2]。このような困難にはPDの運動障害, 非運動障害による苦痛, 認知機能障害による対応能力低下, 心理的 (予後, 難病, スティグマ), 社会的 (仕事, 社会活動, 人間関係), 経済的 (収入減少, 医療・介護費負担) 要因などが含まれます。

- 他に, 薬剤性の要因として薬剤誘発性うつ, ウェアリングオフ, 退薬 (dopamine agonist withdrawal syndrome：DAWS[3]) に関連するうつがあります。脳梗塞など, 合併する中枢神経障害に起因するうつもあります。うつ病 (DSM-5) や双極性障害の合併にも注意を払います。

3) 治療は？

- 運動障害への最適治療を優先します。結果的に, 障害された中枢神経系の機能が補正され, うつも改善します。ドパミンアゴニストの中では, 特にプラミペキソールが奏効します[4]。

- 改善しない場合や, 不眠も併せて改善したい場合には抗うつ薬を併用します。三環系抗うつ薬は抗コリン性副作用や血圧低下を生じやすいため, 選択的セロトニン再取り込み阻害薬 (selective serotonin reuptake inhibitor：SSRI), セロトニン・ノルアドレナリン再取り込み阻害薬 (serotonin noradrenaline reuptake

表1 ▶ PDに関連するうつとうつ病の相違

	PDのうつ	うつ病 (DSM-5)
主要症状	意欲減退 興味の喪失 自発性低下 易疲労	抑うつ気分, 喜びの喪失 食欲減退, 睡眠障害 焦燥感・運動制止 易疲労・意欲減退 罪責感, 集中困難, 希死念慮
関連する神経系	ノルアドレナリン ドパミン セロトニン アセチルコリン (ニューロンの変性・脱落)	セロトニン ノルアドレナリン (シナプス終末での伝達障害?)

inhibitor：SNRI）が使いやすいです。

- 薬物治療以外では，運動によるうつの改善効果が証明されています[5]。認知行動療法の有効性も報告されていますが，次項にゆずります。

- 日常臨床において，薬物治療，運動と並ぶうつ治療の柱は心理的支援です。PD診断時点から，明らかなうつや不安の有無にかかわらず，考慮すべきと考えられます。対処法はカウンセリングの項で後述します。

2 PDに伴う不安

1）症状は？

- PDの不安には，限局性恐怖，全般性不安，パニック発作などがあります（表2）。限局性恐怖では転倒，ふらつき，不眠，便秘，オフ，薬の副作用などに対する不安が切々と訴えられます。PDの非運動症状に関連した身体不調を背景に訴えられることが多いです。全般性不安としては健康面での不安が多く，予後，仕事，介護，経済面への不安なども訴えられます。言語化できない不安がパニック発作や身体表現性障害として噴出することもあります。

2）病態は？

- 不安は，扁桃体の過活動を前頭前野が抑制できなくなった状態とされます。うつと同様，PDに伴う中枢神経系の変性・脱落が不安を引き起こすと考えられます。不安を持つPDの92%にうつも合併することが報告[6]されており，共通病態ないし，うつ症状が不安を助長している背景がうかがわれます。

- 特にオフ時に症状が出現，悪化することが多いです。運動障害の悪化なく不安のみ高まる"non-motor off"も稀ではありません。服薬と発症のタイミングを聴取することが背景を推定する手がかりとなります。

表2 ▶ 不安の種類と症状

不安の種類	具体的症状
限局性恐怖	転倒，ふらつき，不眠，便秘，疲労，オフ，L−ドパ恐怖，頭痛，動悸，めまい，味覚異常，咽頭部閉塞感，息切れ，立ちくらみ，腹痛，四肢のしびれ，腰痛，発汗過多，性器痛，肛門部違和感，排便へのこだわり
全般性不安	疾病，予後，仕事，経済面，介護，家族，健康などに対し，自分自身で不安の感情をコントロールできないほど過剰に心配する
パニック発作	動悸，心悸亢進，頻脈，発汗，震え，息切れ感または息苦しさ，窒息感，胸痛，胸部不快感，嘔気，腹部不快感，めまい感，ふらつく感じ，頭が軽くなる感じ，気が遠くなる感じ，悪寒，熱感，異常感覚

- 認知機能低下に関連した脱抑制も不安やパニックを促す可能性があります。DAWSも不安の原因となります。
- 性格では完全主義，内向，後ろ向き，リスク回避性格などがみられますが，性格の関与が大きい場合でも，PD病態の関与を意識して対応しましょう。
- セロトニントランスポーター遺伝子多型などの遺伝的要因にも配慮が必要です。

3）治療は？

- オフ時の不安改善にはウェアリングオフを治療します。持続性不安には，うつに準じた対応を行います。すなわち，まずは十分な運動障害の治療を行い，改善しなければ三環系抗うつ薬やSSRI，SNRIを試みます。
- 一部の不安，パニック発作にはベンゾジアゼピン系薬剤も奏効します。筋弛緩作用による転倒や連用による認知機能低下が指摘されているため，短半減期の薬剤を選択し，一時的使用にとどめます。

3 カウンセリング，心理療法とは？

- カウンセリングとは，患者の抱える不安や悩みを面接や文書などを通じて理解し，患者自身がそれらを解決するのを援助する手法です。
- 苦悩を聴取し，何が問題で何が求められているのか理解するように努めます。この目的で，医療者は患者の訴えに共感を示し，受容的に接します。問題解決には，理解をもとに積極的に助言し，指示する場合もあれば，聴き役に徹し，患者の洞察を待つこともあります。
- PD患者のうつ，不安に対する心理療法では，認知行動療法の有効性が多く報告されていますが，解説は次項にゆずります。
- そのほかの報告は少ないですが，心理劇，疾患教育，多職種連携による心理的支援，行動療法などの試みが報告されています[7)8)]。心理劇ではロールプレイを通して疾患理解が深まり，感情を理解し，病気を受け入れやすくなります。多職種連携による心理的支援では患者の必要度に応じたリハビリテーションを行い，次のセッションでリラクゼーション，そして症状，病態，栄養，治療などについて各専門職が説明します。

1）日常診療で実践可能な心理的支援

- 心理的支援を行うには，PDへの適正な治療が前提となります。
- 治療者が対応すべき心理的支援の基本はPDの症状，病態，予後，治療，利用できる社会制度などに関する十分な説明です。診断時にPDについて満足できる説明が

得られたこと，楽観的であることが，良きQOLに重要とされます[9]。

- 診断時に詳しい説明をしても，患者は難病になった不安と困惑で話が十分には理解できません。初回は，「今ある症状のうち振戦，腰曲がり，運動の緩慢さがPDの運動障害であり，嗅覚障害，頻尿，便秘，夜間の寝言も関連している可能性がある」程度の説明をし，今後徐々に進行する可能性があること，しかし，薬で症状が軽減することを楽観的姿勢で伝えます。PD症状への治療を開始し，改善が自覚できればさらなる安心につながります。
- PD症状を背景とした不安が多いため，治療，説明と併せた心理的支援が効果的です。
- 共感，受容，そして支持的対応が基本です。
- 家族にも疾病を説明し，服薬，運動の大切さとともに，前向きな生き方を応援するよう提案します。患者と長い時間を共有する家族の癒やし力は大きいものであり，逆に，家族の不安が患者の不安を呼びます。患者には無理でも家族の誰かが前向きなら，不安を軽減できます。

2) 支持的対応で改善しないうつ，不安への対応

- 多くは疼痛，ふらつき，息苦しさ，喉頭絞扼感，動悸などの身体症状を背景に訴えがみられます。頻回に救急車を呼んだり，予定を早めて来院し，しばしば家族を巻き込み，家族も一緒に不安に陥っています。
- これらの症状が，不安やうつで誇張されたPD症状と考えられる場合，筆者は，森田療法をベースとした行動療法的対応を行っています。すなわち，「原因はともあれ，不安その他の症状をそのまま受け入れ，しなければならないことができるよう，好ましい反応を体得してもらう」よう働きかけています。
- そのためには，①症状をあるがままに受け入れるよう，そして②症状があっても自力である程度の回避行動がとれるよう促します。具体的には，パニック発作を起こして救急搬送を繰り返している患者の場合，「辛いですねぇ」と共感し，「重大な異常による症状ではない」と安心を伝え，落ち着けば，救急車を呼ばなくとも自分でなんとか対応できるよう励まします。
- この目的で，抗不安薬や抗PD薬を頓用することもあります。また，抗不安薬の頓用で自力対応できたら，「よく頑張った」とねぎらいます。励ましているうちに，予定より早い駆け込み来院が減ってくるでしょう。

3) 信頼関係の構築

- 患者との信頼関係が構築できれば，上記対応により数カ月〜半年，遅くとも数年以内に軽快します。家族があきれて突き放すか，非難するか，客観視できず一緒に不安に陥る場合，回復は遅れるかもしれません。主治医が突き放しても同様で，その

ような対応はプラスには働かないのです。

- 信頼関係構築が難しい場合は，対応する医師を変えるか，臨床心理士，精神科医の応援を求めます。患者は身体の障害と思っているからこそ抗PD薬が不安症状にも"効く面"があるため，神経内科医が抗不安薬，抗うつ薬等を併せて調剤できれば効率が良いでしょう。認知機能が低下して内省困難な患者でも基本的姿勢は同じです。
- 時に，うつ病（DSM-5）が合併して不安やパニック発作を反復する場合があります。うつ病合併例は十分量の抗うつ薬治療で軽快するため，その可能性があれば早期に対応します。過去に類似症状を呈した既往や，うつ，不安症状と並行する食欲不振や早朝覚醒などの身体症状が参考になります。

4 家族性PD患者への対応で注意すべき点は？

- 家族性PD患者では，自分の同胞や子孫に同じ病気が生じる可能性を不安に感じています。また，家族は，同じ病気に罹患する可能性を心配しています。このような遺伝子変異のうち比較的頻度が高いものに*Parkin*，*LRRK2*，ゴーシェ病遺伝子（*GBA*）の異常が知られています。
- 基本は一般のPD患者への対応と同じで，症状，診断，治療と副作用，予後，発症機序，遺伝様式などを説明します。遺伝を心配する家族性PDの身内に対しては，遺伝の可能性，初期の症状，診断法などを説明するとともに，すべての人間が6～7個の遺伝子異常を保有していること，たとえ該当遺伝子を有していても全員が発症するとは限らないことなどを説明し，遺伝子異常が決してその家族に特異なものではなく，悲観したり卑下すべきものではないことを伝えます。

5 介護者の心理的側面への対応は？

- PD患者は長期介護が必要となることがあるため，介護者の心理負担，精神状態にもケアが必要となります。介護者が負担に感じるのは，患者の症状，収入減少，医療・介護費負担，介護に時間を割かれることによる介護者の収入・自由時間の減少などです。
- 患者の症状では，運動障害，うつ，アパシー，易怒，幻覚・妄想などの精神症状が特に介護者のストレス要因となり，これらに対しても心理的支援を要することがあります。
- 対応法は患者に対するものと同様で，PDに関する十分な説明と患者への最良の治療です。介護者の負担に共感・受容・支持し，励まし，ねぎらうことも介護意欲の改善につながります。

◉ 患者以上に介護者の不安が強かったり，うつ病を合併することもあります。状況に応じて薬物治療を導入したり，精神科医に紹介します。

◉ 余力があれば家族を医療・介護チームに取り込み，共に患者を支えられるよう教育し，指導をします。

文 献

1) Miyoshi K, et al：Management of psychiatric symptoms of Parkinson's disease. Eur Neurol. 1996；36 Suppl 1：49−8.

2) Lieberman A：Depression in Parkinson's disease−−a review. Acta Neurol Scand. 2006；113(1)：1−8.

3) Nirenberg MJ：Dopamine agonist withdrawal syndrome and non−motor symptoms after Parkinson's disease surgery. Brain. 2010；133(11)：e155.

4) 「パーキンソン病診療ガイドライン」作成委員会，編：パーキンソン病診療ガイドライン2018. 日本神経学会，監. 医学書院，2018.

5) Wu PL, et al：Effectiveness of physical activity on patients with depression and Parkinson's disease：A systematic review. PLoS One. 2017；12(7)：e0181515.

6) Menza MA, et al：Parkinson's disease and anxiety：comorbidity with depression. Biol Psychiatry. 1993；34(7)：465−70.

7) Yang S, et al：Psychosocial interventions for depression and anxiety in Parkinson's disease. J Geriatr Psychiatry Neurol. 2012；25(2)：113−21.

8) Sproesser E, et al：The effect of psychotherapy in patients with PD：a controlled study. Parkinsonism Relat Disord. 2010；16(4)：298−300.

9) Global Parkinson's Disease Survey (GPDS) Steering Committee：Factors impacting on quality of life in Parkinson's disease：results from an international survey. Mov Disord. 2002；17(1)：60−7.

柏原健一

5章 パーキンソン病における介護・福祉・心理的サポートなど

Q27 認知行動療法とは?

- ▶ パーキンソン病(PD)の精神症状のうつと不安症状を主なターゲットとする。
- ▶ PDのうつ・不安に対する認知行動療法(CBT)はドブキンらによって開発され,有効性が示されている。
- ▶ 破局的思考,回避・安全希求行動,落ち込み・不安,疲労感・痛み・不眠などの悪循環を同定する。
- ▶ 心理教育,行動への介入,認知への介入,コミュニケーションスキル訓練,再発予防を行う。

1 はじめに

- パーキンソン病(PD)は脳内の神経伝達物質のドパミンが減少して起こる進行性変性疾患で,多彩な症状を伴います。それらの症状には,ふるえ,動作困難などの運動症状,便秘や立ちくらみなどの自律神経障害,認知機能障害や睡眠障害などの非運動症状,そして抑うつや不安,幻覚・妄想などの精神症状も含まれます。
- 一般的に発症年齢は50〜70歳代とされていますが,中には40歳以前に発症する若年性のPDも存在します。遺伝的な要因で発症する家族性PDは全体の1割程度で,ほとんどの場合は遺伝性のない孤発性PDであり,発症原因は明確ではありません。
- したがって,PDの発症は,患者自身やその家族にとって予測不能で不条理な問題であることが多く,疾患受容や悲嘆作業の難しさ,さらには進行性の疾患であることも手伝って,病状に対する過度な思い込みなどの破局的な考えが起こりやすく,うつや不安症状をもたらすと考えられています[1]。
- また,PD患者の約3割は,(運動症状の)前駆症状としてうつや不安症状を体験したり,約5割のPD患者は精神的な問題としてうつ症状を挙げているという報告もあります[2]。一方で病状の進行の陰で,うつや不安症状は医師,家族,時には本人にすら認識され難いと指摘する専門家もいます[3,4]。

◎ このようにうつや不安症状はこの疾患を抱える患者にとって非常に身近であるにもかかわらず，治療の中で十分に注意を払われていない問題なのではないでしょうか。

◎ 現在，PDの治療は薬物療法や外科治療，さらに運動療法や環境調整などを含んだリハビリテーションが主ですが，近年，海外ではPDのうつや不安症状に対して認知行動療法（cognitive behavioral therapy：CBT）が用いられるようになってきており，わが国でも同様にCBTを治療の一部に組み込む試みが始まっています。

◎ 本項では，PDの精神症状に対する新しい介入法としてのCBTを紹介し，その概要とその応用の実際について解説します。

2 PDの精神症状

◎ PDには多様な症状が併発しますが，典型的な精神症状としては，①うつ症状，②不安症状，③幻覚・妄想症状を挙げることができます。また，PDの初期には薬物療法の効果を期待できますが，病状が進行するにしたがって薬の効かない時間帯（ウェアリングオフ現象，患者はオフ時と表現する）や，薬の服用時間と関わりなく症状が良くなった（オン），悪くなる（オフ），オン・オフ現象，また効き過ぎて勝手に手足が動くこと（ジスキネジア）にPD患者は悩まされるようになります。オフ時に対する過剰な恐れや焦りが不安を駆り立て，病状を過度に重篤だと破局的に思い込む傾向があります。

1）うつ症状

◎ PDのうつ症状は精神疾患のうつ病と完全にはわけることができないものの，一般的なうつ病との違いも指摘されています。PDのうつ症状の場合，うつ病によくみられる憂鬱な気分，喜びの喪失，罪悪感や自責感，挫折感などは少なく，自発性や意欲の低下，集中力の低下，不安感，疲労・倦怠感などが出現しやすいとされています。

◎ PDが進行すると，薬物療法が効かなくなるオフ時にうつ症状がより明確になると報告されています。

2）不安症状

◎ 不安は誰もが体験する感情ですが，PDには特有の不安が伴うと考えられています。前述のように，PDを発症する前駆症状としてうつや不安症状が挙げられていますが，PDの不安症状はうつ症状と合併することが多いです。

◎ 山下らは，うつ症状を呈する日本人のPD患者の85％は同時に不安症状を併発していると報告していますが，日本人のPD患者は他の国と比べ不安症状を持ちやす

いことがわかります[5]。

◉ また，PDが運動症状を伴うために常に転倒などのリスクを持ち合わせており，特にオフ時において不安が高くなる傾向が指摘されています。オフ時になると身体が動かなくなることを恐れ，焦りから不安が高まると考えられています。また，思うように治療が進まないことへの不満によって怒りが高まり，不安と怒りの身体症状が酷似していることから，不安が高まることがあります。

3) 幻覚・妄想症状

◉ PD患者の約2割は幻覚・妄想症状を体験するとされており，幻覚の中でも幻視についての訴えが多くみられます。原因として抗PD薬の副作用，また精神的・身体的なストレスによるものであると考えられる場合もあります。

◉ 幻覚には，不安，怒りなどの情動変化を伴う悪性のものと伴わない良性のものがあり，悪性の幻覚はとりわけ患者の生活の質（QOL）に影響することが知られています。

3 PDに対するCBT

◉ CBTは，1950年代からAaron Beckらによって開発され，現在に至る精神療法であり，開発当初は軽度のうつ病への有効性によって知られ，その後，不安症，さらには身体化障害も含めた様々な精神疾患にも応用されるようになりました。

◉ 現代のCBTは精神科だけでなく，総合病院の一般科，緩和ケアなど精神科以外の治療にも組み入れられるとともに，その有効性が認められるようになってきています。

◉ また，CBTはうつや不安だけではなく，慢性疾患への治療遵守性（アドヒアランス）の向上に対しても応用されています。結果的に，糖尿病，慢性疼痛など慢性の身体疾患に対する介入法としてもCBTが選択されるようになり，様々な疾患の治療ガイドラインにも有効な治療法としてリストされるようになりました。さらに，統合失調症に対するCBTも開発されており，疾患特有の幻覚・妄想の対処方法なども考案されています。

◉ PDの精神症状に対する治療の第一選択は薬物療法ですが，最近の調査では抗うつ薬によるPDのうつ症状に対する効果は中等度であり，さらなる調査が求められています[6][7]。

◉ こうした状況を鑑み，CBTは薬物療法を補う治療の選択肢としても注目されています。PD患者に対するCBTは初めにドブキンら[8]によって開発され，患者のうつと不安に対して有効性が確認されましたが，日本でも徐々にではありますが，PDに対するCBT介入が試行されるようになってきました[9]。

◉ また，PDの精神症状への介入は患者本人だけでなく，家族への介入の重要性も示

されていることから，CBTによる患者・家族に対する疾患教育や集団療法も施行されるようになってきています。

4 PDの認知行動モデル

- 医療的介入が身体的な側面に注目するのに対し，CBTは患者のPDへの反応に働きかけることによって気分やQOLの改善を図ります。
- PDを罹患したことによって起こる様々な反応をCBTモデルに当てはめて見える形にすることで，患者に自分のこころの動きを客観的に観察してもらいます。病気について気に病むことは自然なことですが，こうした反応は習慣化しやすいのです。一度でき上がった習慣が徐々に変化して生活機能を損ねる有害なものになっていたとしても，本人はそのことに気づかないことが多いです。
- CBTでは，そうした逸脱した反応や対処法を客観的に眺め，現実的で機能的な反応に戻す援助をします。そして，身体疾患に付随する症状をいくつかの部分にわけてまとめ，それぞれの部分が互いに影響し合っていると考えます。
- すなわち身体疾患から発生する身体的な感覚や不具合，痛い，だるい，しびれるなどを『苦痛』，そして，その身体疾患を患うことに関わる悩み，「症状がどんどん進行している」などを『苦悩』，その疾患特有の行為や活動を『行動』，さらにこれらの部分は『感情』によって結びつけられています。
- 薬物療法はPD患者の苦痛部分を中心に介入しますが，疾患自体が運動障害であることから，行動へのリハビリが併用されています。CBTは苦悩への介入と行動への介入を中心に据えることで，苦悩を減らし感情的な改善をめざすことになります。
- 当然のことながら，PD治療を全方位的に実施するためには，従来の薬物療法やリハビリによる介入に加えCBTによる苦悩への介入は有益です。図1はCBTによる慢性疾患のとらえ方と介入法をまとめたものです。

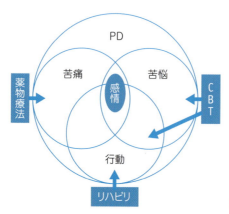

図1 ▶ CBTによる疾患理解

認知行動モデルとCBT

- 人がある出来事に対してどのように反応するかは，それまでに身についた態度や性格によるところが大きいです。そして，そのように身に沁みついたものを変えることは容易ではありません。
- こうした態度や性格はその背後にある物事に対する見方や解釈によって形成されると想定し，臨床におけるCBTでは，患者の持つ物事に対する見方，解釈の仕方と行動パターンを炙り出し，考え（認知）と行動をなるべく現実的なものに変容する援助を体系的に行っていきます。
- その変容の方法として，CBTでは，まず物事に対して現在起こっている反応，または症状に注目します。患者の現在の反応を4つの部分にわけ（一般に認知行動モデルと呼ばれます），それらの反応が互いにどのように関連し合っているかを図式化することで客観視し，そこに潜在する悪循環を同定するとともに介入の糸口を見つけていきます。出来事に反応する4つの部分とは，①思考，②感情，③行動，④身体です。図2は出来事に反応する4つの部分を図式化したものです。
- 認知行動モデルでは，出来事に対する反応として起こる非現実的な解釈が，落ち込みや不安などの負の感情を生み，それらの感情に誘発されて，コントロール行動や回避行動が出現すると考えます。
- コントロール行動は現状，特に不快な感情をコントロールするための行為で，過剰に行う場合には燃え尽きを引き起こします。一方の回避行動は，厳しい現実や不快な感情から逃避するための行為で，中にはアルコールなどの薬物を使うことがあり習慣化してしまうと依存症に進むこともあります。
- 出来事（引き金）は患者に一連のこころの動きを引き起こす体験です。身体感覚や身体の不具合など自分の身に起きたことが引き金になることもありますが，家族に何かを言われるなどの外部からの働きかけが引き金になる場合もあります。

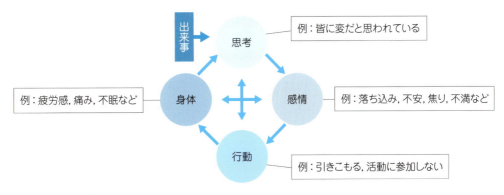

図2 ▶ CBTモデル

◉ そうした出来事や身体変化などについてどのように解釈するかが考え（思考）の部分です。PD患者の場合は，「他人から変に思われている」「このまま身体が完全に動かなくなる」などの否定的，また破局的な考えに支配されやすいです。思考の部分を受けて，人は怒り，悲しみ，不安，落ち込みなどの感情を体験することになります。

◉ 感情はある意味で生まれつき我々に備わったアラームのような働きをしており，重要な何かを失ったときの悲しみ，何か良くないことが起こりそうだと想定したときの不安，自分の思い通りに統制できないときの怒りなどが代表的な感情となります。

◉ これらの感情はそれに伴う行動を導き出します。行動は回避行動や安全希求行動（安全を求める行動），または逆にコントロール行動などとして現れます。PD患者の場合は，回避行動や安全希求行動が増える傾向にあり，また，こうした一連の反応が習慣化して悪循環をつくると考えられています。

5 PDに対する認知行動療法の実際

◉ PDのうつや不安症状に対するCBTは次のようなステップを踏んで行われます。通常1回の面談は30分程度で行われ，6～8セッションぐらいの回数で全工程を終えることになります。それぞれのステップ，特に行動への介入と認知への介入については患者の必要に合わせて複数回実施されることがあります。

◉ それぞれの回で実施することは，マニュアルがある場合には，マニュアルの内容に沿って進めていきますが，マニュアルを使わない場合には患者の進み具合に合わせた内容を逐次用意しながら進めていくことになります。

◉ その際には資料などを事前に用意することが重要です。PD患者の場合，年齢層が比較的高いので，なるべく簡単でイラストや図などを使ったわかりやすい資料が必要です。最近では，実施方法として，画像や音声で説明するためにタブレット端末を用いるなどの工夫もされています。

◉ 準備段階として，PDのCBTを実施する前に，病気から来る症状や精神的な状態，さらにはQOLなどの指標についての査定を行い，ベースラインとしてうつや不安の強さを数値化しておきます。主観的な自己申告だけでなく，標準化されたうつや不安，さらにQOLの尺度を用いることが望ましいでしょう。典型的なCBTの介入のステップは以下の通りです。図3に典型的なCBTの1クールを図式化したものを示します。

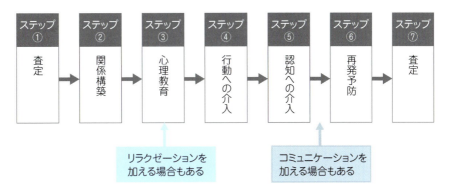

図3 ▶ PDに対するCBTの1クール

1) ステップ1，2：査定と協働的な治療関係の構築

- CBTでは，持ち帰り課題を実施してもらったり，自分の考え方への挑戦をスムーズに行ってもらうために，対決的な治療関係を避け，協働的な関係構築をめざします。
- この関係づくりの作業は一般にラポール形成と呼ばれますが，そのためには治療者側の共感的なコミュニケーションスキルや支持的な関係構築スキルを身につける必要があります。患者によっては，治療に対する不満を抱えており，ぶっきらぼうだったり，無愛想，イライラしていることがあるので，高圧的な態度は控えましょう。
- 患者のほとんどは高齢者であることを考慮に入れて，難しい言葉やカタカナや専門用語を避け，相手への尊敬を忘れないようにすべきです。

2) ステップ3：PDの精神症状とCBTについての心理教育

- CBTでは，まず心理教育（患者教育）から治療を開始します。患者は自分の現状とCBTによる介入について認知行動モデルを通して理解することで，客観的に自分自身を俯瞰する手法を習得するとともに，期待の調整，悪循環の意味，破局的思考による影響，考え方が行動や身体に及ぼす影響について理解し，具体的な目標を定めることが可能となります。
- 患者にはこの時点で，それまでの治療法（PDに直接働きかける薬物療法など）とは違い，CBTは自分の持つ考え方や行動に働きかけるアプローチなのだと理解して頂く必要があります。治療者は図や例などを使いながら心理教育を行い，通常のうつや不安症状が生活機能にどのように影響するか，またCBTがどのように働くかなどについて説明し，理解してもらいます。一般に心理教育が十分でない場合には，治療の中断や治療への抵抗などが起こりやすくなります。

◉ 可能ならば，この段階でリラクゼーション手法を患者に導入することが望ましいです。海外で実施されているPDに対するCBTの場合，CBTコースの後半に不安への介入としてリラクゼーション（漸進的筋弛緩法や呼吸訓練法など）を配置していますが，日本人を対象とする場合には，なるべく早い時点でリラクゼーション法を導入したほうがよいでしょう。なぜなら，前述のように日本人の場合，うつと不安の共存率は諸外国に比べて高いからです。

自己モニターの実施

◉ 普段の生活の中でみられるうつや不安症状に関して，それに伴う考え，感情，行動，また身体症状をモニターしてもらいます。何らかの出来事に導かれて起こる一連の反応（考え，感情，行動，身体）を記録することで自分を俯瞰する能力を身につけてもらいます。通常は，モニター用紙を用意して患者に記入してきてもらうことになります。

◉ 心理教育を実施した際に学習するうつ症状や不安の悪循環を本人が同定できるように援助します。さらに破局的思考，回避，またはコントロール行動などについても客観視できるようになることが望ましいです。わかりやすい例を用意し，出来事が引き金となって起こる典型的な悪循環を明示し，患者本人がそれに気づくようになることが重要です。

3) ステップ4：行動への介入

◉ 通常，人がうつ状態に陥ると活動が制限されます。特に，それまでは楽しみにしていた活動が減少し，うつ行動（引きこもる，臥床するなど）が増え，非うつ行動（外出や交友など）が減り，不安が多くなれば回避行動（厳しい現実や不快な感情から逃避するための行為）や安全希求行動（安全を求める行動）が増加します。

◉ 通常，CBTで行動的な介入を実施する場合には，1週間の活動状況を表に記録して，週間活動表を作成してもらいます。表作成がある意味での行動モニターとなり，うつや不安をつくりやすい行動パターンを炙り出します。

◉ 通常，うつの度合いによっては，行動的な介入は時に患者にとって負担になることがあります。その場合は，可能な範囲で実施するようにします。日々の週間活動表の記述が負担になるのであれば，楽しい行動を増やす計画を練るだけでもよいでしょう。

◉ したがって，うつ行動と回避行動や安全希求行動を徐々に減らす方向に援助できれば目的を果たすことはできます。また，PD特有のオフ時への対策をこのステップに盛り込むこともできます。オフ時に焦らずに対処できるための方法や手順をCBTの問題解決技法などを通して学習することも有効です。

4) ステップ5：認知への介入

- PD患者の多くは，自らの置かれた状況を現実よりも悲観的，また破局的にとらえがちです。こうした非現実的な考えは人々をうつ状態に落とし込みます。そこで，CBTでは，認知再構成法と呼ばれる，認知への介入を実施して考えをより現実的なものにする援助を行います。

- 方法は様々で，質問を使った方法（ソクラテス式質問法：質問を投げかけることで相手に深く考えてもらう方法），用紙を使った方法などがありますが，患者の好みに合わせて方法を選ぶことができます。マニュアル化されたプログラムの場合には，既に用紙が用意されている場合がほとんどです。

- 内容的には，課題となる非現実的な思考を患者と一緒に見きわめ，その考え方に対する証拠と反証を考えたり，最高のシナリオと最悪のシナリオを考えたりすることで，考えの幅を広げることになります。

5) コミュニケーションスキル訓練

- PD患者の治療において，家族への介入は重要で必要不可欠です。特に，家族間の意志疎通の問題は大きく，患者家族に対する疾患教育，さらに患者の年齢層から考えても具体的なコミュニケーションスキル訓練は有効です。以心伝心は起こらないことを悟り，適切な方法で必要や気持ちを伝え合う訓練です。

- CBTでは，家族介入の一環として，コミュニケーションスキル訓練を取り入れることが多いです。しかし，患者の中にはこうしたスキル訓練に難色を示す場合もありますので，無理強いはせず，あくまでも選択可能なレッスンという位置づけにするのが定石です。

6) ステップ6：まとめと再発予防

- PDのCBTは6～8回ぐらいで実施されることが多いのですが，患者によっては各ステップに数回要することもあるので通常範囲の回数で収まらない場合もあります。

- いずれにせよ，最終回または最後の2回ほどは再発予防のために使われることが多いです。ここでは，これまでに実施してきた復習と再発予防のために，CBTの中で実施し学習したことやスキルを確認し，将来起こりうる問題を想定し，学んだスキルをどのように応用するか，シミュレーションを試みることが一般的な方法です。

7) ステップ7：最後の査定の実施

- 通常，CBTでは，事前に用いた尺度で査定を実施し，CBT実施前後の症状の変化を数値で知るようにします。このように前後だけで尺度を使って症状評価を行う方

法もありますが，毎回の面談の前に簡易な尺度を用いて気分の推移を見る治療者もいます。そうすることで，より詳細な気分状態を知ることができます。また，患者にとっても，治療の進展を客観的に眺めることは有益であることが多いです。

6 おわりに

◉ 本項ではPDに対するCBTについて，原則的な考え方と実施方法について解説しました。PD患者は日本に15万人いると推定され，加齢とともに有病率は増加し，70歳以上ではPDは100人に1人の割合で発症する意外に身近な病です。

◉ PDには多様な症状が伴い，それらによって患者のQOLが大いに低下します。病気の進行は緩やかですが，ウェアリングオフやオン・オフ現象などの影響もあって，現実よりも悲観的・破局的にとらえ，恐れや落ち込みに苦しむことで日常生活が制限されます。

◉ 近年，薬物療法に加え，運動療法を中心としたリハビリが奏効していますが，CBTはこうしたリハビリの一部を担うことができると考えられます。将来的にはPDのうつ症状や不安だけではなく，幻覚・妄想，さらに認知症の周辺症状（behavioral and psychological symptom of dementia：BPD）に含まれる，攻撃性，不穏，焦燥性の興奮，脱抑制，収集癖などへの応用，そしてPDには不可欠である薬物療法のアドヒアランスの向上のためにもCBTが用いられることが期待され，PD患者の生活が有意義で豊かなものとなる一助となることを強く願っています。

文献

1) Henderson R, et al：Preliminary examination of the comorbidity of anxiety and depression in Parkinson's disease. J Neuropsychiatry Clin Neurosci. 1992；4(3)：257-64.
2) Reijinders JS, et al：Assessment of depression in Parkinson's disease：the contribution of somatic symptoms to the clinimetric performance of the Hamilton and Montgomery-Asberg rating scales. J Psychosom Res. 2010；68(6)：561-5.
3) Gallagher DA, et al：Psychosis, apathy, depression and anxiety in Parkinson's disease. Neurobiol Dis. 2012；46(3)：581-9.
4) Melillo KD, et al：Geropsychiatric and Mental Health Nursing. 2nd ed. Jones & Bartlett Learning；2011.
5) Yamanishi T, et al：Anxiety and depression in patients with Parkinson's disease. Intern Med. 2013；52(5)：539-45.
6) Skapinakis P, et al：Efficacy and acceptability of selective serotonin reuptake inhibitors for the treatment of depression in Parkinson's disease：a systematic review and meta-analysis of randomized controlled trials. BMC Neurol. 2010；10：49.
7) Troeung L, et al：A meta-analysis of randomized placebo-controlled treatment trials for depression and anxiety in Parkinson's disease. PLoS One. 2013；8(11)：e79510.
8) Dobkin RD, et al：Cognitive-behavioral therapy for depression in Parkinson's disease：a randomized, controlled trial. Am J Psychiatry. 2011；168(10)：1066-74.

9) Shinmei I, et al: Cognitive behavioral therapy for depression in Japanese Parkinson's disease patients: a pilot study. Neuropsychiatr Dis Treat. 2016; 12: 1319-31.

参考文献

▶ 村田美穂, 編著: やさしいパーキンソン病の自己管理. 改訂第3版. 医薬ジャーナル社; 2017.
▶ Stefan G Hoffman: 現代の認知行動療法─CBTモデルの臨床実践. 伊藤正哉, 堀越　勝, 訳. 診断と治療社; 2012.
▶ Steven A Safren, et al: 慢性疾患の認知行動療法─アドヒアランスとうつへのアプローチ「セラピストガイド」「ワークブック」. 堀越勝, 監訳. 診断と治療社; 2015.
▶ 堀越　勝: 日常診療に取り入れる心身医学的治療─認知行動療法. 月刊レジデント. 2013; 6(7): 95-102.

堀越　勝

5章 パーキンソン病における介護・福祉・心理的サポートなど

Q28 パーキンソン病における緩和ケアとは?

A
- 緩和ケアは初期から最後までのすべての病期で実施する。
- 緩和ケアはパーキンソン病(PD)患者およびその介護者に対する支援である。
- 緩和ケアでは関係者は1つのチームとして行うことが大切である。
- 緩和ケアでは各病期において必要とされるものは異なる。
- 緩和ケアにおいては精神的に良好な状態であることが重要である。

1 パーキンソン病(PD)における緩和ケアの必要性

- なぜPDに緩和ケアが必要なのか,緩和ケアはPDの進行期,終末期だけに行われるのではないか,との疑問が生じるかもしれません。緩和ケアは欧米で始められ,それを見習ったわが国でも,がんにほぼ特化した緩和ケアの推進が行われてきましたが,そうしたケアはがんケアに特化したものではなく,より広く慢性進行性疾患にも取り入れられるべきであると概念的には考えられるようになってきました。
- 緩和ケアのこの新しいコンセプトは2002年に世界保健機関が定義したもので,緩和ケアは大きく舵を切ることが示されました(表1)[1]。
- 緩和ケアはがん終末期や治療法のまだない筋萎縮性側索硬化症(amyotrophic lateral sclerosis:ALS)などの神経変性疾患では熱心な取り組みがなされてきましたが,依然としてALS以外のPDのような慢性進行性神経変性疾患においては,緩和ケアのコンセプトと実践の必要性が十分に認識されていないことは,わが国でも欧米同様です。

表1 ▶ WHO(世界保健機関)による緩和ケアの定義(2002年)

緩和ケアとは,生命を脅かす疾患による問題に直面している患者とその家族に対して,痛みやその他の身体的問題,心理社会的問題,スピリチュアルな問題を早期に発見し,的確なアセスメントと対処(治療・処置)を行うことによって,苦しみを予防し,和らげることで,クオリティー・オブ・ライフ(QOL:生活の質)を改善するアプローチである。

(文献1より作成)

- PD領域における緩和ケアのコンセプトが示されたのは比較的最近のことであり，今後の研究体制づくりが必要であるとされます[2]。日本緩和医療学会ですら，まだ「がんの緩和ケア」が大部分であり[3]，いわゆる神経難病に関しての取り組みは乏しいと言えます。わが国よりも早く欧米の一部ではPDにおける緩和ケアの必要性が認識されており，PDについては英国の診療ガイドラインの中で緩和ケアについての言及があります[4]。

- 英国のNational Institute for Health and Care Excellence（NICE）のPD診療ガイドライン（2006年版）[4]では既に言及されていますが，わが国では2018年版のパーキンソン病診療ガイドラインでようやく言及されました[5]。これはわが国におけるPDの包括的な医療・ケアおよび診療を考える上で画期的な視点です。

- 緩和ケアは終末期だけではなく，病気の全経過において患者および家族に対して行われるべきものであるとの認識が重要です[2][4][5]。

- 何をどのようにケアするかについては，病期や患者・家族の価値観など，多くの勘案しなければならない要因が存在します。病初期，安定期（いわゆるハネムーン期），進行期，終末期（end of life）の各病期のそれぞれの場面において，何が必要とされるかを緩和ケアにあたる人たちは認識する必要があります。

2 PD医療の現状

- PDの治療は1961年にL‒ドパの有効性が確認され，1967年頃に米国で行われたL‒ドパ大量療法によって治療が確立したかに見えました。

- 従来の欧米やわが国の医療においては薬物療法が主役でしたが，現在では進行期には装置使用医療が登場してきたものの，進行期へと進んだ場合にはPD患者の生活の質（QOL），日常生活動作（ADL）の改善には大きな壁が存在しています。

- 図1はPDの進行に伴って生じる運動症状，非運動症状，精神症状を示しています[6]。進行に伴って原図同様に右肩上がりに多種多様な症状が増えることを示していますが，これはすなわち介護度，ケアの負担が大きくなることと同一であると理解できます。

- このように，PDの病態の全貌がかなり明らかになり，全身の神経系の疾患だと理解されてきましたが，非運動症状に属する多くの症状に関しては現在の医療では患者の満足のいくケアを提供できていないのが現実です。

- 一口にPDの全経過は20年間程度と言われますが，その全経過においてそれぞれの状態で必要とされる適切なケア（緩和ケア）の提供が重要だという理解が大切です。そして，わが国ではケアを担当している家族へのサポートの重要性への認識はまだ不十分です。ケアとは患者・家族（介護担当者）も対象としています。

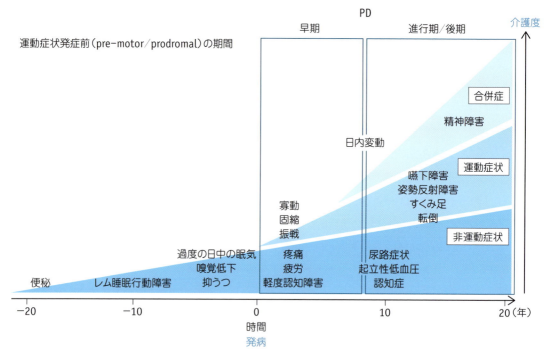

図1 ▶ PDの症状の進行と介護度　　　　　　　　　　　　　　　　　　　　　　　　　　　　　　　（文献6より作成）

3　PD医療の限界

- 現状では，PDの薬物療法は主に運動症状を改善しますが，非運動症状の多くは改善できません。これらの治療困難な症状はアンメットニーズ（unmet needs）と呼ばれています。現在の医学の結果である薬物治療，手術（機器使用）治療では進行期の高齢PDの治療上の問題点はほとんど解決できません。
- PDが進行期に入ると図1[6]にあるようなL-ドパ治療に反応しない体幹の運動症状（嚥下障害，姿勢反射障害，すくみ足，転倒），非運動症状，精神症状（不安，抑うつ，幻覚・妄想など），認知障害などの頻度が増加し，より重要な問題となります。これを薬物で解決しようとしてもほとんど効果が期待できません。つまり，進行期PDにおいては薬物および外科的治療には限界があることを認識する必要があります。
- ほとんどの薬物臨床試験では80歳までを試験対象としているので，これ以上の高齢者でどうなのかということに関してはエビデンスはまったくないと言えます。薬物療法での対応は現時点では行き詰まり状態に近く，PD診療は高齢社会に対応できていません。
- このように，現在の薬物および侵襲的医療に限界があることは明白です。薬物療法および侵襲的医療の進歩は患者のADLとQOLを改善しましたが，全経過，生存

期間の延長という点で大きな改善があったとは言い難いのです。現在の高齢社会において，PD患者の健康寿命および平均寿命が一般人口のそれに比較してどの程度接近してきたのかを示す資料はありません。

4 PD緩和ケアの実践

◉ PDのケアは患者の年齢によって大きく異なることを認識する必要があります。若年発病者と高齢発病者では症状の進展や予後が異なるので，図1[6]のような画一的なPDの理解では緩和ケアにおける個々の場合での対応は困難です。表2に両者の問題点を示します。

1) 緩和ケアは誰を対象とするか？

◉ 対象は患者と家族および直接介護している人たちとします。介護を担っている家族へのケアも重要です。家族はケアへの責任感，過重労働，経済的問題，社会からの孤立，準備不足（感），情報の欠如，そして身体的・精神的に問題となる状況を抱えていることが指摘されています。こうした患者の家族へのケアを行う，つまりサポートする必要性があります。

2) 緩和ケアはどこで行うか？

◉ PDの緩和ケアの主たる場所は，在宅であり，外来診療ですが，進行期には老人ホーム，特別養護老人ホーム，病院となります。

◉ 患者の大部分は在宅ですが，今後は，患者の高齢化により施設入所予備軍や入所者の増加が想定されます。2014年10月の厚生労働省によるPD患者調査では，75歳以上のPD患者の割合は約65％です[7]。わが国の介護保険（平成27年調査）では，人口で75歳以上の23.3％が介護保険の要介護以上のレベル[8]になっているので，PDでも同等以上と考えることが妥当でしょう。

表2 ▶ PDの発病時期での問題点

若年発病者の問題点	1. L–ドパ使用に伴う運動合併症の発現はほぼ避けられないので，治療の工夫が必要 2. 病状によっては，有職者では職業継続に支障をきたし，離職のリスクが高まり，生活上の問題となる 3. 経過が長いため，様々な問題点が生じてくる
高齢発症者の問題点	1. 病気への理解が困難なことが多い 2. 虚弱，運動器障害のために運動障害の改善に支障となる 3. 進行が早い傾向がある

3）緩和ケアは誰が行うのか？

- 緩和ケアはこれに関わる多職種の専門職，ボランティア等からなります。しかし，1人の患者・家族に対するケアプランは1つで，関係者は連携を持ち1つのチームとしてケアに対応する必要があります。
- 多数の人間が関与するとケアが断片化し，その責任があいまいとなります。それを防ぐために緩和ケアチームのリーダーとしては，英国ではPDナース・スペシャリスト，あるいは他の国ではNurse Practitionerが存在していますが，わが国にはそのような専門家（職）はまだ存在していません。
- 日本看護協会の緩和ケア認定看護師もPDの緩和ケアには従事していません。緩和ケアチームの立ち上げと，そのリーダー（看護師・保健師あるいは介護保険でのケアマネジャーなど）の育成が早急に求められます。そして，すべての神経内科医は緩和ケアの知識を持つ必要があるとされています。

4）緩和ケアは何をするのか？

- PDにおける緩和ケアで一体何を実践していくのかは，がん緩和ケアから学ぶことができます。図1[6]で示したようにPDの進行に伴い，治療に反応しない運動症状（すくみ足，転倒，姿勢反射障害，嚥下障害など）や，ほとんど薬物・外科的治療法のない非運動症状があります。PDでのこうしたunmet needsと呼ばれる治療法の確立していない治療困難な症状の解決がPDにおける緩和ケアの第一目標になります。
- 疼痛はPDにおいても頻度が高いです。これらの症状は図2[9]に示すように，病初

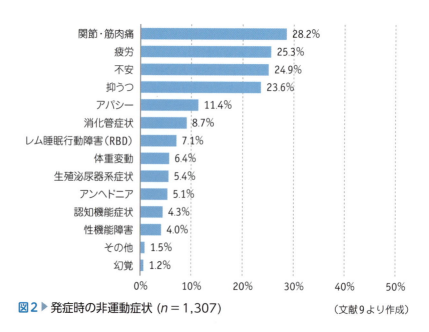

図2 ▶ 発症時の非運動症状（$n = 1,307$） （文献9より作成）

期から程度の差はあっても存在し，進行に伴ってその頻度と重症度は複合的になり，より重症化します。

◉ このことから，PDにおいても病初期あるいは診断がついたときから緩和ケアを念頭に置くことが必要です。Hoehn & Yahr（HY）重症度分類3度以上では，体軸症状などの運動症状への薬物療法は実際上無効であるので，その改善をプライマリーエンドポイントとしないことを理解しての治療が必要です。

◉ 英国のNICE PDガイドラインでは進行期や終末期においては，薬効は十分に期待はできないため過度な薬物療法は行わないことが望ましいとされています[4]。PDの病期の状態に応じて患者・家族が必要とする適切なケアを提供することが重要です。

5) 緩和ケアで大切な点，well-beingということ—不安の克服，将来への希望，将来への備え

◉ well-beingであることは緩和ケアの重要な要因であることが認識されています。well-beingの意味するところは，精神的に安定しているという状態と理解すべきです。

◉ 緩和ケアにおいては，このように精神的・心理的（スピリチュアル）要因が重要な因子となります。PDでは不安，抑うつの頻度が高く，この両者は密接な関連があり，これをケアすることは病気の最初から最後まで最も重要です。

◉ 「難病」だと思っている患者は多いのですが，治らないけれども症状の改善は得られることの説明理解は重要です。最初の1～2回の診察で患者の心理状態を安心させることは困難な場合も稀ではありません。主治医，担当医の経験に基づくわかりやすい説明方法などのスキルが大切です。

◉ 病初期の病名告知や治療開始時あるいは高齢者に対しては，十分な理解を得ることが困難な場合もめずらしくありません。不安が強いと治療の土俵に登ることが困難となります。不適切な説明やタイミングでの病名告知は患者を不安にさせ，結果として医療不信やドクターショッピングを生じさせかねません。

◉ わが国では宗教が緩和ケアに寄与する場面はまだ多くはありませんが，欧米では宗教関係者の役割は欠かせません。

6) PDの緩和ケアに必須なこと

◉ 表3[10]にPD患者にとって大切な5つの要因を示します。これは英国のPD患者支援NPO団体のホームページに示されているものですが[10]，これらはすべて緩和ケアの基礎となる要素と一致するものです。この団体のように，社会の中で支援する組織の存在が緩和ケアを支える基礎であると思われます。

表3 ▶ PD患者にとって必須な5つの要素

1. 病気の認識と医療支援
2. 栄養
3. 運動
4. 精神的な安定
5. 選択できる治療

（文献10より作成）

5 おわりに

◉ PD医療における緩和ケアは，患者・家族が必要とするときに，病初期から終末期まで実施していく必要があります。患者の精神および心理状態は，緩和ケアの現場においては特に重要です。緩和ケアを行うにあたっては連携の取れた1つのチームが必要であり，わが国ではそのチームの管理者・責任者としてのリーダー養成が急務です。

文献

1) WHO：緩和ケアの定義. [http://www.who.int/cancer/palliative/definition/en/]
2) Kluger BM, et al：Palliative care and Parkinson's disease：Meeting summary and recommendations for clinical research. Parkinsonism Relat Disord. 2017；37：19-26.
3) 日本緩和医療学会ホームページ. [http://www.jspm.ne.jp/]
4) NICEガイドライン. [https://www.nice.org.uk/guidance/CG35]
5) 「パーキンソン病診療ガイドライン」作成委員会, 編. パーキンソン病診療ガイドライン2018. 日本神経学会, 監. 医学書院, 2018.
6) Kalia LV, et al：Parkinson's disease. Lancet. 2015；386(9996)：896-912.
7) 厚生労働省：2014年10月調査, 2015年12月17日公開. 平成26年度患者調査. 総患者数, 性・年齢階級×傷病小分類別. [http://www.e-stat.go.jp/SG1/estat/GL08020103.do?_csvDownload_&fileId=000007530479&releaseCount=1]
8) 内閣府：平成28年版高齢社会白書. [http://www8.cao.go.jp/kourei/whitepaper/w-2016/html/zenbun/s1_2_3.html]
9) Antonini A, et al：The PRIAMO study：background, methods and recruitment. Neurol Sci. 2008；29(2)：61-5.
10) Move4Parkinson's Five Elements Framework. [http://www.move4parkinsons.com/the-five-elements]

———— 山本光利

5章 パーキンソン病における介護・福祉・心理的サポートなど

Q29 リハビリテーションの阻害因子とは?

- ▶ パーキンソン病（PD）のリハビリテーションを行うにあたっては，多くの阻害因子，すなわち，リハビリを推し進められないマイナス要因が存在する。
- ▶ この阻害因子とは何かということを多角的に把握する必要がある。
- ▶ 社会的なリハビリの阻害因子としては，PDのリハビリを行う施設が十分でないことが挙げられる。
- ▶ 個人的なリハビリの阻害因子としては，運動症状の悪化のほかに，非運動症状の悪化が挙げられる。
- ▶ 国際生活機能分類（ICF）の考え方を基盤として，阻害因子を理解する必要がある。

1 パーキンソン病（PD）のリハビリテーションにおけるICFとは？

- 国際生活機能分類（International Classification of Functioning, Disability and Health：ICF）は，これまでのWHO国際障害分類（International Classification of Impairments, Disabilities, and Handicaps：ICIDH）に替わり単に心身機能の障害による生活機能の障害を分類するという考え方でなく，生活機能という人間を総合的にとらえた観点からの分類として，活動や参加，特に環境因子というところに大きく光が当てられ，平成13（2001）年5月にWHO総会で採択されました[1]。

2 ICFを利用したリハビリの考え方とは？

- PDは緩徐進行性の神経変性疾患であり，心身の障害を生じ，現在の治療の目覚ましい進歩をもってしても，完治や進行を抑えることができない疾患です。しかし，その中でも，全人間的な尊厳の回復をめざすというリハビリからみた考え方，すなわち，機能回復だけでなく，患者のQOLの向上をめざしたアプローチが重要です。
- そのためには，PDによる障害を的確にとらえるだけでなく，プラスの面としての

心身機能や活動状態や社会への参加について考えることが大切です。医療者にとっては、このような考え方に基づき患者に残された機能をプラスの面として前向きにとらえて接するICFの考え方が大切です（図1）[1]。

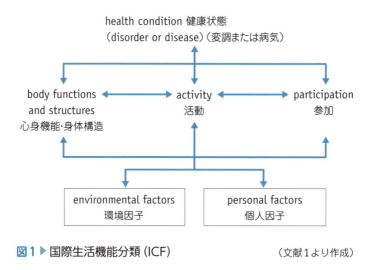

図1 ▶ 国際生活機能分類（ICF） （文献1より作成）

3 具体的な阻害因子について（図2）

- リハビリを行う上では，前向きに思考していくことが大事です。また，リハビリを進めていく上で何が妨げになっているのかを把握して善処することも必要です。
- たとえば，PDと病名を告げられたことがスティグマとならないように前向きな気持ちになるようにすることが必要です。また，これまでの活動やライフサイクルを不必要に制限しないように理解してもらうことも大切であり，それが，社会参加に

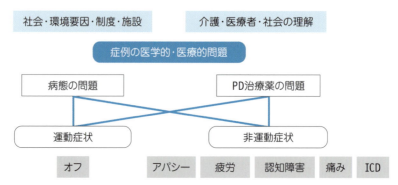

図2 ▶ PDのリハビリの阻害要因
ICD：impulse control disorders（衝動制御障害）

もつながります。

◉ 環境因子としては，医療者や介護者，家族や友人などの理解やサポートも必要です。そのほか，PDを理解している介護者や療法士など医療職の育成なども欠かせません。また，患者本人の症状に対して，運動症状のみならず，非運動症状に対してリハビリができるようにする意味合いからも，内服薬を調整するという考え方が重要です。

◉ 現状では，施設も十分に整っているとは言えません。医療者はもちろんのこと，社会全体の理解のもとに，トータルサポートという考え方からリハビリの施設も充足していく必要があります。

◉ 非運動症状では，痛み，疲労感，無感情，感情鈍麻，認知機能の低下，うつ症状，起立性低血圧などがあると，リハビリに対する阻害因子となります。運動症状のほかにも非運動症状は，重症度が進むにつれて頻度も高くなることを知っておく必要があります[2]。

◉ リハビリが妨げられると，運動症状もさらに悪化することになってしまいます。PD専門医は，リハビリを推進することができるように薬剤調整を考慮する必要があります[3]。

文献

1) 厚生労働省：国際生活機能分類―国際障害分類改訂版（日本語版）. 平成14年8月5日　社会・援護局障害保健福祉部企画課. [https://www.mhlw.go.jp/houdou/2002/08/h0805-1.html]
2) Barone P, et al：The PRIAMO study：A multicenter assessment of nonmotor symptoms and their impact on quality of life in Parkinson's diseae. Mov Disord. 2009；24(11)：1641-9.
3) 林　明人：リハビリテーション. Clin Neurosci. 2015；33(9)：1068-70.

――――――――――――――――――――――― 林　明人

5章 パーキンソン病における介護・福祉・心理的サポートなど

Q30 介護・福祉サービスとは?

A
- ▶ 介護・福祉サービスは高齢者や障害を持った人々が，その人らしく生活するために活用する社会資源である。
- ▶ パーキンソン病（PD）患者の生活の質（QOL）を維持・向上させるためには，介護・福祉サービスを有効に活用することが大切である。
- ▶ 進行する病状や患者・家族のニーズに合わせた適切な介護・福祉サービスの利用が大切である。
- ▶ 介護・福祉サービスを活用し，患者・家族（介護者）の身体のみならず心の健康の保持・増進を図る。

1 パーキンソン病（PD）患者が介護・福祉サービスを活用することの意義

- PDとは，振戦・固縮・動作緩慢・姿勢反射障害などの運動症状を主症状とし，黒質ドパミン神経細胞の変性を主病変とする変性疾患の一種であると言われています[1]。
- 患者が日常生活で主に困るのは運動症状ですが，抑うつや幻覚，幻聴，認知機能低下，睡眠障害などの非運動症状も少なくなく，家族の介護負担にもなっています。さらに，PDは進行性の疾患であるため，運動症状や非運動症状の病状に応じた薬物治療やリハビリテーションが重要となります。
- PD患者は医療依存度が高いにもかかわらず，在宅に復帰する患者数も多いと言われています[2]。患者や家族が，住み慣れた在宅や地域でより良く生活するためには，医療機関と地域が連携し，適切な介護・福祉サービスを活用することが大切です。

2 介護・福祉サービスの種類

1）介護保険制度

- 介護保険は介護を必要とする人が受けられるサービスです。サービスを利用できる

対象者は**表1**となります。第2号被保険者は特定疾病により介護が必要となった場合のみサービスを利用できます。PDは特定疾病に該当します。介護保険の認定を受けると**表2**のように区分されます。区分によって受けられるサービスの内容や支給限度額が変わります。

2) 難病医療費助成制度

◉ PDは指定難病であり，一定の重症度の患者は医療費助成の対象となります。対象者は，Hoehn & Yahr重症度分類（**表3**）が3度以上，かつ生活機能障害度（**表4**）が2度以上となります。

表1 ▶ 介護保険制度の対象者

第1号被保険者	65歳以上が対象
第2号被保険者	40歳以上65歳未満で医療保険に加入している人

表2 ▶ 介護保険の要介護区分

要支援1	日常生活はほぼ自分。介護予防サービスを利用すれば改善が見込まれる状態
要支援2	要支援1の状態から能力が低下。日常生活に部分的な介助が必要
要介護1	生活の一部に介護が必要。立ち上がりや歩行に支えが必要となる
要介護2	軽度の介護。立ち上がりや歩行，排泄や食事に見守りや介助が必要
要介護3	中等度の介護。食事や排泄に一部介助が必要
要介護4	重度の介護。介護なしには日常生活を送ることが困難。立ち上がり困難，全面的な介助が必要な状態
要介護5	最重度の介護。意思疎通が困難であり，全般的な介護を必要とする状態

表3 ▶ Hoehn & Yahr重症度分類

1度	症状は片側の手足のみに出現
2度	症状は両側の手足に出現
3度	姿勢反射障害が出現
4度	起立や歩行は可能，日常生活に部分的な介助が必要になることがある
5度	起立や歩行が困難となり，日常生活に介助が必要となる

表4 ▶ 生活機能障害度

1度	日常生活，通院にほとんど介助を要さない
2度	日常生活，通院に介助を要する
3度	日常生活に介助を要し，歩行・起立が不能

3) 身体障害者福祉法

◉ 身体障害者福祉法は，身体障害者の自立と社会経済活動への参加を促進するもので，身体障害者手帳は都道府県知事が発行します。PD患者は身体障害者障害程度等級表の「肢体不自由」に該当します（表5）。

表5▶ 身体障害者障害程度等級表（身体障害者福祉法施行規則別表第5号）；「肢体不自由」

級別	肢体不自由		
	上肢	下肢	体幹
1級	1. 両上肢の機能を全廃したもの 2. 両上肢を手関節以上で欠くもの	1. 両下肢の機能を全廃したもの 2. 両下肢を大腿の1/2以上で欠くもの	体幹の機能障害により座っていることができないもの
2級	1. 両上肢の機能の著しい障害 2. 両上肢のすべての指を欠くもの 3. 一上肢を上腕の1/2以上で欠くもの 4. 一上肢の機能を全廃したもの	1. 両下肢の機能の著しい障害 2. 両下肢を下腿の1/2以上で欠くもの	1. 体幹の機能障害により坐位または起立位を保つことが困難なもの 2. 体幹の機能障害により立ち上がることが困難なもの
3級	1. 両上肢の親指および人差し指を欠くもの 2. 両上肢の親指および人差し指の機能を全廃したもの 3. 一上肢の機能の著しい障害 4. 一上肢のすべての指を欠くもの 5. 一上肢のすべての指の機能を全廃したもの	1. 両下肢をショパー関節以上で欠くもの 2. 一下肢を大腿の1/2以上で欠くもの 3. 一下肢の機能を全廃したもの	体幹の機能障害により歩行が困難なもの
4級	1. 両上肢の親指を欠くもの 2. 両上肢の親指の機能を全廃したもの 3. 一上肢の肩関節，肘関節または手関節のうち，いずれか一関節の機能を全廃したもの 4. 一上肢の親指および人差し指を欠くもの 5. 一上肢の親指および人差し指の機能を全廃したもの 6. 親指または人差し指を含めて一上肢の3指を欠くもの 7. 親指または人差し指を含めて一上肢の3指の機能を全廃したもの 8. 親指または人差し指を含めて一上肢の4指の機能の著しい障害	1. 両下肢のすべての指を欠くもの 2. 両下肢のすべての指の機能を全廃したもの 3. 一下肢を下腿の1/2以上で欠くもの 4. 一下肢の機能の著しい障害 5. 一下肢の股関節または膝関節の機能を全廃したもの 6. 一下肢が健側に比して10cm以上または健側の長さの1/10以上短いもの	体幹の機能により歩行が困難なもの
5級	1. 両上肢の親指の機能の著しい障害 2. 一上肢の肩関節，肘関節または手関節のうち，いずれか一関節の機能の著しい障害 3. 一上肢の親指を欠くもの 4. 一上肢の親指の機能を全廃したもの 5. 一上肢の親指および人差し指の機能の著しい障害 6. 親指または人差し指を含めて一上肢の3指の機能の著しい障害	1. 一下肢の股関節または膝関節の機能の著しい障害 2. 一下肢の足関節の機能を全廃したもの 3. 一下肢が健側に比して5cm以上または健側の長さの1/15以上短いもの	体幹の機能の著しい障害

3 早期からの退院支援が重要である

- PD患者は運動症状が出現するとともに二次的な筋力低下や関節拘縮が出現することも少なくありません。そのため，リハビリを継続し筋力低下を防ぐことが大切です。介護・福祉サービスを活用し，退院後もリハビリを継続できる環境調整が必要です。

当院の取り組み

①入院当日に退院支援スクリーニングシートを用いて退院調整が必要な患者の選定を行います。
②退院支援が必要な患者には，入院時にケアプランを立案し，多職種で情報共有します。また，在宅環境や生活状況，介護・福祉サービスの利用状況を把握します。
③退院支援が必要となる患者には，入院時から退院調整専任看護師，医療ソーシャルワーカーに介入を依頼します。
④患者の身体機能を評価し早期にリハビリを開始します。

4 多職種と連携し，今後の生活を考える

- PD患者の運動症状，非運動症状の程度は様々であるため，個々の患者や家族が在宅や地域でより良く生活するために活用する介護・福祉サービスも様々です。個々の患者の状態に応じた社会資源を選択するためには，多職種が連携することが大切です。

当院の取り組み

- 毎週，医師，看護師，リハビリ療法士，退院調整専任看護師，医療ソーシャルワーカーで退院支援カンファレンスを実施しています。病棟患者を対象に治療方針や日常生活動作(activities of daily living：ADL)の状況，家族背景，在宅環境を共有し，退院後の療養場所や介護・福祉サービスについて検討しています。
- 特にPD患者を対象に脳神経内科医師，脳神経外科医師，看護師，リハビリ療法士でカンファレンスも実施しています。

5 地域連携を行い，在宅環境を整える

- PD患者の中には，若年性や発症直後などのため介護・福祉サービスを必要としない患者もいます。しかし，多くはそれらを利用しているため，退院前に担当ケアマネジャーなどと連携し，使用しているサービスの継続や必要性について検討します。また，診療報酬の施設基準に基づいたカンファレンスを行います。

6 事例紹介

1）事例1

- **患者**：男性，60歳代，PD（6年前に診断）。
- **入院前の経過**：20XX年にPDの診断を受けています。診断の3年後から幻覚や被害妄想が出現するようになりました。その後，ウェアリングオフが出現するようになり，脳深部刺激療法（deep brain stimulation：DBS）が適応と考えられましたが，今までの精神症状と本人の希望で実施しない方針となりました。そのため，診断の8年後にL-ドパ・カルビドパ配合経腸用液（levodopa-carbidopa intestinal gel：LCIG，デュオドーパ®，L-ドパ持続経腸療法）導入の目的で入院となりました。
- **生活状況**：独居，アパート暮らし，介護保険要介護5。
- **多職種との連携**：多職種カンファレンスでは，今後の治療方針や患者の意思を確認し，在宅で暮らすために必要なサービスについて検討しました。
- **退院調整**：医師，看護師，ケアマネジャー，ヘルパーが集まり，退院前カンファレンスを実施し，退院後に必要なサービスについて話し合いを行いました。LCIGは2016年11月に希少疾病用医薬品の認定を受け，当院では現在，約200件を超える症例数があります。しかし，機械操作や胃瘻チューブの管理があることで，利用できる在宅サービスが制限されることがあります。この事例は独居の患者であるため，患者や介護者となる在宅サービスのスタッフが不安なく過ごせるように，機械操作やトラブル発生時の対応について説明を行い，自宅退院となりました。
- **介護・福祉サービスの利用状況**：訪問看護週2回，ヘルパー週6回を導入，食事形態はとろみ食としました。

2）事例2

- **患者**：女性，40歳代，PD（9年前に診断）。
- **入院前の経過**：5年前から症状の日内変動，ジスキネジア，腰曲がりがみられるようになりました。内服量を増加すると症状は改善しましたが，不明言動が出現するようになりました。DBS適応も考えられましたが，本人の希望がなく実施されませんでした。オフ時間の延長やジスキネジアの増加があり，2017年にLCIG導入目的で入院となりました。
- **生活状況**：夫と2人暮らし（夫は仕事をしているため日中独居の時間あり），介護保険要介護5。
- **多職種との連携**：入院前の自宅での生活状況を確認し，今後の目標や課題を共有し必要な支援について話し合いを行いました。
- **退院調整**：介護者である夫は仕事をしているため，来院する時間も限られました。

このケースは退院調整専任看護師が中心となって地域連携を行い，在宅サービスの調整を行いました。

◉ **介護・福祉サービスの利用状況**：訪問看護週2回，訪問入浴週2回，ヘルパー週7回，訪問リハビリ週2回を導入し，退院後は以前に比べて自宅で過ごせるようになり，在宅サービスを変更せず生活できています。

◉ **ポイント**：LCIG治療は家族や介護者のサポートが必ず必要になる治療であるため，導入前にサポート状況の確認が必須です。また，外来看護師と情報共有を行い，継続的に観察を行っています。

3) 事例3

◉ **患者**：男性，70歳代，PD（13年前に診断）。

◉ **入院前の経過**：10年前よりHoehn＆Yahr重症度分類2～3度，車椅子での生活状況でした。3年前よりウェアリングオフ，構音障害が出現し，症状が増悪したため薬剤調整目的のため入院となりました。

◉ **生活状況**：妻（70歳代）と2人暮らし，自宅は2階建ての1軒屋。

◉ **多職種との連携**：嚥下機能の低下があり，誤嚥性肺炎を併発している可能性があったため入院時は絶食でしたが，言語聴覚士が介入し，とろみ食を摂取できるようになりました。また，理学療法士が歩行訓練を実施し，前方介助で50m歩行可能となりました。本人は自宅退院の希望があり，自宅退院が可能となるまでADLが拡大しましたが，妻の介護疲れの状況や今後の介護負担を考慮し，療養型の病院へ転院となりました。

◉ **退院調整**：ソーシャルワーカーが妻と面談を行い，妻が通える距離で転院先を選定しました。

7 まとめ

◉ 超高齢社会となり，PD患者も増加傾向にあると言われています。PDは薬剤やリハビリ，生活指導の効果が高い疾病です。そのため，今後は病院での退院支援の取り組みや多職種や地域連携が重要となります。PD患者の生活の質（QOL）を向上させ，住み慣れた地域でその人らしく暮らすためには，周囲の協力が必要不可欠です。個々に合わせた社会福祉サービスを調整し，患者と家族（介護者）が心と体の健康を保持・増進できるよう支援することが医療従事者にとって大切なことになります。

文 献

1) 水野美邦：パーキンソン病の診かた，治療の進めかた．中外医学社，2012，p2.
2) 川村佐和子：難病と在宅ケア．理療ジャーナル．1997；31(11)：797-802.

萩原知佳子，落合聖乃

6章 その他のリハビリテーション・取り組みなど

Q31 ロボティクスとは?

- ロボットに関連した科学技術は「ロボティクス」と呼ばれ，リハビリテーション医療や福祉の分野にも取り入れられて注目されている。
- 海外では，訓練支援ロボットを用いたパーキンソン病（PD）の歩行障害，すくみ足，姿勢保持障害，上肢機能障害に対する訓練の効果を検証する研究が行われている。
- 国内でも様々なロボットが開発され，その臨床応用が期待されているが，PDに対する臨床研究は始まったばかりである。
- ロボティクスはPDに対する新たな治療手段として期待される技術であるが，多くの患者がその恩恵を受けられるようになるためには，今後，有効性と安全性のエビデンスを確立していくことが重要である。

1 ロボティクスとは

- ロボットの定義は，使用される分野によって様々ですが，経済産業省のロボット政策研究会報告書（2006年）によれば，「センサ，知能・制御系，駆動系の3つの要素技術を有する，知能化した機械システム」とされ，ロボットに関連した科学技術は「ロボティクス」と呼ばれています。
- 近年，このロボティクスは様々な学問領域に広がりをみせています。特に医療分野への応用は，従来の治療よりも高い効果が期待され，新たな産業創生領域としても注目が高まっています。たとえば，前立腺摘出術のロボット支援手術は従来の開腹摘出術と比較して，がん断端陰性率と局所再発率が低いことが示され，ロボット支援手術の臨床応用が急速に進んでいます。

2 リハビリテーション医療・福祉とロボティクス

- リハビリ医療・福祉の分野でもロボットが様々な場面で利用されるようになっています。この分野での活躍が期待されるロボットは，**表1**のように分類されます。
- 訓練支援ロボットは，ロボットを装着してリハビリを行い，訓練を補助・代行するものですが，従来の訓練よりもさらに高い訓練の効果が期待されています。本項では，パーキンソン病（PD）のリハビリにおいて最も期待される訓練支援ロボットについて解説していきます。

表1 ▶ リハビリ医療・福祉分野でのロボットの種類と機能

リハビリ医療・福祉分野でのロボット	
自立支援ロボット	障害を有する者がロボットを装着あるいは操作して，自らの生活の自立を高めるもの
介護支援ロボット	介護する者がロボットを装着あるいは操作して，障害者への介護を確実かつ安全に行うことを補助するもの
訓練支援ロボット	障害者のリハビリ訓練を補助あるいは代行するもの
就労支援ロボット	障害者が就労する上で必要な動作を補助あるいは代行することに特化したもの

3 訓練支援ロボットを用いたPDの治療

- PDを対象としたロボットを利用した訓練は，歩行障害，すくみ足，姿勢保持障害，上肢機能障害に対して行われています。

1）歩行障害に対する歩行訓練

- 海外においては，訓練支援ロボットを用いたPDに対する歩行訓練の効果を検討する無作為化比較試験の結果が報告されています（**表2**）[1～6]。
- 歩行訓練に使用されているロボットは，Gait Trainer [https://www.reha-stim.com/en/product/gait_trainer-ii/] とG-EO™ System [https://www.rehatechnology.com/en/products] (Reha-Stim社，ドイツ)，Lokomat® [https://www.hocoma.com/solutions/lokomat/#product] (Hocoma社，スイス)で，すべて海外の製品です。各製品の詳細は各社ホームページをご参照下さい。
- これまでの海外の研究では，ロボットを用いた歩行訓練は，トレッドミルを利用した歩行訓練や通常の理学療法による歩行訓練と同等，あるいはそれ以上の効果があることが確認されていますが，優位性があるかどうかについては結論がわかれています。

表2 ▶ PDを対象としたロボットを利用した歩行訓練の無作為化比較試験

著者 （報告年）	症例数 HY	歩行訓練の内容	結果
Picelliら[1] （2012）	41症例 HY 2.5〜3	ロボット訓練群：Gait Trainer GT1を使用した45分間の訓練（週3回，4週間） 対照群：通常の理学療法群による訓練	ロボット訓練群は対照群と比較して歩行速度と歩行距離が1カ月間にわたり有意に増加し，ロボット訓練の優位性が示された
Cardaら[2] （2012）	28症例 HY 3以下	ロボット訓練群：Lokomat®を使用した30分間の訓練（週3回，4週間） 対照群：トレッドミルによる訓練	両群とも6カ月後まで6分間歩行距離の改善が認められたが，両群間に有意な差は認められず，ロボット訓練の優位性は示されなかった
Picelliら[3] （2013）	60症例 HY 3	ロボット訓練群：Gait Trainer GT1を使用した45分間の訓練（週3回，4週間） 対照群：同等の負荷のトレッドミルによる訓練群と通常の理学療法による訓練群	ロボット訓練群とトレッドミル群の両群は通常の理学療法群より，10m歩行速度と6分間歩行距離の有意な改善を認め，その効果が3カ月後まで認められた。しかし，ロボット訓練とトレッドミル群では有意な差は認められず，ロボット訓練の優位性は示されなかった
Saleら[4] （2013）	20症例 HY 2.5〜3.5	ロボット訓練群：G-EO™ systemを使用した45分間の訓練（週5回，4週間） 対照群：トレッドミルによる訓練	ロボット訓練群で歩行速度の即時的な改善が認められ，ロボット訓練の優位性が示された
Galliら[5] （2016）	50症例 HY 1.5〜4	ロボット訓練群：G-EO™ systemを使用した45分間の訓練（週5回，4週間） 対照群：トレッドミルによる訓練	ロボット訓練群で即時的な歩行速度と歩行率の有意な改善が認められ，ロボット訓練の優位性が示された
Furnariら[6] （2017）	38症例 HY 2〜2.5	ロボット訓練群：Lokomat®を使用した30分間の訓練（週3回，4週間） 対照群：通常の理学療法による訓練	歩行速度などの即時効果は両群間で差が認められず，ロボット訓練の優位性は示されなかったが，3カ月後のUPDRS part 3のスコアはロボット訓練群でのみ保たれていた

HY：Hoehn & Yahr重症度分類

（文献1〜6より作成）

2）すくみ足に対する訓練

- すくみ足を呈するHoehn & Yahr（HY）重症度分類2.5〜4度のPD患者20人にGait Trainerを用いた歩行訓練（30分間，週5回，連続3週間）を行った研究では，自覚的なすくみ足の改善に加えて，10m歩行時間などの歩行能力や方向転換試験のスコアなどが改善したと報告されています[7]。

- 無作為化比較試験の結果が待たれますが，これまでの報告から，すくみ足に対するロボットによる訓練は十分に治療効果が期待できると考えられます。

3）姿勢保持障害

- HY 3〜4の34人のPD患者を対象とした無作為化比較試験では，Gait Trainerを用いた訓練（40分間，週3回，4週間）は，通常の理学療法と比較して，有意にバランススケールが改善し，その効果が1カ月間持続したと報告されています[8]。

- 一方で，HY 3の66人のPD患者を対象とした無作為化比較試験では，ロボットを

用いた訓練は，バランス改善に特化した理学療法と比較して，優位性は示されなかったと報告されています[9]。

◎ 現段階では，姿勢保持障害に対するロボットを用いた訓練の効果は，明確ではありません。

4) 上肢機能障害

◎ HY 2.5～3のPD患者10人に対してBi-Manu-Track（Reha-Stim社，ドイツ）を用いた上肢訓練（45分間，週5日，2週間）を行ったところ，上肢の運動機能と巧緻性が向上したと報告されています[10]。

◎ PDの上肢の機能障害に対するロボット訓練の研究報告は少数であり，さらなるエビデンスの積み重ねが必要です。

4 国内で開発され，PDへの臨床応用が期待されるロボット

◎ これまで報告されている無作為化比較試験に利用されているロボットは海外製の機器ですが，国内でも次々と訓練支援ロボットが誕生しています。ここでは，既に製品化され，PDでの利用報告がある機器や，今後，PDへの臨床応用が期待されている機器を紹介します。

◎ 残念ながら現時点でPDに対して明確に有効性が証明されているものはありませんが，従来のロボットとは異なる新しい機構や特徴を有しているロボットであり，今後，これらのロボットによる訓練の効果が期待されています。

1) HAL® (Hybrid Assistive Limb®) (図1)

◎ HAL®はサイバーダイン社から発売されている「サイボーグ型」ロボットで，両側の股関節と膝関節の動きをアシストするパワーユニットを「サイバニック制御」と称する技術で制御する歩行機能改善治療用ロボットです。

◎ 日本のみならず，海外でも広く利用されている製品で，日本では「医療用HAL®」（両脚型の下肢装着型ロボット）が，平成27年に8つの神経・筋難病疾患を対象（PDは対象疾患に含まれていない）とする新医療機器として承認され，平成28年から公的医療保険を使った治療が開始されています。

◎ PDに対する臨床研究の報告も多く，今後，臨床現場での普及が期待されているロボットです。

2) ウェルウォーク (図2)

◎ ウェルウォークは，脳卒中などによる下肢麻痺のリハビリ支援を目的とした訓練支

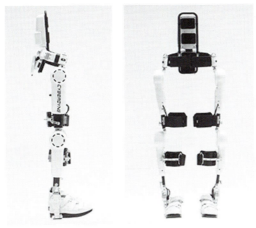

Prof. Sankai, University of Tsukuba/CYBERDYNE Inc.

図1 ▶ HAL®医療用下肢タイプ（JPモデル）（サイバーダイン社）
（サイバーダインホームページ[https://www.cyberdyne.jp/products/LowerLimb_medical_jp.html]より引用）

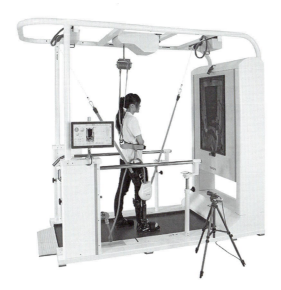

図2 ▶ ウェルウォークWW-1000（トヨタ自動車）
（トヨタ自動車ホームページ[https://newsroom.toyota.co.jp/jp/detail/15989155]より引用）

援ロボットです。
- トレッドミル，安全懸架装置，ロボット免荷装置，患者用モニター，治療者用モニター・コントローラーで構成されています．足底部の荷重センサと膝関節角度センサによって，膝関節モーターを制御します．
- 脳卒中片麻痺患者ではロボットを用いた歩行訓練の優位性が報告され，臨床試用が行われています．現在のところ，ウェルウォークは脳卒中患者を対象としていますが，今後，PDに対しての応用も期待されています．

3) Honda歩行アシスト（図3）

- Honda歩行アシストは，腰部に装着する歩行訓練機器で，これまで紹介したもの

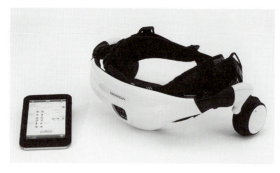
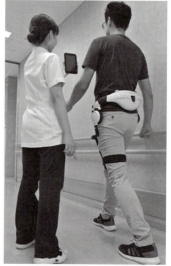

図3 ▶ Honda歩行アシスト（本田技研）
（本田技研ホームページ[https://www.honda.co.jp/walking-assist]より引用）

と比較すると，小型・軽量で，装着が容易なロボットです。
- 歩行時の股関節の動きを左右のモーターに内蔵された角度センサで検知し，「倒立振子モデル」に基づいて制御コンピューターでモーターを駆動します。左右のモーターで，股関節の屈曲による下肢の振り出しと，伸展による下肢の蹴り出しをアシストします。
- 付属のタブレットに歩行時の左右対称性・可動範囲・歩行速度などが表示され，リアルタイムで患者に情報をフィードバックすることができます。
- PDの歩行障害に対しても使用報告例があり，効果が期待されているロボットですが，モーターのトルク量が少なく，転倒防止機構がないため，歩行障害の軽い患者が対象になると考えられます。

5　今後の展望

- PDに対するロボットを用いた治療は，まだ始まったばかりで，エビデンスを積み上げている段階にあります。
- ロボティクスは日々発展しており，新しい制御システムや構造を有した訓練支援ロボットが次々と誕生しています。将来的には，人工知能などを取り入れた，より高度な制御を行うロボットの誕生も期待できます。国内でも数多くの訓練支援ロボットが誕生しており，今後，これらのロボットを利用した訓練の有効性の検証が待たれます。
- ロボットを用いたリハビリの有効性と安全性のエビデンスを積み重ねることで，ロボティクスがリハビリ医療・福祉分野に飛躍的な発展をもたらすことが期待できます。

文献

1）Picelli A, et al：Robot-assisted gait training in patients with Parkinson disease：a randomized controlled trial. Neurorehabil Neural Repair. 2012；26(4)：353-61.

2）Carda S, et al：Robotic gait training is not superior to conventional treadmill training in parkinson disease：a single-blind randomized controlled trial. Neurorehabil Neural Repair. 2012；26(9)：1027-34.

3）Picelli A, et al：Robot-assisted gait training versus equal intensity treadmill training in patients with mild to moderate Parkinson's disease：a randomized controlled trial. Parkinsonism Relat Disord. 2013；19(6)：605-10.

4）Sale P, et al：Robot-assisted walking training for individuals with Parkinson's disease：a pilot randomized controlled trial. BMC Neurol. 2013；13：50.

5）Galli M, et al：Robot-assisted gait training versus treadmill training in patients with Parkinson's disease：a kinematic evaluation with gait profile score. Funct Neurol. 2016；31(3)：163-70.

6）Furnari A, et al：Robotic-assisted gait training in Parkinson's disease：a three-month follow-up randomized clinical trial. Int J Neurosci. 2017；127(11)：996-1004.

7）Pilleri M, et al：Overground robot assisted gait trainer for the treatment of drug-resistant freezing of gait in Parkinson disease. J Neurol Sci. 2015；355(1-2)：75-8.

8）Picelli A, et al：Robot-assisted gait training is not superior to balance training for improving postural instability in patients with mild to moderate Parkinson's disease：a single-blind randomized controlled trial. Clin Rehabil. 2015；29(4)：339-47.

9）Picelli A, et al：Does robotic gait training improve balance in Parkinson's disease? A randomized controlled trial. Parkinsonism Relat Disord. 2012；18(8)：990-3.

10）Picelli A, et al：Robot-assisted arm training in patients with Parkinson's disease：a pilot study. J Neuroeng Rehabil. 2014；11：28.

—— 河野　豊

6章 その他のリハビリテーション・取り組みなど

Q32 ダンスの効果とは？

A
- ▶ ダンスには「運動計画」「筋力増強」「有酸素運動」「バランス運動」「音楽による感覚刺激」「集団力動」「マルチタスク課題」など，パーキンソン病（PD）患者へのリハビリテーションとして重要な要素が多く含まれている。
- ▶ ダンスはリハビリとして活用可能であり，身体面（歩行速度やバランス），心理面（モチベーションの向上やうつ症状の軽減），QOLへの効果が期待できる。
- ▶ タンゴやワルツなど社交ダンスを利用したもの，エアロビクスのような全身有酸素運動など方法は多岐にわたり，患者の好みや患者が実施可能かどうかを見きわめ，ダンスの選択やプログラムを調整していくことが重要である。

1 リハビリテーションとしてのダンス

- ● パーキンソン病（PD）患者に対するダンスを使ったリハビリは，主に海外で盛んに行われています。ダンスは身体を使った運動という側面だけではなく，集中力や記憶力を要する認知課題，自己表現やコミュニケーションツールという側面も持っています。人間の歴史や文化と密接につながり，生活における身近なレクリエーションでもあります。
- ● PD患者にとってリハビリは，身体機能維持や生活の質（QOL）向上に重要な役割を果たすため，長く定期的に継続しなければなりません。よって，ダンスのように楽しみながら続けられる身体活動は継続可能なリハビリとして活用できます。
- ● ただ楽しいだけでなく，ダンスには「運動計画」「バランス運動」「有酸素運動」「筋力増強運動」「マルチタスク課題」など，身体機能・認知機能向上のために重要な要素を含んでいます。
- ● またダンスには，「音楽による感覚刺激（cue）」によって動きやすくなったり，「仲間と集団で行う」ことが励みやモチベーションにつながったり，ダンスという芸術作品を完成させることで「成功体験」を促し，自信の回復や自己効力感が高まるなど精神機能を向上する要素も含まれています。

2 ダンスによるリハビリにはどのような効果があるか？

◉ 最近ではPD患者へのリハビリにダンスを使った研究が多く行われており，その効果も報告されています。効果は主に，身体的効果，心理的効果やQOL向上にわけられます。

1) 身体的効果

◉ ダンスを取り入れた多くのプログラムでバランスや歩行速度の改善，歩幅の増加などが報告されています。

◉ Unified Parkinson's Disease Rating Scale (UPDRS) の運動項目や日常生活動作 (activities of daily living：ADL) の改善がみられたという報告もあります。

◉ マルチタスク課題をしながらの歩行速度の改善や認知機能テストの向上も報告されていますが，さらなる検証が必要です。

2) 心理的効果

◉ Lewisら (2016) の報告によると，ダンスプログラムに参加することで気分の改善がみられ，特に「怒り」の感情の減少が観察されたそうです。また，疲労度の減少も特にうつ症状の高い患者群にみられました[1]。

◉ 全体的にダンスプログラム参加への満足度は高く，やる気の向上や，うつ症状の軽減などが報告されています。参加者が研究後もダンスクラスへの参加継続を希望していることも報告されています。

◉ また，ダンスプログラムは集団で行われることが多く，仲間との交流が心理面への好影響を与えている可能性があります。

3) QOLへの効果

◉ パーキンソン病QOL質問票 (39-item Parkinson's Disease Questionnaire：PDQ-39) の向上がいくつかの研究で報告されています。全体的な機能の向上，気分やうつ症状の改善，集団やダンスパートナーとの社会的交流などが，QOLの改善に貢献していると考えられています。

3 ダンスのリハビリ効果と科学的根拠

◉ ダンスがリハビリとして効果があるという多くの報告がありますが，ダンスといってもその方法論は様々で，ダンスのどの要素が効果に結びついているかという研究はまだほとんど行われていません。

◎ 研究の多くが海外で実施されているため，日本人への効果については未知なことも多く残されています。日本では臨床研究も少なく，臨床現場や研究の数を増やしていくことが今後の課題とも言えます。

◎ ダンスの効果については，日本のガイドラインとともにシステマティックレビューやメタアナリシスが数件実施されており，以下に紹介します。

1) 理学療法診療ガイドライン第1版（パーキンソン病，2011）[2]

◎ 2011年に作成されたこのガイドラインでは，ダンスはバランスや歩行速度の改善が認められPD患者に推奨される（推奨グレードB：科学的根拠があり，行うよう勧められる）と位置づけています。

◎ 太極拳，タンゴ，ワルツなどによる介入研究が分析されており，これらの介入にはバランス運動，筋力増強運動，聴覚刺激など複数の要素が取り入れられていると述べています。

2) Sharp, et al (2014) [3]

◎ 5つの無作為化比較試験が検証されており，何もしない群との比較ではダンス参加群はUPDRSの運動スコア，バランス，および歩行スピードが改善したと報告されています。

◎ 他の運動群との比較では，バランスとQOLに改善がみられました。

3) Dos Santos, et al (2017) [4]

◎ 5つの無作為化比較試験が含まれ，UPDRS part 3と歩行速度が他の運動群よりも改善したことを報告しています。

4 ダンスを使ったリハビリの方法にはどのようなものがあるか？

◎ 社交ダンス，ヨガ，民族ダンス，エアロビクス，リズム体操，ゲーム機を使ったダンスなど，様々な方法が報告されています。研究で用いられたいくつかのダンスプロトコールをまとめました（表1）[5〜9]。

◎ ダンスそのものの種類だけでなく，指導者も「ダンサー」「ダンス講師」「作業療法士」「ダンス・ムーブメントセラピスト」と様々です。

◎ ダンスは患者の機能に合わせてオリジナルを作成，または既存のものをつくり変えることが多く，進行役のセラピストや講師が独自に開発したものが多くみられます。

◎ 患者の文化的背景や地域性，好みを考慮してダンスや音楽の選択をしている研究が多くみられます。

5 ダンスを取り入れた集団リハビリの例

◉ 兵庫県立リハビリテーション西播磨病院では，看護師が主体となってダンスや水泳，カードゲームや調理実習など，様々なアクティビティを取り入れた集団訓練を提供しています。その中で，ダンスプログラム（**表2**）は音楽療法士が一緒に進行しています。

◉ 1時間のプログラムの中で，音楽に合わせたストレッチ，マンボ，ワルツ，タンゴのステップを簡易化したものを音楽に合わせ練習し，その後ペアになって踊ります（**図1**）。盆踊りやフォークダンスなど，患者に馴染みのあるダンスも取り入れています。

表1 ▶ 研究で使用されたプロトコール例

研　究	ダンスの種類とプログラム内容
Tillmann[5]（2017）	• ブラジリアンサンバをベースにしたプログラム。姿勢調整，上半身の運動，サンバステップ，パートナーとの自由ダンスを含む
Batson, et al[6]（2016）	• 日常生活に必要な柔軟性や順応性を身につけるための即興ダンス • 口頭による指示に従って，イメージを描きながら動きを自発的につくり出す。パートナーとの模倣も含む
Hashimoto, et al[7]（2015）	• エアロビクス，ジャズ，タンゴなど多様なダンスを取り入れたプログラム • ① 動きをイメージする，② 体の部位や動きに注意を向ける，③ 視覚，聴覚など感覚からの手がかりを使う，④ 複合的な動きを繰り返すといったダンスの要素を含む
Volpe, et al[8]（2013）	• アイリッシュラインダンスをベースにしたダンスプログラム。リールステップやポルカステップなどを含む
Hackney, et al[9]（2009）	• ダンス講師によるタンゴ，ワルツ，フォックストロットをベースにしたダンスプログラム • ボランティアがPD患者とペアになりダンスを行う

（文献5～9より作成）

表2 ▶ ダンスプログラム例

所要時間	介入方法	使用曲例
5～7分	上半身のストレッチ	川の流れのように
5分	両足の外側に置いた棒またはペットボトルを跨ぎながらのステップ運動。動きの切り替えや手と足を同時に動かすマルチタスク課題を含む	三百六十五歩のマーチ
15分	マンボステップ。デュエット曲を使用。カラオケ画面で歌詞を提示。男性が歌う箇所を前方向，女性が歌う箇所を後ろ方向，デュエット箇所を横方向にマンボステップで移動。パートナーと踊る	東京ナイトクラブ
15分	チャチャ。マンボステップを発展させたチャチャのステップで前方向，後ろ方向，横方向に移動。パートナーと踊る	ベサメムーチョ
15分	ワルツ。三角形の上を3/4拍子のリズムに合わせて足を水平移動。パートナーと踊る	テネシーワルツ
3～5分	クールダウン	

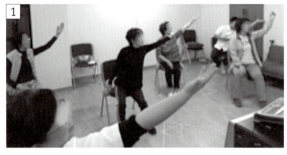
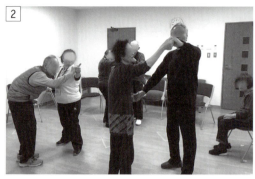

図1 ▶ 集団訓練でのダンスの様子
1：音楽に合わせて上半身のストレッチ
2：マンボ，チャチャ，ワルツでペアダンス

- 姿勢を保つ，大きく動く，ステップの順番を覚える，手や足を同時に動かす，動く方向や順番を逆転させるなど，運動課題だけでなく，集中力，記憶力，認知の柔軟性など認知課題も目標にしています。
- 週2回同じ仲間と参加するので，一体感や仲間意識が芽生え，交流や支え合いの関係が形成されます。
- 音楽を上手に活用することも効果を上げるポイントと考えられます。聴覚刺激を加えることにより歩行速度，歩行率，歩幅に改善がみられることが報告されており[10]，疲労感の軽減も期待できます。

6 リハビリにダンスを取り入れるために

- バランスや動きが低下してきたPD患者には，坐位で行えるような振りつけを工夫し，回転や複雑なステップやマルチタスク課題を減らすなど，難易度の工夫が必要になります。
- 身体的負荷だけでなく認知的負荷の調節も重要です。複雑な動きや振りつけは必要に応じて減らし，できるだけシンプルな動きをダンスの芸術的要素や楽しさを保ちながら残す工夫を行います。
- 一緒に使用する音楽は，動きを促進してくれるような感覚刺激（cue）となるものを選ぶことが望ましいです。音楽を選ぶときは，動きの速さ，動きのパターン，動きの大きさなどによって，音楽のテンポ，リズム，拍子，ダイナミクスなどが合うものを選びましょう。
- 日本の文化，地域性，個人の好みなどを考慮しながら様々なダンスや踊りを取り入れていくことで，患者が楽しめる満足度が高いプログラムをつくることができます。
- 作業療法士，理学療法士などリハビリの専門家と，訓練を受けたダンス・ムーブメ

ントセラピストや音楽療法士がチームとなり，プログラムを進行していくことが望ましいと思われます。

文献

1) Lewis C, et al：Mood changes following social dance sessions in people with Parkinson's disease. J Health Psychol. 2016；21(4)：483-92.
2) 日本理学療法士協会：理学療法診療ガイドライン第1版(全体版). 2011, p543. [http://www.japanpt.or.jp/upload/jspt/obj/files/guideline/00_ver_all.pdf]
3) Sharp K, et al：Dance as an intervention for people with Parkinson's disease：a systematic review and meta-analysis. Neurosci Biobehav Rev. 2014；47：445-56.
4) Dos Santos Delabary M, et al：Effects of dance practice on functional mobility, motor symptoms and quality of life in people with Parkinson's disease：a systematic review with meta-analysis. Aging Clin Exp Res. 2018；30(7)：727-35.
5) Tillmann AC, et al：Brazilian Samba Protocol for Individuals With Parkinson's Disease：A Clinical Non-Randomized Study. JMIR Res Protoc. 2017；6(7)：e129.
6) Batson G, et al：Verbal Auditory Cueing of Improvisational Dance：A Proposed Method for Training Agency in Parkinson's Disease. Front Neurol. 2016；7：15.
7) Hashimoto H, et al：Effects of dance on motor functions, cognitive functions, and mental symptoms of Parkinson's disease：a quasi-randomized pilot trial. Complement Ther Med. 2015；23(2)：210-9.
8) Volpe D, et al：A comparison of Irish set dancing and exercises for people with Parkinson's disease：a phase II feasibility study. BMC Geriatr. 2013；13：54.
9) Hackney ME, et al：Effects of dance on movement control in Parkinson's disease：a comparison of Argentine tango and American ballroom. J Rehabil Med. 2009；41(6)：475-81.
10) Thaut MH, et al：Rhythmic auditory stimulation in gait training for Parkinson's disease patients. Mov Disord. 1996；11(2)：193-200.

———————————————————————————— 細江弥生

6章 その他のリハビリテーション・取り組みなど

Q33 バーチャルリアリティ（VR）の効果とは？

- ▶ VRの利用によって，訓練室でのリハビリテーションよりもゲーム性のある刺激的かつ魅力的なリハビリが提供できるほか，より実生活に近い現実的な環境でのリハビリも提供できる。
- ▶ VRを用いて視覚刺激や運動課題を負荷することで，安全な環境でも挑戦的な課題を遂行でき，難易度の高い課題に対する適応能力の評価や適応能力を上げるための訓練のひとつとして利用できる。
- ▶ VRは使用機器や課題に応じて対象者の選定基準が異なる。視覚障害がなく，また，独力で立位や歩行が行える者に用いる例が多いが，まだ明確な適応や禁忌は決まっていない。
- ▶ VRを利用したリハビリは，バランス能力および歩行能力の向上に有効だが，まだ発展途上の分野であり，従来のリハビリ以上の有効性を示す根拠は乏しい。

1 新しいリハビリテーションツールであるVRとは？

- バーチャルリアリティ（virtual reality：VR）技術は，幅広いアプリケーションを備えた有望な新しいリハビリツールであり，安全な環境で運動学習を最適化するために推奨されています。従来のアプローチに代わる価値のある方法として期待されています。
- VRに用いられる機器は，Wii®やWii-Fit™（共に任天堂），Kinect（マイクロソフト）などのジェスチャーや音声認識，荷重移動などによって画面上の仮想のキャラクターを操作できる市販のVRシステム（図1）が研究でも多く用いられています[1]。
- また，ヘッドマウントディスプレイ（メガネのように頭部に装着するディスプレイ）と，Vizard Virtual Reality Software（Worldviz L.L.C., USA）などの既存のソフトウェアや独自に開発したソフトウェアを用いて，平地にいながら狭路歩行（図2）[2]や障害物横断（図3）[3]などの応用歩行を体感するシステムも用いられています。

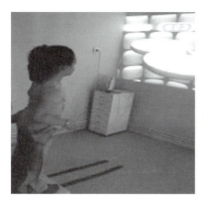

図1 ▶ Wii-Fit™による荷重移動課題

荷重移動を感知するWii-Fit™の上に立ち，荷重を移動させるとその方向や速度に応じてディスプレイに表示された板が傾斜する。板の上にはボールがあり，うまく目標地点にボールを転がすゲームである

（文献1より引用）

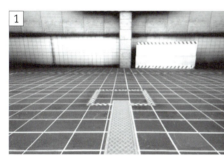 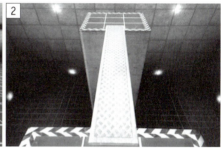

図2 ▶ ヘッドマウントディスプレイを用いた狭路課題
1：低地課題
2：高地課題

（文献2より引用）

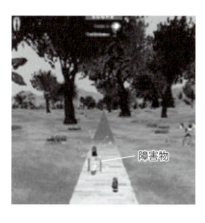

図3 ▶ ヘッドマウントディスプレイを用いた障害物横断課題

歩行中，ランダムに障害物（図で左側）が表示される。その障害物にひっかからないようにまたぐ課題である。障害物はあくまでディスプレイに表示されているだけなので，ひっかかっても実際に転ぶことはない

（文献3より引用）

● いずれも，ゲーム性のある刺激的かつ魅力的な環境での運動が可能であるほか，訓練室といった実生活とはかけ離れた環境ではなく，より実生活に近い現実的な環境や実生活よりも難易度が高い挑戦的な環境での運動も実施可能です。

2 パーキンソン病 (PD) に対して実際にVRはどう利用されているのか？

1) 板を渡る2種類の課題

- 2014年のEhgoetz Martens[2]らの報告では，VRを評価に利用しています．具体的にこの研究では，PD患者14例に対して，VRを用いて横幅1m縦幅6mの板を渡る2種類の課題を行わせた際にすくみ足の症状が発生する時間や回数を評価しました．

- この板を渡る2種類の課題とは，渡る板が地面に置いてあり，踏み外しても恐怖感がない低地課題 (図2-1)[2]と，板のまわりは地面が見えないほどに深く窪んでおり，さながら，板は手すりもない危険な架け橋に見え，踏み外すと落ちてしまうと錯覚させられる高地課題 (図2-2)[2]です．

- この2つの課題を行わせたところ，高地課題のほうがすくみ足の発生する時間も回数も多くみられました．そのほかに不安指数の定量的評価を行った上での結果を加え，不安はすくみ足の根底にある重要メカニズムであり，VRは実生活での不安な歩行環境を再現するツールであると結論づけています．

2) 通常の運動療法＋Wii® を用いた姿勢課題を模倣するゲーム

- 2015年のLeeらの報告[4]では，VRを治療として利用しており，PD患者10例に対して，Wii®を用いて画面上に映し出される姿勢課題を模倣するゲームを1回20分，週5回，6週間実施しました．その結果，VRを用いたリハビリを通常の運動療法に加えて実施した場合，通常の運動療法のみ行った10例と比較して，トレーニング後のバランス能力や日常生活の活動量の向上および抑うつの軽減の割合が大きいと報告しています．

3) VRによる障害物横断課題

- 2011年のMirelmanらの報告[3]では，PD患者20例に対して，安全ハーネスつきのトレッドミル歩行練習を行う際に，VRを利用して所々に障害物を出現させ，それを横断させる課題を週3回，約6週間実施しました (図3)[3]．

- その結果，トレーニング後に歩行速度および歩幅の向上に加え，提示された数字を3ずつ減算していく課題を行いながら歩行をする二重課題での歩行試験の結果，二重課題下の歩行速度および歩幅の向上も認めたと報告しています．特にこの二重課題での歩行速度および歩幅の向上率は，VRによる障害物横断課題を実施せずにトレッドミル歩行のみを行った対照群と比較して，大きかったと報告しています．

4) 視覚刺激＋動作課題

- VRは視覚刺激を用いることで，視覚刺激＋立位・歩行練習という注意を分散させる二重課題での評価や訓練に利用できます。
- さらには，VRで与える視覚刺激に対する対処行動を規定することで，単に注意を分散させるだけでなく，視覚刺激＋歩行＋障害物横断等の動作課題自体に新たな追加や修正を行わせることにも利用できます。

5) VRを利用するメリット

- 実際には，平地で立位や歩行を行っているだけなので，課題を失敗しても，板から足を踏み外してバランスを崩したり，障害物に足をひっかけて転んだりすることはありません。このように，VRは安全な環境の中で，挑戦的な課題を行うために利用されています。

3 VRを利用したリハビリの対象は？

- VRを利用したリハビリでは，どのような機器を用いて視覚刺激を負荷し，どのような運動課題を設定するかという2点を考える必要があります。その設定方法の種類に応じて，対象者の選定は異なります。
- 視覚負荷を加える機器を用いる際に共通する制限としては，画面を見ながら操作を行うため，視覚障害がある者や，めまいや乗り物酔いの強い者は使用が難しい場合があります。
- また，ヘッドマウントディスプレイを用いる場合は，ジスキネジアなどで頭部に強い振戦がある場合も視界が大きく揺れてしまい，乗り物酔いを併発する可能性があるため，使用が難しい場合もあります。
- 運動課題による制限としては，　立位や歩行の課題を用いることが多いため，Hoehn & Yahr重症度分類1～3度であり，独力で歩行できる者が対象となっていることが多いです。
- また，視覚刺激と運動課題という二重課題となっているため，ある程度の認知機能が必要であり，対象者選定の際に，課題に協力できること，または，認知症のスクリーニング検査に用いられるMini-Mental State Examinationの得点が24以上または25以上とされていることが多いです。
- ただし，視覚刺激や運動課題の選定方法は研究機関の任意で設定されており，研究間で統一されておらず，対象者の選定も各研究の任意となっているのが現状です。そのため，どのような症状や重症度の者に有益であり，逆に利益がない，または不

利益であるのかは検証されておらず，明確な適応と禁忌は決まっていません。

4 VRを利用したリハビリは何に有効なのか？　また，従来のリハビリよりも有効なのか？

- 2016年のDockxらのVRでのリハビリに関するバランス能力および歩行能力への影響に関するメタアナリシスの報告[5]では，2011〜2015年に発表された無作為化または準無作為化比較試験をまとめています。その結果，歩行に関する効果を検証した有効な文献は4報でした。

- VRによるリハビリが歩行にもたらす有効性としては，歩行速度と歩幅の改善であり，特に歩幅の改善に関しては，従来のリハビリと比較して効果が大きかったとしています。ただし，サンプルサイズが少なく，エビデンスレベルは低いという結果が示されました。

- また，同じ研究において，バランス能力に関する効果を検証した有効な文献は5報でした。VRによるリハビリがバランス能力にもたらす有効性としては，Berg Balance Scaleの改善でした。ただし，従来のリハビリと比較して効果の大きさは変わらないという結果が示されました。

- 2017年のGandolfiらの無作為化比較試験の報告[6]では，PD患者38例にリモート（遠隔）で監視および指導をしながら自宅内でVRを用いたリハビリを1回50分，週3回，7週間実施した結果，Berg Balance Scaleをはじめとしたバランス能力が改善し，診療室にて同じ頻度でリハビリを行った38例と比較して，効果に差はなかったとしています。

- このように，VRによるリハビリはバランス能力や歩行能力の改善に有効と言えます。ただし，従来のリハビリよりも優れているとは現状では言えない段階です。また，バランス能力のみに有効であったり，歩行のみに有効であったりと，課題の種類に応じて効果は異なるため，どういう対象にどのようなトレーニング効果を期待して，どのような課題を提供するかは柔軟に考え，今後さらに検討していく必要があると思われます。

文献

1) Tarakci D, et al：Effects of Nintendo Wii-Fit® video games on balance in children with mild cerebral palsy. Pediatr Int. 2016；58(10)：1042-50.
2) Ehgoetz Martens KA, et al：Does anxiety cause freezing of gait in Parkinson's disease? PLoS One. 2014；9(9)：e106561.
3) Mirelman A, et al：Virtual reality for gait training：can it induce motor learning to enhance complex walking and reduce fall risk in patients with Parkinson's disease? J Gerontol A Biol Sci Med Sci. 2011；66(2)：234-40.

4) Lee NY, et al：Effect of virtual reality dance exercise on the balance, activities of daily living, and depressive disorder status of Parkinson's disease patients. J Phys Ther Sci. 2015；27(1)：145-7.

5) Dockx K, et al：Virtual reality for rehabilitation in Parkinson's disease. Cochrane Database Syst Rev. 2016；12：CD010760.

6) Gandolfi M, et al：Virtual Reality Telerehabilitation for Postural Instability in Parkinson's Disease：A Multicenter, Single-Blind, Randomized, Controlled Trial. Biomed Res Int. 2017；2017：7962826.

　　── 林　祐介，林　明人

6章 その他のリハビリテーション・取り組みなど

Q34 経頭蓋磁気刺激とは？

A

▶ 経皮的磁気刺激または経頭蓋磁気刺激（transcranial magnetic stimulation：TMS）とはヒトの脳表層に位置する神経細胞を非侵襲的に刺激する方法である。

▶ 刺激を反復させる反復経頭蓋磁気刺激（rTMS）を行うと，刺激終了後も刺激した効果が持続する神経可塑性を誘導することができる。

▶ パーキンソン病（PD）では大脳皮質神経細胞興奮性の低下や神経可塑性異常があると考えられるため，rTMSにより異常に低下した興奮性を回復させたり，異常な可塑性を修飾することで運動症状を改善させることが期待されている。

▶ rTMSによるPD治療研究は数多く行われており，中でも補足運動野に対するrTMSの有効性が期待されている。

1 薬物療法以外の新しい治療法への期待

- パーキンソン病（PD）の症状は多岐にわたりますが，運動症状としては寡動・静止時振戦・筋強剛・姿勢不安定性があります。また近年，多くの非運動症状が運動症状に先行すること，あるいは共存し，時に運動症状よりも患者のQOLを低下させていることが注目されています。
- PDの病態の中核には，中脳黒質のドパミン神経細胞の減少があるため，治療としてはドパミンを補充する薬物療法が中心となります。実際，L-ドパ製剤の有効性は確立されていますが，L-ドパの長期間の内服によりウェアリングオフやジスキネジアが出現することは臨床上大きな問題です。
- ドパミン製剤以外のドパミンアゴニストなどは有効ですが，眠気や浮腫といった副作用のために使用が制限されます。
- これらの薬物療法の問題点を克服するため，様々な非薬物治療，中でも非侵襲的脳刺激法である反復経頭蓋磁気刺激法（repetitive transcranial magnetic stimulation：rTMS）への期待は大きくなっています。

2 反復経頭蓋磁気刺激法（rTMS）とは？

- rTMSは非侵襲的に脳神経細胞を刺激し，長期的に様々な効果をもたらすことが知られています。

- rTMSのひとつの特徴として，精神症状の増悪などの重大な副作用はほとんどなく安全に施行できることがあります。ただし重篤な副作用として痙攣の誘発がありますが，国際的な安全性ガイドライン[1]に準拠していれば痙攣の誘発はありません。

- PD患者におけるrTMSの安全使用に関するレビューも報告されています[2]が，強調するべきは，rTMSは安全性ガイドラインに準拠さえしていれば重篤な副作用を認めず安全に施行でき，さらに臨床的効果もあるという意味で，非常に期待されている治療法であるということができます。

- rTMSによって，脳表層にある細胞群，主として大脳皮質の神経細胞を非侵襲的に刺激することが可能です。PDでは中脳ドパミン神経細胞変性により大脳皮質基底核ループと呼ばれる神経回路に異常があると考えられています。そのため大脳基底核という脳深部の神経系のみでなく，大脳皮質神経細胞も興奮性が変化していると考えられています。

- したがって興奮性異常が起きていると考えられる大脳皮質の神経細胞をrTMSで刺激し興奮性を正常化させる，という治療戦略が考えられました。PDでは補足運動野などの運動関連野の興奮性が変化していることが示されているため，rTMSによる治療研究が行われてきました。

- 最近，PDでは大脳皮質神経細胞の興奮性変化のみでなく，シナプス可塑性の異常が重要であるという知見も得られてきました。rTMSでは刺激終了後もその効果が持続し，この変化はシナプス可塑性に類似した効果であると考えられており，その意味でもrTMSはPDの治療として有用性が期待され，研究が行われてきました。

3 PDのrTMS治療にはどのようなものがあるか？

- rTMS治療には**表1**のようなものがあります。

- いずれの方法も効果的に神経興奮性を上昇させ，可塑性を増強あるいは低下・減弱させる有効な方法と考えられています。そのためPDのみならず脳梗塞・脳卒中，うつ，疼痛性障害など様々な疾患における治療研究が行われ，うつ病に対しては米国食品医薬品局（FDA）が2008年に承認しています。

- PDでは神経興奮性を上昇させる方法がよいとする報告が多いものの，低下させる方法も有効であるという報告もあり，実際にどの方法を用いるのが本当によいかについては結論が出ていません。

表1 ▶ rTMS 治療の種類

	神経興奮性上昇 可塑性増強	神経興奮性低下 可塑性減弱
均一刺激	高頻度刺激（5Hz以上）	低頻度刺激（1Hz以下）
不均一刺激	Intermittent TBS (iTBS), Anodal tDCS, PAS25, QPS5	Continuous TBS (cTBS), Cathodal tDCS, PAS10, QPS50

TBS：theta burst stimulation，tDCS：transcranial direct current stimulation，PAS：paired associative stimulation，QPS：quadripulse stimulation

4 どこを刺激するのがよいのか？

- PDの治療としてrTMSを用いる場合，脳のどこを刺激すればよいのか？ という問題があります。

- PDでは一次運動野の障害は病理学的には強くないものの，もともと一次運動野は他の皮質・皮質下領域との非常に密な結合があるため，PDの運動症状の発現に重要であると考えられています。実際，PDの古典的モデルでは，運動性視床核の活動性低下により一次運動野を含む大脳皮質の低活動があると考えられています[3)4)]。

- 一方で，ヒトの一次運動野は非常に広く，手や足の運動野を同時に刺激することは難しくなっています。一次運動野に対して補足運動野など，他の運動関連野での興奮性低下もPDで報告されています[5)6)]。

- 以上から，PDの運動症状改善には，一次運動野または運動関連野を刺激することがよいと考えられます。

5 rTMSによるPDの運動症状治療研究

- PD患者に対するrTMSによる運動症状の治療研究は数多くあり，これまでに2つのメタアナリシスが行われています[7)8)]。その結果，一次運動野に対する高頻度rTMSの有用性が期待されています。

- しかし過去の研究では，10～20人程度の小規模研究であることや，非盲検のオープンスタディであること，適切なシャム刺激（対照）を置いているか疑問であったことは問題であると考えられます。

- 我々のグループではこれらの点を重視し，補足運動野に対するrTMSについて2つの多施設共同・シャム対照無作為化二重盲検研究を報告してきました。この2つの多施設共同臨床試験では，一次運動野に比べてより「コンパクト」な補足運動野のほうが刺激部位として適当であると考え，補足運動野に対してのrTMSの治療効果を検討しました。

◉ 1つ目の試験では，99人のPD患者を対象として補足運動野の高頻度（5Hz）rTMSとシャム刺激を比較しました。

◉ 結果はPD運動症状であるUnified Parkinson's Disease Rating Scale（UPDRS）part 3で4ポイントの有意な改善を認めました[9) 10)]。

◉ 2つ目の試験では，106人のPDを対象とし補足運動野に対する低頻度（1Hz），高頻度（10Hz），シャム刺激の3群比較を行いました。

◉ 結果は1Hz刺激においてのみ有意なUPDRS part 3の改善を認めました[11)]。

◉ 以上からPDにおける補足運動野のrTMSは有効であることが強く示唆されるため，我々のグループはPDに対するrTMS治療のわが国での保険収載をめざし，2016年より「PD患者を対象とした高頻度経頭蓋磁気刺激装置とシャム刺激との群間二重盲検比較試験」（phase Ⅲ相当）を開始し，既に終了しました。キーオープン前であるため結果は述べられませんが，有効性を期待したいと考えています。

文献

1) Rossi S, et al：Safety, ethical considerations, and application guidelines for the use of transcranial magnetic stimulation in clinical practice and research. Clin Neurophysiol. 2009；120(12)：2008-39.

2) VonLoh M, et al：Safety of transcranial magnetic stimulation in Parkinson's disease：a review of the literature. Parkinsonism Relat Disord. 2013；19(6)：573-85.

3) Alexander GE, et al：Parallel organization of functionally segregated circuits linking basal ganglia and cortex. Annu Rev Neurosci. 1986；9：357-81.

4) DeLong MR, et al：Circuits and circuit disorders of the basal ganglia. Arch Neurol. 2007；64(1)：20-4.

5) Playford ED, et al：Impaired mesial frontal and putamen activation in Parkinson's disease：a positron emission tomography study. Ann Neurol. 1992；32(2)：151-61.

6) Buhmann C, et al：Pharmacologically modulated fMRI--cortical responsiveness to levodopa in drug-naive hemiparkinsonian patients. Brain. 2003；126(Pt 2)：451-61.

7) Fregni F, et al：Non-invasive brain stimulation for Parkinson's disease：a systematic review and meta-analysis of the literature. J Neurol Neurosurg Psychiatry. 2005；76(12)：1614-23.

8) Elahi B, et al：Effect of transcranial magnetic stimulation on Parkinson motor function--systematic review of controlled clinical trials. Mov Disord. 2009；24(3)：357-63.

9) Hamada M, et al：High-frequency rTMS over the supplementary motor area for treatment of Parkinson's disease. Mov Disord. 2008；23(11)：1524-31.

10) Hamada M, et al：High-frequency rTMS over the supplementary motor area improves bradykinesia in Parkinson's disease：subanalysis of double-blind sham-controlled study. J Neurol Sci. 2009；287(1-2)：143-6.

11) Shirota Y, et al：Supplementary motor area stimulation for Parkinson disease：a randomized controlled study. Neurology. 2013；80(15)：1400-5.

――― 濱田　雅

6章 その他のリハビリテーション・取り組みなど

Q35 ホームアダプテーション，遠隔医療などの試みとは？

- ▶ パーキンソン病（PD）患者の適切なケアを維持するためには，個々の患者の運動症状に合わせて，転倒などに配慮した安全な生活環境を調整する必要がある。
- ▶ ホームアダプテーション（住宅改造）による介護負担軽減は重要な手段のひとつであり，多職種連携が必須である。
- ▶ 遠隔医療とは，医師と患者が距離を隔てたところで，インターネットなどの通信技術を用いて行う診療であり，わが国では画像診断や，脳卒中領域において遠隔医療の導入が行われてきたが，PDにおいては，様々な試みが模索されている途上である。
- ▶ 遠隔医療のエビデンスはまだ十分ではないが，従来のケアを補完する目的で臨床実地において使用が始まっている。

1 はじめに

- ● パーキンソン病（PD）は大脳基底核中のドパミン産生細胞の変性・脱落に由来する進行性神経変性疾患で，振戦，筋強剛，運動緩慢，姿勢保持障害，すくみ現象などの運動症状のみならず，認知機能低下，自律神経障害など多彩な非運動症状が出現します。疾患の進行に伴って症状も進行するため，患者の生活の質（QOL）の維持が困難となります。
- ● 全世界で1,000万人以上[1]，わが国でも約20万人（パーキンソン病診療ガイドライン2018）の患者がいます。40歳以上の中高年の発症が多く，特に65歳以上の割合が高いので，超高齢社会の到来とともに患者数が急増しており，医療コストの増大という社会的な側面においても深刻な問題となっています[2]。
- ● PD患者のQOLを維持するためには，薬物療法，外科的治療，リハビリテーションが重要ですが，PDのトータルケアの観点からは，患者が実際に日常生活を営む場である「家庭」におけるサポートが重要であり，近年では，ホームアダプテーションや遠隔医療といった新しいアプローチが試みられています。本項ではホームアダ

プテーションや遠隔医療の概念，現状，展望について概説します．

2 PDにおけるホームアダプテーションとは？

- 「ホームアダプテーション」とは住宅改造のことで，家庭におけるリスクや不利益を軽減するために，多職種が連携しながら，住居の改築などを行う介入手法です．
- ホームアダプテーションの目的は，環境内の障壁を取り除くことで患者の日常生活動作（activities of daily living：ADL）を強化し，住宅の利便性を改善することです[3]．
- PDでは，病期が進行すると転倒を起こしやすくなり[2]，その80%は自宅で起こります[3]．転倒は，患者個人の移動能力・運動症状と住環境との不適応により起こると考えられ，転倒リスクを最小限に抑えるため，PD患者においては，適切な医療・介護を維持するだけではなく，運動症状に合わせた安全な住環境を調整し，家庭での安全性を高める必要があります．
- PDに対するホームアダプテーションの例として，中島らは発症10年のPDでオン・オフ現象とすくみ足のため転倒リスクが高い症例に対して行った例を紹介しています．この例では図1のように，上りかまちなどの段差やドアの開閉部に手すりをつけ，すくみ足の対策として床にラインを貼っています[4]．

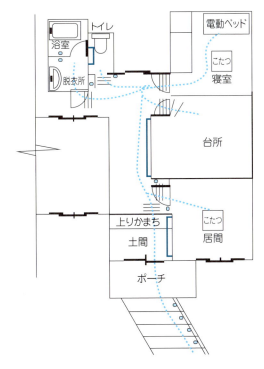

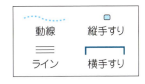

図1 ▶ ホームアダプテーションの実際　　　　　　　　　　　　　（文献4より引用）

◉ このような住宅改造による介護負担軽減は重要な手段のひとつであり，医師だけでなく看護師，作業療法士などによる多職種連携が必須です。

3 PDにおける遠隔医療の試み

◉ バリアフリーに診療を提供する方法としてテレメディスン（telemedicine：遠隔医療）に注目が集まっています。「遠隔医療」とは，医師と患者が距離を隔てたところで，インターネットなどの通信技術を用いて行う診療であり，インターネットを中心とした情報技術（information technology：IT）の進歩とともに発展してきています。遠隔地医療相談や，画像診断，病理診断の分野で臨床応用が始まっています。

◉ 神経疾患では，脳卒中領域において，ビデオ会議システムを用いた対話型遠隔医療技術の研究が行われており，PDでの遠隔医療の利用も拡大しています[5]。

1）PDの進行期における遠隔医療の必要性

◉ PDの進行期では，内服タイミングによって薬効が次回の内服前に減弱するウェアリングオフ現象や，血中濃度が上昇したり，変動したりする際にジスキネジアという不随意運動が出現することが問題となります。

◉ また，L-ドパ製剤の血中濃度は夜間の睡眠，日中の運動量，食事内容に伴って変動するため，生活習慣によって薬剤の効果も大きく異なることが多くなっています。そのため，本疾患は患者の状態に合わせて薬剤の内服タイミング（食前や食後，内服間隔）を調整し，症状を安定させる必要があるため治療の専門性が高くなります。実際，通常の診察においても，外来での診察以外に病院に電話をし，生活相談や服薬タイミングの相談を頻回にする患者が多い現状があります。

◉ 一方で，初期には症状が軽度で通院可能であることが多いですが，進行期では専門医がいる遠方の病院への通院が困難となります。そのため，地域の一般内科医が診察せざるをえなくなりますが，経時的に変化する運動症状に対する頻繁な評価・投薬調整が困難となります。したがって，療養型病院への入院や介護施設への入所を機に「寝たきり状態」となってしまうリスクが高まります。

◉ しかしながら，PDの診療に精通した神経内科専門医の頻繁な診療を受けることができれば，生命予後の改善も期待されます[6]。このため，遠隔診療により，通院が困難な患者も簡便に受診できることによって，ADL，QOL，生命予後の改善につながる可能性があります。

2）遠隔医療の実際

◉ PDにおける遠隔医療のエビデンスは現在のところ不十分ですが，PDのケアのた

めにリアルタイムのビデオ会議を使用する試みが増えています。

- これまでの報告では、遠隔医療でも対面式の診察とほぼ同様にPD患者のADL，運動症状，認知機能の評価が可能であったと報告されています[5)7)8)]。
- さらに，遠隔医療を用いたリハビリの提供が可能であったことも報告されており，今後の可能性が広がりつつあります[9)]。
- 順天堂医院では，iPadを用いた医師−患者間の双方向性の遠隔医療システムを臨床で導入し，リアルタイムの遠隔医療の提供を開始しています（図2）[10)]。
- これまで遠隔医療は保険収載されていませんでしたが，2018年1月の中医協の改定により，2018年4月から，オンライン診療料（1月につき70点）およびオンライン医学管理料（1月につき100点）が新設されました。

3) 遠隔医療のメリットと制限

- 遠隔医療のメリットとしては，医療機関への移動時間と，その費用を削減できることが挙げられます[11)]。
- 一方で，遠隔医療の第一の制限は，接触を必要とする評価について制限を受ける点です。たとえば，パーキンソン病統一スケール（Unified Parkinson's Disease Rating Scale：UPDRS）においては筋強剛と姿勢保持の項目は，患者への物理的な接触なしに評価することはできません。しかし，筋強剛と姿勢保持の項目を除いて修正されたUPDRSは，従来のUPDRS（筋強剛なし，またはPull Testなし）の対面での評価[12)]に劣らないことが示されています。さらに，遠隔医療と加速度計，

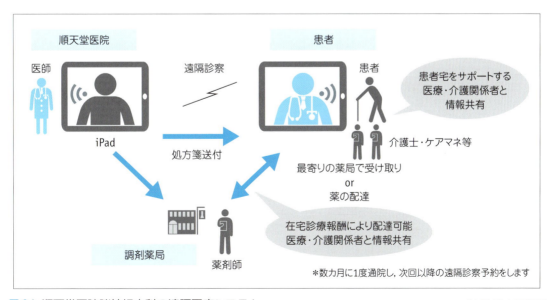

図2 ▶ 順天堂医院脳神経内科の遠隔医療システム （文献10より引用）

ジャイロスコープ，磁力計，および衛星測位システムを含むウェアラブル機器を組み合わせることで，この限界を克服できる可能性があります。

- 遠隔医療の第二の制限は，ビデオの品質および解像度です。たとえば，軽度のジスキネジアやごく小さい振幅の振戦の振戦など，微小なすばやい不随意運動は，カメラでは検出するのが困難な場合があります。しかし，これらの限界は将来の技術的進歩によって改善できる可能性があります。さらに，技術の進歩により二次元画像だけでなく，三次元の動画像およびデータを送受信することも可能となるかもしれません。

- 第三の制限は，医師−患者関係に関する懸念です[12]。しかし，これまでの報告ではおおむね患者満足度は高く[11]，従来の対面診療を補完する目的においては有効であると考えられます。

- 実際，遠隔医療は，直接コミュニケーションを介した従来の医師と患者の関係を超えて，さらに多くの利点をもたらす可能性があります。医療者と介護者がより密接な関係を築き，教育を提供し，患者に関する情報を共有することができるかもしれません。そのため患者に安心感が生まれ，家族や医療介護者も医師の顔を見ながら話すことで，信頼関係が深まるというメリットがあります。

- さらに，患者の普段の生活を見ながら診察できることで，より患者個人の状況に応じた医療支援をすることができます。また，専門医とかかりつけ医との連携が可能となれば，専門医は対象疾患の治療に専念することができ，一方で，かかりつけ医は治療に難渋した場合でも，すぐに専門医の治療方針を享受できるメリットが考えられます。

4 おわりに

- 本項では，PD患者の自宅での生活に対して医療支援を行う方法として，ホームアダプテーションと遠隔医療の試みを紹介しました。これらの方法は，情報通信技術の進歩に伴い，さらなる発展が期待され利用が拡大することで，患者のQOLの改善につながると考えられます。

文献

1) Parkinson's Foundation:Statistics. [https://www.parkinson.org/Understanding-Parkinsons/Causes-and-Statistics/Statistics]
2) Fernandez HH, et al：運動障害診療マニュアル―不随意運動のみかた. 服部信孝, 監訳. 医学書院, 2013.
3) Bhidayasiri R, et al:What is the evidence to support home environmental adaptation in Parkinson's disease? A call for multidisciplinary interventions. Parkinsonism Relat Disord. 2015;21(10):1127-32.
4) 中島雪彦, 他：パーキンソン病患者の在宅生活支援. 作療ジャーナル. 2013;47(6):527-30.
5) Achey M, et al:The past, present, and future of telemedicine for Parkinson's disease. Mov

Disord. 2014；29(7)：871-83.

6) Willis AW, et al：Neurologist care in Parkinson disease：a utilization, outcomes, and survival study. Neurology. 2011；77(9)：851-7.

7) Stillerova T, et al：Remotely Assessing Symptoms of Parkinson's Disease Using Videoconferencing：A Feasibility Study. Neurol Res Int. 2016；2016：4802570.

8) Stillerova T, et al：Could everyday technology improve access to assessments? A pilot study on the feasibility of screening cognition in people with Parkinson's disease using the Montreal Cognitive Assessment via Internet videoconferencing. Aust Occup Ther J. 2016；63(6)：373-80.

9) Howell S, et al：Delivering the Lee Silverman Voice Treatment (LSVT) by web camera：a feasibility study. Int J Lang Commun Disord. 2009；44(3)：287-300.

10) 順天堂NEWS. [https://www.juntendo.ac.jp/news/20170728-02.html]

11) Mair F, et al：Systematic review of studies of patient satisfaction with telemedicine. BMJ. 2000；320(7248)：1517-20.

12) Abdolahi A, et al：Potential reliability and validity of a modified version of the Unified Parkinson's Disease Rating Scale that could be administered remotely. Parkinsonism Relat Disord. 2013；19(2)：218-21.

―――――――――――――――― 関本智子，大山彦光，波田野　琢，服部信孝

6章 その他のリハビリテーション・取り組みなど

Q36 医療分野における AIの取り組みとは？

A
- ▶ AIは自然言語，画像，音声を認識・理解して学習できるようになり，大きく進化した。
- ▶ 膨大な文献情報から症状と遺伝子変異や化合物の関連を学習して新たな治療法を提案するなど，AIのヘルスケア分野における活用が進んでいる。
- ▶ AI活用の鍵はデータである。IBMは医療データ保有企業の買収を積極的に進める一方で，データを集めるための研究や事業にも取り組んでいる。

1 AIの進歩

- 近年，AIの進化が大きな注目を集めるようになっています。そのきっかけのひとつとして，2011年にIBMが開発した質問応答システム「IBM Watson」が米国の人気クイズ番組「Jeopardy！（ジェパディ！）」で人間のチャンピオン2人に挑戦し，最高の獲得賞金となったことが挙げられます。
- その後も複雑なゲームをプレイするAIや，囲碁の名人を破るAIが現れるなど，様々な企業がAIへの取り組みを進めた結果，今やAIは研究レベルを超え，ビジネスへの応用が進められるまでに進化しています。

2 AIの特徴

- そもそもAIとは何でしょうか。AIの研究には長い歴史があり，多くの企業・研究機関により様々な定義がなされていますが，IBMでは，AIを「artificial intelligence（人工知能）」ではなく，「augmented intelligence（拡張知能）」として，人間の知識を拡張し増強するものと定義しています。人間に代わって考え，受け答えをするという，かつてSF映画に登場したロボットのようなものではなく，AIは人間の情報処理を分担し，答えを提案することで人間を助ける存在です。
- 現在のAIは，かつては人間にしかできなかったレベルの情報処理を実現できるま

でに進化しています。たとえばIBMが開発したAIである「IBM Watson」には，
図1の特徴があります。

- かつてのAIは人間が決めたルールに沿って思考し，判断するものでした。しかし現在は定型的なルールや値だけでなく，文章を解釈し，画像や音声を認識・理解することで，ビッグデータを取り込んで学習し，より賢くなる仕組みができたのです。
- AIが急速に進化した背景として，以下の点が挙げられます。

①CPUの性能向上・クラウドコンピューティング技術により，膨大な計算能力の利用が容易になった。

②インターネット上の爆発的なデータ増加により，ビッグデータが蓄積された。

③脳神経系の構造を真似た工学モデル，ニューラルネットワーク（neural network；神経回路網）を応用した，ディープラーニング（deep learning；深層学習）技術の研究が進んだ。

- 今やAIは人間が処理しきれないほどの膨大なデータを「学習」することが必須であり，なぜその答えを導き出したのか，AIの開発者自身が理由を説明できないケースも少なくありません。

非構造化データの理解	学習するシステム	根拠の提示
自然言語・画像・音声などの「非構造化」データを理解 ・話し言葉，論文，契約書等 ・写真・動画データ ・音声・録音データ	データを継続的に加工・分析・自己学習し，知識として蓄積	知識に基づき確信度を算出。適切な回答を導き出すことで，意思決定を支援

図1 ▶ IBM Watsonの特徴

3 AIによる「学習」の進め方

- AIに認識・判断をさせるためには，教師データと呼ばれる正解（ラベル）のついたデータを使ってAIに学習させることが一般的です。たとえば犬の画像に「犬」というラベルをセットで入力することで，画像を犬だと認識できるようになり，症状や患部の画像などの入力データに対して，これがどの病気のデータなのかという情報をセットで与えることで，AIは病気や治療法を推測することができるようになります。
- 学習データの中には，偶然発生した異常値や，既に行われていない治療法に関する論文など，AIによる回答の精度を下げてしまうものも含まれています。学習データをAIに入力する前に専門家がこうしたデータを取り除くことで，AIが返す回答の精度を上げることにつながります。

- また，AIがより専門性の高いデータを理解するために，分野固有の用語をAIに教え込んだり，同義語を定義するようなことも重要な作業となります。

4 ヘルスケア分野で活用が進むAI

- 専門家の判断をAIがデータの分析結果をもとに支援する使い方ができるという点で，IBMがWatsonの応用先として有望視していたのが，ヘルスケア分野です。ここでは，ヘルスケア分野でIBM Watsonが大きな成果を挙げた事例を紹介します。

1) Watson for Genomicsによるがん治療のサポート

- 東京大学医科学研究所では，がん治療の研究にWatson for Genomicsを活用し，患者1人ひとりに適した医療の提供をめざしています。
- Watsonの導入以前は，がん患者の全ゲノムシークエンスとスパコンによるデータ解析の結果，遺伝子変異情報の特定までは実現できていたものの，どの変異が病態の原因なのか，またそれを解消するための最適な薬や治療法は何かを突き止める作業は，研究者が膨大な数の文献や実験結果，過去の治療事例をもとに行っていました。この作業に膨大な時間と労力が費やされていたのです。
- そこでWatsonに2,000万件以上の論文の要約，1,500万件以上の薬品の特許情報，世界中の研究機関から集められた100万超のがんの変異に関する情報を学習させ，ゲノム解析データと突き合わせたところ，Watsonは短時間で原因である確率が高い順に遺伝子変異の候補を，その根拠となる文献と併せて提示することができました。さらにこの遺伝子に対して承認済み，治験中の薬の候補や，他のがんで承認済みの薬の情報を提供することで，医師が治療法を選択する支援をしています。

2) 皮膚がん（メラノーマ）の画像診断支援

- IBMはオーストラリアのMoleMap社およびMelanoma Institute Australia（MIA）との協業により，メラノーマの早期発見に取り組んでいます。IBM WatsonはMoleMap社のメラノーマ早期発見プログラムおよびMIAの持つ膨大なメラノーマ研究データベースを活用して，何千もの画像データベースをわずか数秒で精査して，メラノーマが疑われるほくろの画像を図2のような様々な観点で点数化します。

3) Watson for Drug Discoveryによるパーキンソン病（PD）・ALS治療薬の開発支援

- Watsonは創薬の分野でも応用が進んでいます。IBM Watson for Drug Discovery（WDD）は，膨大な数の文献情報を学習し，疾患と薬，遺伝子との新

たな関係性を提示します。
- WDDの応用例のひとつに，L-ドパ誘発性ジスキネジア（L-dopa-induced dyskinesia：LID）を抑える薬の研究事例があります[1]。
- この研究では，米国食品医薬品局（FDA）による認可済の化合物データベースとWatsonが学習した文献情報の突き合わせにより，LID抑制効果の可能性が高い化合物の候補をランクづけしました（図3）。これにより新薬の候補となる化合物を短期間に絞り込むことができます。
- またWDDは，筋萎縮性側索硬化症（amyotrophic lateral sclerosis：ALS）の

色	境界線の不規則性	対称性
ほくろにメラノーマに特有の褐色から黒まで6つの色が含まれるか	ほくろの画像を8つの領域にわけ，それぞれ境界線の不規則性を点数化	ほくろの長径，短径それぞれの軸での非対称性

パターン	類似の画像	アルゴリズム
ほくろに小球（黒い点）や色素ネットワーク（模様）のパターンがみられるかどうか	過去にメラノーマの診断に使われたほくろの画像のデータベースから検索し，よく似た画像があるか	何千もの画像を数秒で精査し，メラノーマの可能性を示すスコアを算出

図2 ▶ 画像による皮膚がんの診断支援の例

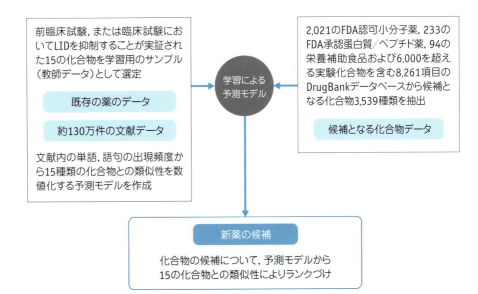

図3 ▶ PDの創薬支援の例

研究でも成果を挙げています。米国のバロー神経研究所では，人間の約1,450の RNA結合蛋白質から，WDDが膨大な過去の文献に基づきALSとの関連が強いものを推測します。以前は人が手当たりしだいに調べていたのが，WDDがALSと関連性の高い遺伝子を絞り込むだけでなく，代謝経路に基づきその経路を標的とする薬を特定することもできるため，新薬の候補を短期間で見つけることができるようになりました。

5 学習データを集めるために

◉ AIの回答の精度を上げるためには大量のデータによる学習が必須であり，より多くのデータを学習させるほど大きな成果を得ることができます。そのためには人がつくり出した文献情報などの限られたデータだけではなく，機械的に収集できる，より多くのデータも対象にすることが考えられます。

◉ IBMではヘルスケア領域のデータを大量に保有する企業の買収を積極的に行い，大量の患者データや診断画像等のデータを活用する一方で，データの収集・解析技術にも力を入れています。

◉ 近年はInternet of Things (IoT) 技術の進歩により，センサーから膨大なデータを収集することができます。IBMは2016年に米ファイザー社との共同プロジェクト「Project BlueSky」を開始し，センサーと分析技術を使用して，PD患者の日々の生活の中でデータを収集する取り組みを始めました[2]。2社は研究所内に専用の施設を設置し，そこでボランティアが瓶の蓋をひねって開けたり，シャツのボタンを留める作業などを行って，センサーが収集するデータの評価を行っています。

◉ また，今後拡大が見込まれる遠隔診療により，診察時の患者の映像・音声データが蓄積されていきますので，PDのように患者の体の動きに影響する病気では，こうしたデータを解析することが治療法の進歩に大きく貢献できる可能性が考えられます。

文献

1) Visanji NP, et al：Applying IBM Watson cognitive computing to identify drugs with potential for treating L-DOPA-induced dyskinesia. [https://www-01.ibm.com/common/ssi/cgi-bin/ssialias?htmlfid=HLH03004USEN]
2) Jeremy Rice：Monitoring Parkinson's disease with sensors and analytics to improve clinical trials. April 11, 2017. [https://www.ibm.com/blogs/research/2017/04/monitoring-parkinsons-disease/]

―――――――――――――――――――――― 中島剛志，太田　進

索引

数字

3 (*meta*) - iodobenzylguanidine (MIBG) 心筋シンチグラフィ **14**

欧文

A

AI **234**

B

BESTest (Balance Evaluation Systems Test) **87**

C

camptocormia **79**

CBT (cognitive behavioral therapy) **178**, **179**, **183**

CDS (continuous dopaminergic stimulation) **17**

D

DBS (deep brain stimulation) **7**, **9**, **83**

delayed-on 現象 **7**

DHS (dropped head syndrome) **67**

disproportionate antecollis **70**

dysarthria **141**

E

evaluation **36**

F

frozen gait **37**

H

Hoehn & Yahr 重症度分類 **3**

L

LSVT® (Lee Silverman Voice Treatment) **41**

——BIG **41**

——LOUD **41**, **102**

L-ドパ **18**, **108**

——・カルビドパ配合経腸用液 **7**

——製剤 **6**

M

MAOB 阻害薬 **19**

MDS 診断基準 **14**

N

no-on 現象 **7**

P

PD 前駆状態 **20**

Pisa syndrome **79**

Pull Test **87**

R

rTMS (repetitive transcranial magnetic stimulation) **224**

S

sequence effect **48**

start hesitation **48**

T

telemedicine **230**

TMS (transcranial magnetic stimulation) **224**

trembling **49**

U

unmet needs **190**

V

VR (virtual reality) **218**

W

well-being **193**

和文

あ
アンメットニーズ **190**
安定性限界 **88**

い
易疲労 **170**
意欲減退 **170**

う
うつ **170, 178**
　　——症状 **9**
ウェアラブルデバイス **84**
ウェアリングオフ **7, 17, 49, 108**
運動継続 **147**
運動療法 **35**

え
エアー枕 **74**
遠隔医療 **230**
嚥下リハビリ **110**

お
オーダーメイドリハビリテーション **112**
オン・オフ現象 **7**
大きな歩行 **42**
音楽療法 **124, 130, 137**

か
カウンセリング **173**
家族性PD患者 **175**
介護保険制度 **198**
階層的課題 **42**
回復期リハビリ病棟 **120**
外的刺激 **35**
関節可動域訓練 **94**
緩和ケア **188**

き
基礎運動メニュー **148**
機能的要素課題 **42**

筋強剛 **35**
筋力維持 **94**

く
首下がり **67, 73**
訓練支援ロボット **206**

け
携帯歩行計 **59**
携帯歩行分析 **59**
経頭蓋磁気刺激 **224**
幻覚症状 **8**
幻覚・妄想 **179**
限局性恐怖 **172**
言語機能評価 **101**
言語療法 **99**

こ
股関節・膝関節の屈曲 **47**
小刻み歩行 **47**
固縮 **94**
互助型運動教室 **152**
構音障害 **141**
黒質線条体細胞変性 **21**
腰曲がり **79**
骨折 **86**

さ
作業 **92**
　　——療法 **92**
最大日常運動訓練 **42**
在宅環境 **201**

し
ジスキネジア **7, 17**
ジストニア **82**
姿勢異常 **38**
姿勢定位能力 **89**
姿勢保持障害 **207**
自主トレーニング **147**
自発性低下 **170**

住宅改造 **228**

上肢機能改善 **94**

上肢機能障害 **208**

身体障害者福祉法 **200**

心理的支援 **173**

す

すくみ足 **37**, **48**, **207**

すり足 **47**

垂直認識 **89**

睡眠障害 **9**

せ

脊髄刺激療法 **83**

摂食嚥下障害 **105**

前傾姿勢 **29**, **47**

全般性不安 **172**

そ

阻害因子 **195**

早期リハビリテーション **20**

た

ダンス **212**

多職種連携 **134**, **155**

退院支援 **201**

太極拳 **39**, **163**

淡蒼球破壊術 **83**

ち

地域連携 **201**

聴覚刺激法 **130**

つ

継ぎ足歩行 **47**

通院困難 **155**

て

テレメディスン **230**

転倒 **39**, **50**, **86**

と

トレッドミル **53**

ドパミンアゴニスト **6**, **19**, **82**

ドパミン刺激 **17**

ドパミントランスポーター **14**

動作緩慢 **35**

な

斜め徴候 **79**

難病医療費助成制度 **199**

に

二重課題 **165**

入院でのリハ **116**

認知行動療法 **177**

の

ノルディックポール **84**

脳深部刺激療法 **7**, **83**

は

ハネムーン期 **7**

バーチャルリアリティ **218**

バックパック **84**

バランス訓練 **162**

パーキンソン症候群 **47**

パニック発作 **172**

反復経頭蓋磁気刺激法 **224**

反復常同行動 **75**

ひ

非運動症状 **36**

疲労 **29**

ふ

ぶら下がり健康器 **84**

ブラッシュアップ入院 **112**

不安 **178**

不顕性誤嚥 **106**

へ

平衡障害 **86**

便秘 **30**

ほ

ホームアダプテーション **228**

歩隔 **47**

歩行器　**84**

歩行訓練　**164**

歩行障害　**47**, **126**, **138**

歩行率　**47**

補高靴　**84**

ま

マネジメント　**1**

む

無動　**35**

も

モノアミン酸化酵素B阻害薬　**6**

や

薬物療法　**6**

り

リドカイン注射　**82**

リハビリの種類　**2**

流涎対策　**108**

れ

連続的運動の学習　**23**

ろ

ロボティクス　**205**

編者

林　明人 Akito Hayashi

順天堂大学医学部附属浦安病院リハビリテーション科 教授
パーキンソン病治療ガイドライン2011 日本神経学会作成委員会 作成委員
パーキンソン病診療ガイドライン2018 日本神経学会作成委員会 作成委員

1981年 順天堂大学医学部 卒業
1985年 順天堂大学医学部神経学講座 助手
1989年 米国ウィスコンシン州立大学神経内科 准教授
　　　　米国ウィスコンシン州立大学ワイズマンセンター 客員研究員
1991年 順天堂大学医学部神経学講座 助手
1992年 筑波大学臨床医学系神経内科 講師
2002年 順天堂大学医学部神経学講座 講師
2006年 順天堂大学大学院リハビリテーション医学 助教授/脳神経内科 助教授
2008年 順天堂大学医学部附属浦安病院リハビリテーション科 教授
　　　　順天堂大学大学院リハビリテーション医学 教授
　　　　順天堂大学医学部脳神経内科 教授
現職に至る

パーキンソン病の
医学的リハビリテーション

定価（本体6,200円＋税）
2018年11月30日　第1版

編　者　林　明人
発行者　梅澤俊彦
発行所　日本医事新報社　www.jmedj.co.jp
　　　　〒101-8718　東京都千代田区神田駿河台2-9
　　　　電話（販売）03-3292-1555　（編集）03-3292-1557
　　　　振替口座　00100-3-25171
印　刷　ラン印刷社

© Akito Hayashi 2018 Printed in Japan
ISBN978-4-7849-4800-0　C3047　¥6200E

・本書の複製権・翻訳権・上映権・譲渡権・公衆送信権（送信可能化権を含む）は
　（株）日本医事新報社が保有します。

JCOPY 〈（社）出版者著作権管理機構 委託出版物〉

本書の無断複写は著作権法上での例外を除き禁じられています。複写される場合は，
そのつど事前に，（社）出版者著作権管理機構（電話 03-3513-6969，FAX 03-3513-6979，
e-mail:info@jcopy.or.jp）の許諾を得てください。

電子版のご利用方法

巻末の袋とじに記載されたシリアルナンバーで，本書の電子版を利用することができます。

手順①：日本医事新報社Webサイトにて会員登録（無料）をお願い致します。
（既に会員登録をしている方は手順②へ）

日本医事新報社Webサイトの「Web医事新報かんたん登録ガイド」でより詳細な手順をご覧頂けます。
www.jmedj.co.jp/files/news/20170221%20guide.pdf

手順②：登録後「マイページ」に移動してください。
www.jmedj.co.jp/mypage/

「マイページ」
▼
マイページ中段の「会員限定コンテンツ」より
電子版を利用したい書籍を選び，
右にある「SN登録・確認」ボタン（赤いボタン）をクリック

表示された「会員限定コンテンツ」欄の該当する書名の
右枠にシリアルナンバーを入力

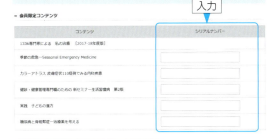

下部の「確認画面へ」をクリック
▼
「変更する」をクリック

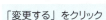

会員登録（無料）の手順

1 日本医事新報社Webサイト（www.jmedj.co.jp）右上の「会員登録」をクリックしてください。

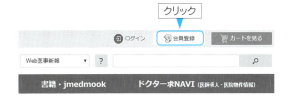

2 サイト利用規約をご確認の上（1）「同意する」にチェックを入れ，（2）「会員登録する」をクリックしてください。

3 （1）ご登録用のメールアドレスを入力し，（2）「送信」をクリックしてください。登録したメールアドレスに確認メールが届きます。

4 確認メールに示されたURL（Webサイトのアドレス）をクリックしてください。

5 会員本登録の画面が開きますので，新規の方は一番下の「会員登録」をクリックしてください。

6 会員情報入力の画面が開きますので，（1）必要事項を入力し（2）「（サイト利用規約に）同意する」にチェックを入れ，（3）「確認画面へ」をクリックしてください。

7 会員情報確認の画面で入力した情報に誤りがないかご確認の上，「登録する」をクリックしてください。